高级卫生专业技术资格考试用书

皮肤性病学全真模拟试卷与解析

（副主任医师/主任医师）

全真模拟试卷

英腾教育高级职称教研组　编写

中国健康传媒集团
中国医药科技出版社

题型说明

一、单选题：每道试题由 1 个题干和 5 个备选答案组成，题干在前，选项在后。选项 A、B、C、D、E 中只有 1 个为正确答案，其余均为干扰选项。

例：有关口腔黏膜白斑，下列哪项错误

 A. 可能与局部慢性刺激有关

 B. 表现为口腔黏膜白色斑片，境界不清

 C. 有恶变可能，必须积极手术切除

 D. 病理表现为上皮不规则增生，中下层细胞排列紊乱

 E. 黏膜白斑与糖尿病等全身疾病有关

 答案：C

 解析：①口腔黏膜白斑初起为黏膜上细小点状、光滑的白色斑点或条纹，后融合成白色斑片，单发或多发，境界不清；②临床上，口腔黏膜白斑主要以观察为主，如局部的黏膜白斑出现破溃、疼痛、皱褶样性状、表面粗糙或者黏膜白斑快速扩散等不好的征兆表现时，需提醒病人及时就诊，尽快行手术切除。

二、多选题：每道试题由 1 个题干和 5 个备选答案组成，题干在前，选项在后。选项 A、B、C、D、E 中至少有 2 个正确答案。

例：以下哪几种疾病血清中可查到特异性自身抗体

 A. 寻常型天疱疮

 B. 大疱性类天疱疮

 C. 系统性红斑狼疮

 D. 系统性硬皮病

 E. 变应性血管炎

 答案：ABCD

 解析：变应性血管炎又称皮肤白细胞碎裂性血管炎，是一种病因不明的主要引起皮肤小血管，特别是毛细血管后微静脉的坏死性血管炎，女性多见；实验室检查可见高球蛋白血症，但无特异性自身抗体。寻常型天疱疮特异性自身抗体：dsg1、dsg3。大疱性类天疱疮特异性自身抗体：抗 BP180 抗体和抗 BP230 抗体。系统性红斑狼疮特异性自身抗体：抗 Sm 抗体。系统性硬皮病特异性自身抗体：抗 Scl – 70 抗体。

三、共用题干单选题：以叙述一个以单一病人或家庭为中心的临床情景，提出 2～6 个相互独立的问题，问题可随病情的发展逐步增加部分新信息，每个问题只有 1 个正确答案，以考查临床综合能力。答题过程是不可逆的，即进入下一问后不能再返回修改所有前面的答案。

例：患者女，65 岁。全身皮疹反复发作 30 年，近半年来皮损加重。患者既往诊断银屑病并给予外用药物治疗，具体不详。2 年前间断口服泼尼松治疗，皮损控制不理想，于半年前自行停用。系统检查：急性病容，T 38.7℃，脉搏 98 次/分，轻度库欣面容。专科检查见颜面、躯干和双大腿大片状潮红斑，见细碎鳞屑。头皮见斑丘疹，伴厚层鳞屑；四肢散在斑丘疹、丘疹，其上附着鳞屑。

1. 患者的诊断是

 A. 寻常型银屑病

 B. 脓疱型银屑病

C. 关节病型银屑病

D. 红皮病型银屑病

E. 剥脱性皮炎

答案： D

解析： 红皮病型银屑病一般临床表现为剥脱性皮炎，在原皮损部位出现皮肤潮红，并逐渐扩大，有轻度水肿或浸润，皮肤干燥，少数可呈湿润结痂，伴严重瘙痒。银色鳞屑及点状出血点等银屑病特征常消失，皮损缓解时大量脱屑，头面部因皮脂多或继发感染，鳞屑较厚腻，掌跖部呈大片脱皮。该患者全身皮疹反复发作，有银屑病病史，专科检查见颜面、躯干和双大腿大片状潮红斑，见细碎鳞屑。头皮见斑丘疹，伴厚层鳞屑；四肢散在斑丘疹、丘疹，其上附着鳞屑。上述均符合红皮病型银屑病的临床表现。

2. 分析患者皮损未很好控制甚至加重，最可能是因为

A. 未坚持口服泼尼松

B. 病情进展

C. 口服泼尼松

D. 未联合应用免疫抑制剂

E. 可能因为某些外用药物使用不当或停用泼尼松所致

答案： E

解析： 红皮病型银屑病是由于对寻常型银屑病进行了不适当的治疗所致，如滥用皮质类固醇激素，停药或减量方法不当；肌内注射或穴位注射曲安西龙；过度强烈的外在刺激，外用刺激性较强的药物，如用力擦洗皮损过勤、用热水烫洗等因素都可使寻常型银屑病转变为红皮病型银屑病。

3. 为控制皮损和全身症状，临床上最佳的选择是

A. 免疫抑制剂联合 PUVA

B. 系统应用糖皮质激素

C. 干扰素联合免疫抑制剂

D. 维 A 酸类药物联合全舱窄谱中波紫外线

E. 加强外用药物联合全舱窄谱中波紫外线

答案： D

解析： 维 A 酸凝胶和霜剂每日外涂 1 或 2 次对银屑病有良效，联合应用 A 波段紫外线（PUVA）、宽谱中波紫外线（BB－UVB）疗法、窄谱中波紫外线（NB－UVB）疗法、水疗等。

四、案例分析题：每道案例分析题至少 3～12 问。每问的备选答案至少 6 个，最多 12 个，正确答案及错误答案的个数不定。考生每选对一个正确答案给 1 个得分点，选错一个扣 1 个得分点，直至扣至本问得分为 0，即不含得负分。案例分析题的答题过程是不可逆的，即进入下一问后不能再返回修改所有前面的答案。

例：案例：患者男，60 岁，右拇指甲板增厚变形 2 年。查体：右拇指甲板呈灰黄浑浊，甲板下可见粗糙角化堆积物，甲板增厚、脱屑。

1. 为明确诊断和确定治疗方案，患者需要检查的项目包括

A. KOH 湿片检查

B. 肝、肾功能检查

C. 甲状腺功能检查

D. 皮损组织病理检查

E. 真菌培养

F. 微量元素检查

G. 血、尿常规检查

答案： ABCDEFG

解析： 肝、肾功能检查，甲状腺功能检查，微量元素检查，血、尿常规检查主要排查患者有无引起指（趾）甲类疾病的系统性疾病；KOH 湿片检查及真菌培养主要排查指（趾）甲真菌病；皮损组织病理检

查则为甲病诊断的金标准。

2. 对该患者可能的诊断是
 A. 甲真菌病
 B. 甲扁平苔藓
 C. 银屑病
 D. 甲营养不良
 E. 先天性厚甲
 F. 慢性皮肤黏膜念珠菌病
 G. 毛发红糠疹

答案：ABCDEFG

解析：该患者为老年男性，指甲板灰黄浑浊，有角化堆积物，甲板增厚变形。甲真菌病、甲扁平苔藓、银屑病、甲营养不良、先天性厚甲、慢性皮肤黏膜念珠菌病、毛发红糠疹均可出现类似甲损伤的症状，因此，以上选项均可成为该患者的诊断。

3. 下列描述正确的是
 A. 特比萘芬可抑制羊毛固醇 14α – 去甲基化酶
 B. 伊曲康唑对皮肤癣菌、酵母菌均有较好的抗菌活性
 C. 伊曲康唑使用时应餐后立即给药，用全脂牛奶或可乐送服
 D. 氟康唑治疗甲真菌病的治愈率均明显低于特比萘芬
 E. 20% 尿素 + 10% 水杨酸软膏封包至甲板软化后可拔除病甲
 F. 甲板厚度 >2mm 可行病甲清除术
 G. 伊曲康唑通过抑制真菌角鲨烯环氧

化酶，干扰真菌麦角固醇的生物合成

答案：BCDEF

解析：特比萘芬为烯丙胺类抗真菌药，抑制真菌细胞麦角甾醇合成过程中的鲨烯环氧化酶，并使鲨烯在细胞中蓄积而起杀菌作用。伊曲康唑为三唑类高效广谱抗真菌药，可结合真菌细胞色素 P450 同工酶，抑制麦角甾醇合成，氟康唑治疗甲真菌病的治愈率均明显低于特比萘芬。伊曲康唑对皮肤癣菌、酵母菌均有较好的抗菌活性，使用时应餐后立即给药，用全脂牛奶或可乐送服，20% 尿素 + 10% 水杨酸软膏封包至甲板软化后可拔除病甲，甲板厚度 > 2mm 可行病甲清除术。

4. 该患者可能的易感因素包括
 A. 合并糖尿病
 B. 滥用类固醇皮质激素
 C. 外伤
 D. 肥胖
 E. 经常游泳
 F. 滥用抗生素
 G. 肾功能受损

答案：ABCDEFG

解析：甲癣是指皮癣菌侵犯甲板或甲下所引起的疾病，而甲真菌病是由皮癣菌、酵母菌及非皮癣菌等真菌引起的甲感染。其可能的易感因素包括合并糖尿病、滥用类固醇皮质激素、外伤、肥胖、经常游泳、滥用抗生素、肾功能受损等。

目 录

全真模拟试卷（一）

一、单选题：每道试题由 1 个题干和 5 个备选答案组成，题干在前，选项在后。选项 A、B、C、D、E 中只有 1 个为正确答案，其余均为干扰选项。

1. 多汗症可以选用的药物为
   A. 抗生素类　　　　B. 抗真菌药
   C. 抗组胺药　　　　D. 抗胆碱能药
   E. 维 A 酸类药

2. 疣的治疗主要采用下列哪种方法
   A. 中药
   B. 口服核苷类抗病毒药
   C. 免疫调节剂
   D. 外用药物和物理治疗
   E. 系统药物治疗

3. 引起皮肤黏膜化脓性感染最常见的细菌是
   A. 金黄色葡萄球菌
   B. 表皮葡萄球菌
   C. 链球菌
   D. 大肠埃希菌
   E. 八叠球菌

4. 患者男，30 岁，出现发热伴皮疹 1 周。查体：前胸部及面颈部见圆形、界清的红色斑块及结节，有触痛；血象示 WBC 12×10^9/L，中性粒细胞 85%；组织病理示真皮层有大量白细胞浸润，有核碎裂。以下哪一项诊断是正确的
   A. SLE
   B. 多形性红斑
   C. 变应性血管炎
   D. DLE
   E. Sweet 综合征

5. 甲癣口服药治疗，由于用药时间较长，在治疗期间最需检查
   A. 血常规　　　　B. 肝功能
   C. 肾功能　　　　D. 尿常规
   E. 凝血象

6. 患者女，50 岁，因右小腿红肿伴发热 2 天就诊。患者有足癣，糖尿病史。查体：右小腿胫前可见大片鲜红色水肿性浸润性斑块，表面可见可凹性水肿及血疱，右腹股沟淋巴结大，压痛（＋）。最可能的诊断是
   A. 急性蜂窝织炎
   B. 足癣继发感染
   C. 接触性皮炎
   D. 丹毒
   E. 湿疹

7. 早期梅毒（包括一期、二期及早期潜伏梅毒）推荐普鲁卡因青霉素 G 治疗总量（一疗程）应是
   A. 1500 万单位
   B. 600 万单位
   C. 800 万~1200 万单位
   D. 1200 万~1800 万单位
   E. 2400 万单位

8. 关于梅毒螺旋体错误的是
   A. 梅毒螺旋体通常不易着色，又称苍白螺旋体
   B. 梅毒螺旋体可以旋转、蛇行、伸缩 3 种方式运动
   C. 梅毒螺旋体人工培养困难，一般接种于家兔睾丸进行保存及传代
   D. 梅毒螺旋体为厌氧微生物，离开人

体不易生存

E. 普通消毒剂、煮沸、干燥、低温均可将梅毒螺旋体杀灭

9. 尖锐湿疣在诊断时应依据下列项目，但是不包括
   A. 婚外性接触史或配偶感染史
   B. 生殖器或肛门部位单个或多个乳头状赘生物，表面粗糙
   C. 血液病毒抗体检测
   D. 必要时组织病理检查
   E. 醋酸白试验阳性

10. 患者女，26岁，妊娠36周。外阴起水疱，伴疼痛3天。查体：左侧大阴唇内侧可见簇集的针尖大小的水疱，周围有红晕，壁薄，易破。有触痛；实验室检查：疱液 HSV DNA 阳性。最可能的诊断是
    A. 带状疱疹
    B. 急性女阴溃疡
    C. 白塞综合征
    D. 硬下疳
    E. 生殖器疱疹

11. 表浅扩散性黑素瘤多由哪种情况演变而来
    A. 幼年良性黑素瘤
    B. 雀斑样痣
    C. 表浅黑素瘤
    D. 蓝痣
    E. 毛痣

12. 关于心血管梅毒的治疗，以下哪项是错误的
    A. 应住院治疗，如有心力衰竭，应先控制后，再开始驱梅治疗
    B. 水剂青霉素应从小剂量开始，逐渐增加剂量
    C. 对青霉素及头孢菌素过敏者，可选用多西环素或红霉素

D. 首日10万U，1次/天，肌内注射
E. 次日20万U，1次/天，肌内注射

13. 不符合硬肿病临床表现的是
    A. 发病前多有感染史
    B. 皮疹对称发生于头面、颈、背部
    C. 可凹陷性肿胀
    D. 皮损表面苍白、发凉
    E. 大多可自然缓解

14. 患者男，39岁，多年来双小腿出现类圆形的密集小丘疹和丘疱疹，形成斑片，境界清楚，有时渗出，剧痒。可能的诊断是
    A. 汗疱疹
    B. 瘙痒症
    C. 钱币状湿疹
    D. 异位性皮炎
    E. 神经性皮炎

15. 痈和蜂窝织炎的鉴别要点是
    A. 是否伴有全身症状
    B. 是否伴有白细胞增高
    C. 是否伴有多个脓头
    D. 是否伴有化脓
    E. 是否伴有波动性疼痛

16. 斑块型副银屑病与 MF 的鉴别最重要的是
    A. 皮损浸润程度的差异
    B. 病史的长短不同
    C. MF 自觉剧痒
    D. MF 组织病理特性改变
    E. MF 伴有全身症状

17. 结节性红斑的炎症反应主要在
    A. 表皮　　　B. 真皮浅层
    C. 皮下组织　D. 肌肉
    E. 筋膜

18. 患者右手中指外伤后出现一鲜红丘疹，迅速增大，形成黄豆大有蒂结节，表

面光滑，质软，轻微外伤易出血。根据以上表现，考虑诊断为

A. Kaposi 肉瘤

B. 化脓性肉芽肿

C. 黑色素瘤

D. 鳞癌

E. 基底细胞瘤

19. 患者女，35 岁，颜面有浮肿性紫红斑皮损，掌指关节和近端指关节伸侧有萎缩性鳞屑斑，无肌无力，肌酶正常，肌电图正常，血、尿常规正常，病程 3 年，最可能的诊断是

A. 皮肌炎

B. 红斑狼疮

C. 无肌病性皮肌炎

D. 混合结缔组织病

E. 重叠综合征

20. 患儿男，10 岁，高热 4 天后出现鲜红色斑丘疹，从耳后、颈、发际蔓延至面部、躯干、四肢。颊黏膜可见针尖大的灰白色小斑点，周围绕以红晕。最可能的诊断是

A. 猩红热   B. 风疹

C. 麻疹   D. 药疹

E. 湿疹

21. 患者男，42 岁，外阴和肛门周围瘙痒剧烈，糜烂，部分皮疹呈苔藓样变，病史 3 年，应诊断为

A. 乳房外湿疹样癌

B. 外阴瘙痒症

C. 扁平苔藓

D. 外阴、阴囊和肛门湿疹

E. 白塞病

22. 患者男，35 岁，因"银屑病"服用 8 - 甲氧基补骨脂素（甲氧沙林）后进行 PUVA 治疗，照射后 6 小时，在照射部位出现红斑、水疱，并有瘙痒、

灼痛。应诊断为

A. 多形性日光疹

B. 光变态反应性药疹

C. 光毒型药疹

D. 晒斑

E. 湿疹

23. 胶原溶解见于下列哪种疾病

A. 天疱疮

B. 单纯性大疱性表皮松解症

C. 营养不良型大疱性表皮松解症

D. 大疱性类天疱疮

E. 重型多形红斑

24. 尾蚴皮炎的中间宿主是

A. 蚌   B. 蛤

C. 鱼   D. 虾

E. 螺

25. 具有形态单一、大疱及坏死、炎症较重表现的是

A. 亚急性湿疹

B. 急性湿疹

C. 接触性皮炎

D. 慢性单纯性苔藓

E. 手足癣

二、多选题：每道试题由 1 个题干和 5 个备选答案组成，题干在前，选项在后。选项 A、B、C、D、E 中至少有 2 个正确答案。

26. 丹毒的临床表现为

A. 一侧颜面或小腿境界清楚的水肿性鲜红斑，有灼热和疼痛感

B. 一侧下肢红斑、丘疹、渗出、瘙痒的斑片

C. 有畏寒、发热等全身症状

D. 外周血检查白细胞总数和中性粒细胞升高

E. 尿蛋白阳性

27. 皮肤结核以全身治疗为主，常以 2 ~ 3 种抗结核药联合治疗，疗程半年以上。常用药物有
    A. 异烟肼
    B. 利福平
    C. 对氨基水杨酸钠
    D. 链霉素
    E. 庆大霉素

28. 下列哪些病变可呈线状分布排列
    A. 银屑病
    B. 神经性皮炎
    C. 扁平苔藓
    D. 环状肉芽肿
    E. 表皮痣

29. 关于日光角化病的组织病理学特点，描述正确的是
    A. 表皮明显增生肥厚，皮突规则延长，伴基底层色素增加
    B. 广泛角化过度，伴境界清楚的角化不全
    C. 以基底层为主的表皮下部角质形成细胞形态不规则，排列紊乱
    D. 基底层细胞可呈芽状增生
    E. 真皮浅层明显弹力纤维变性

30. 患者男，28 岁，四肢无力、关节痛 4 个月。查体：手指关节及肘关节伸侧有紫红色斑丘疹，表面薄层鳞屑，上肢肌力 4 级，下肢肌力 3 级；胸部 CT 示双肺间质病变。该患者应做进一步的辅助检查包括
    A. 肌电图检查
    B. 肌炎抗体谱检查
    C. 肌肉活检
    D. 心肌酶谱检查
    E. 骨代谢检查

31. 同时使用可以增加糖皮质激素血清浓度的药物是
    A. 苯巴比妥
    B. 雄激素
    C. 麻黄碱
    D. 酮康唑
    E. 克拉霉素

32. 干燥型皮肤的判定标准是
    A. 角质层含水量低于 10%
    B. pH > 6.5
    C. 皮脂分泌量少
    D. 皮纹细，毛孔不明显，洗脸后有紧绷感
    E. 对外界刺激（如气候、温度变化）敏感

33. 外斐反应为 OX_{19} 阳性，OX_K 阴性，可能的诊断是
    A. 流行性斑疹伤寒
    B. 地方性斑疹伤寒
    C. 恙虫病
    D. 蜱斑疹伤寒
    E. 战壕热

34. 在外周血液涂片检查中可能查到的寄生虫是
    A. 钩虫
    B. 阴道毛滴虫
    C. 丝虫
    D. 疟原虫
    E. 并殖吸虫

35. 下列关于蜂蜇伤的处理中，合适的措施是
    A. 立即取出毒刺和毒腺囊
    B. 黄蜂蜇伤处使用硼酸清洗，蜜蜂蜇伤处使用肥皂水或 5% 碳酸氢钠溶液清洗
    C. 瘙痒明显者口服抗组胺药，疼痛者口服非甾体类镇痛药
    D. 大面积蜇伤时应密切监测生命体征
    E. 局部热敷

36. 下列关于日晒伤的描述，错误的是
    A. 是正常皮肤过度接受 UVA 后产生的一种急性炎症反应

B. 皮疹局限于曝光部位

C. 皮疹表现为红斑、水肿、水疱和色素沉着、脱屑

D. 不伴有全身症状

E. 特征性的病理改变是出现晒斑细胞

37. 患者女，56岁，双侧手足局部出现潮红、肿胀伴痒、痛2年，遇热和运动后可以诱发疾病，冷水浸泡后症状可缓解。患者诊断考虑为红斑肢痛症，应符合的诊断标准包括

A. 四肢烧灼痛

B. 温暖加重疼痛

C. 遇冷缓解疼痛

D. 皮损为红斑

E. 患处皮温升高

38. 下列关于剥脱性唇炎的描述，正确的是

A. 可能与舔唇、咬指甲或唇膏中的染料、牙膏等有关

B. 多见于青年女性，常于下唇中部起病，逐渐扩展到整个下唇或波及上唇

C. 和盘状红斑狼疮难以鉴别

D. 局部外用糖皮质激素霜剂通常有效

E. 可口服氨苯砜治疗

39. 下列关于Fordyce病的描述，正确的是

A. 基本病变为唇部和口腔黏膜皮脂腺的生理变异，呈增生性改变

B. 病因不明，可能与青春发育期的内分泌刺激有关

C. 为针头大小、孤立、稍高起、黄白色小丘疹，好发部位为上唇和颊黏膜

D. 儿童罕见，青春期前后发疹

E. 一般无须治疗

40. Fox - Fordyce病的特征包括

A. 顶泌汗腺分布区域毛囊亦受累、皮脂腺肥大

B. 腋下、乳头和会阴部的顶泌汗腺潴留

C. 好发于青少年女性

D. 常表现月经期加重，妊娠期减轻

E. 经常伴有剧烈瘙痒

41. Sézary综合征不典型的皮损表现包括

A. 类毛周角化病样皮损

B. 狮面

C. 甲肥大或甲营养不良

D. 白癜风样损害

E. 淋巴结肿大

42. 非淋菌性尿道炎的并发症包括

A. 附睾炎

B. 前列腺炎

C. 尿道狭窄

D. Reiter综合征

E. 间质性角膜炎

43. 下列可引起雷诺现象的疾病是

A. 系统性红斑狼疮

B. 冷球蛋白血症

C. 原发性红斑肢痛症

D. 系统性硬皮病

E. 闭塞性血栓性脉管炎

44. 患者女，37岁，躯干、四肢皮疹伴瘙痒1个月余。查体：躯干、四肢散在多处红色水肿性斑片，表面群集或散在红色丘疱疹和小水疱。对该患者可能的诊断是

A. 湿疹

B. 疱疹样天疱疮

C. 类天疱疮

D. 线状IgA大疱性皮病

E. BSLE

45. 下列关于关节病型银屑病X线表现，正确的是

A. 软骨消失

B. 钙质沉积

C. 关节腔狭窄

D. 关节侵蚀

E. 新骨形成

三、共用题干单选题：以叙述一个以单一病人或家庭为中心的临床情景，提出 2~6 个相互独立的问题，问题可随病情的发展逐步增加部分新信息，每个问题只有 1 个正确答案，以考查临床综合能力。答题过程是不可逆的，即进入下一问后不能再返回修改所有前面的答案。

(46~48 共用题干)

患者女，20 岁，因全身皮疹伴表皮破溃 2 天就诊。患者 1 周前出现上呼吸道感染，多次给予多种抗生素及退热药物，2 天前躯干部出现红色点状皮疹，迅速增多、增大，伴大小不等水疱、破溃。查体：T 37.6℃，口腔黏膜轻度糜烂，躯干、四肢弥漫性暗红色斑片，伴大小不等松弛性水疱、大疱，尼氏征（＋），部分水疱破溃见表浅糜烂面，水疱及破溃面积约占体表面积的 40%。

46. 根据其临床表现，诊断考虑为

A. 中毒性表皮坏死松解症

B. 重症多形红斑

C. 剥脱性皮炎

D. 天疱疮

E. 家族性慢性良性天疱疮

47. 治疗原则首先考虑

A. 局部清创处理

B. 糖皮质激素

C. 停用可疑致敏药物

D. 抗生素

E. 抗感染

48. 下列方案不适用于该患者的是

A. 丙种球蛋白　　B. 血浆

C. 糖皮质激素　　D. 甲氨蝶呤

E. 抗感染

(49~51 共用题干)

患儿男，165 天，因频发的四肢抽搐 2 周入院，每次发作前无明显诱因，发作形式为婴儿痉挛样；母孕期无家禽接触史，现智能发育与同龄儿相似，家族中无遗传病史记载。查体：T 36.3℃，体重 7.5kg，身高 75cm，眼距增宽明显，前胸见大小不等、散在分布色素脱失斑 5 处，与周边皮肤分界清楚；神经系统检查无阳性体征；血常规、脑脊液检查正常；头颅 CT：侧脑室旁见散在钙化灶。

49. 该病诊断是

A. 系统性硬化症

B. 毛发上皮瘤

C. 结节性硬化症

D. 癫痫

E. 毛囊角化病

50. 下面哪一个不是该病皮损的特征性损害

A. 面部血管纤维瘤

B. 甲周纤维瘤

C. 鲨鱼皮斑

D. 卵圆形或叶状白斑

E. 表皮痣

51. 该病的遗传方式是

A. 常染色体隐性遗传

B. X 连锁遗传

C. 常染色体显性遗传

D. 多基因遗传

E. Y 连锁遗传

(52~54 共用题干)

患者女，32 岁，主因口唇部皮疹 3 天就诊。患者发病前曾换用新品牌口红。查体：上下口唇部红斑、糜烂、结痂。

52. 最可能的诊断是
    A. 光化性唇炎
    B. 接触性唇炎
    C. 剥脱性唇炎
    D. 肉芽性唇炎
    E. 腺性唇炎

53. 目前最重要的处理是
    A. 停用现用的唇膏
    B. 不食用辛辣刺激食物
    C. 口服糖皮质激素
    D. 外用糖皮质激素乳膏
    E. 外用抗生素乳膏

54. 局部处理最佳方法是
    A. 3% 硼酸湿敷
    B. 外用红霉素软膏
    C. 外用糖皮质激素乳膏
    D. 外用他克莫司乳膏
    E. 外用莫匹罗星乳膏

(55~57 共用题干)

患者女，19 岁，面、颈部皮疹半年余，皮疹逐渐增多，数日前自行挤压皮损，挤出白色乳酪样物质。查体：面、颈部较多粟粒至绿豆大小的半球形、珍珠色丘疹。

55. 该患者挤出的白色乳酪样物质是
    A. Kogoj 微脓肿
    B. Munro 微脓肿
    C. Pautrier 微脓肿
    D. 软疣小体
    E. 风湿小体

56. 若该患者合并有 HIV 感染，需要进行鉴别诊断的疾病是
    A. 皮肤隐球菌病
    B. 梅毒
    C. 带状疱疹
    D. 单纯疱疹
    E. 孢子丝菌病

57. 对于上述两种疾病之间鉴别帮助不大的实验室检查是
    A. 墨汁染色法   B. 真菌培养
    C. 真菌镜检   D. 组织病理
    E. 病毒培养

(58~60 共用题干)

患者女，28 岁，外阴白斑 2 年，面、颈部出现多处白斑 1 个月。查体：外阴可见 1 处边界清晰的色素脱失斑，白斑周围皮肤色素加深，伴有部分阴毛发白；面、颈部可见数片大小不等的色素脱失斑，边界欠清晰。

58. 对该患者临床诊断可能性最大的疾病是
    A. 白癜风   B. 白色糠疹
    C. 无色素痣   D. 贫血痣
    E. 黏膜白斑

59. 为明确皮损的性质最方便的无创伤性检查是
    A. 真菌镜检
    B. 皮肤活检
    C. Wood 灯检查
    D. 皮肤镜
    E. VISIA 皮肤分析仪

60. 该患者的病情分期为
    A. 进展期   B. 稳定期
    C. 消退期   D. 炎症期
    E. 萎缩期

(61~62 共用题干)

患儿女，8 岁，左面部发现蚕豆大小的皮下结节 1 个月余，无明显自觉症状，缓慢增大，结节表面呈肤色，质地较硬，活动性好，无压痛。

61. 对该患儿首先考虑的诊断是
    A. 毛母质瘤   B. 毛发上皮瘤
    C. 表皮囊肿   D. 毛囊瘤
    E. 毛母细胞瘤

62. 如进行皮肤病理检查，该病的病理变化不包括
   A. 可见嗜碱性细胞
   B. 可见影细胞
   C. 可见核分裂象
   D. 细胞呈栅栏状排列
   E. 钙化

(63～65 共用题干)

患者女，43 岁，全身红色皮疹伴发热 10 天。患者 5 周前因种痘样水疱病口服药物（具体药物不详），皮疹基本消退。既往有青霉素过敏史。查体：体温 38.5℃，急性病容，心率 110 次/分，耳后、颌下和腹股沟淋巴结肿大，质软。面部弥漫性红肿，躯干、四肢泛发黄豆至蚕豆大小的水肿性紫红色丘疹、斑块，部分呈虹膜样。

63. 该患者最可能的诊断是
   A. 传染性单核细胞增多症
   B. 多形红斑型药疹
   C. 皮肤白血病
   D. 白塞病
   E. 系统性硬皮病

64. 如果患者治疗种痘样水疱病时，连续口服氨苯砜 5 周，伴有贫血和肝功能异常，则该患者最可能的诊断是
   A. 传染性单核细胞增多症
   B. 多形红斑型药疹
   C. 皮肤白血病
   D. 氨苯砜综合征
   E. 白塞病

65. 不宜用于该患者的处理措施是
   A. 停用氨苯砜
   B. 系统使用大剂量糖皮质激素
   C. 保肝
   D. 静脉注射甲氨蝶呤
   E. 预防感染

四、案例分析题：每道案例分析题至少 3～12 问。每问的备选答案至少 6 个，最多 12 个，正确答案及错误答案的个数不定。考生每选对一个正确答案给 1 个得分点，选错一个扣 1 个得分点，直至扣至本问得分为 0，即不含得负分。案例分析题的答题过程是不可逆的，即进入下一问后不能再返回修改所有前面的答案。

(66～69 共用题干)

患者女，70 岁，因左肩背部生长性红疹 20 年来诊。20 年前左肩背部被蚊虫叮咬后出现红疹，逐渐扩大。查体：心、肺、腹无异常；左侧肩背部可见淡红色及褐色斑或丘疹，隆起，界清，轻度角化、结痂，上覆少量白色或淡黄色鳞屑，融合成片，大小约 12.0 cm×10.0 cm；全身浅表淋巴结未触及肿大。

66. 为明确诊断首先最应该做的检查项目是
   A. 肿块细针穿刺活检
   B. B 超
   C. 组织病理学
   D. 细胞遗传学
   E. 肿瘤标志物
   F. 狼疮带试验

67. 临床初步考虑最可能的诊断是［提示：组织病理学示表皮角化过度，伴灶性角化不全，棘层肥厚，部分角质形成细胞有异形性，全层可见伴有巢状分布的 Paget 样细胞，呈圆形或卵圆形，胞质丰满，呈淡染，核周较空，无细胞间桥，部分核染色深，可见大的核仁及核分裂象；皮浅层毛细血管周围淋巴细胞及组织细胞浸润；PAS 染色（－）。］
   A. 鲍温病
   B. 日光性角化病肥厚型

C. 浅表性播散性恶性黑素瘤

D. Paget 样鲍温病

E. Paget 病

F. 银屑病

68. 此病与其他表皮内有 Paget 样细胞疾病的鉴别方法是

    A. 免疫组织化学染色

    B. PAS 染色

    C. 甲苯胺蓝染色

    D. 直接免疫荧光检查

    E. 细胞遗传学检查

    F. 吉姆萨染色

69. 目前其治疗方法可采用

    A. 冷冻

    B. 电烧灼

    C. Mohs 显微外科手术

    D. 激光

    E. X 线、镭、钴

    F. 外用糖皮质激素软膏

（70 ~ 72 共用题干）

患者女，55 岁，退休工人。面颈部突发皮疹伴低热 1 周。无咽痛及咳嗽、咳痰，无外伤史及异物接触史。皮科检查：右侧额颞部见一甲盖大小、椭圆形的渗出性红斑、境界清楚；左颈前部见一蚕豆大小的暗红色类圆形扁平状隆起的斑块、其边缘呈乳头状突起；皮损有触痛、局部皮温稍高。体温 38.3℃，血常规 WBC 4.6×10^9/L，N 94.2%，L 5.8%，RBC 4.18×10^{12}/L，Hb 115g/L，PLT 182×10^9/L。

70. 依据病史及检查，本病的初步诊断为

    A. 面部丹毒   B. 面部肉芽肿

    C. 接触性皮炎   D. 虫咬皮炎

    E. 多形红斑   F. Sweet 综合征

71. 本病的确诊还需要做以下检查

    A. 血清过敏原筛查

    B. 血液细菌培养

C. 局部血管彩超检查

D. 皮肤组织病理检查

E. 皮肤免疫病理检查

F. 皮肤组织 DNA – PCR 检查

72. 本病的治疗药物可选用

    A. 头孢类抗生素

    B. 异维 A 酸

    C. 糖皮质激素

    D. 氨苯砜

    E. 碘化钾

    F. 吲哚美辛

（73 ~ 75 共用题干）

患者男，22 岁，因口腔黏膜及外生殖器反复溃疡 3 年，全身红斑、结节 2 年，加重伴发热 1 周来诊。查体：T 37.4 ℃；系统查体未见异常。皮肤科查体：口腔黏膜可见多处黄豆大小的溃疡面，阴囊散在小的糜烂面，胸背及四肢散在分布大小不等的红斑、结节，有触痛。

73. 该病最可能的诊断是

    A. 结节性红斑

    B. 皮肤结节性血管炎

    C. 贝赫切特综合征（白塞病）

    D. Sweet 综合征

    E. 阿弗他口腔炎

    F. 单纯疱疹

74. 该病治疗可以选择的药物是（提示：组织病理学：表皮角化不全，真皮毛细血管扩张，管周粒细胞浸润。）

    A. 皮质类固醇激素

    B. 维 A 酸

    C. 阿昔洛韦

    D. 氨苯砜

    E. 雷公藤多苷片

    F. 伊曲康唑

75. 临床需与之鉴别的疾病有

    A. Sweet 综合征

B. 结节性红斑

C. 变应性亚败血症

D. 淋巴瘤

E. 风湿热

F. 荨麻疹

(76~79 共用题干)

患者女，40 岁，因"全身皮肤脱屑、瘙痒"来诊。患者精神异常，答非所问，病史不清。查体：T 37.8 ℃；心、肺未发现异常；腹软，未触及肝、脾肿大。皮肤科查体：面部、躯干、四肢皮肤轻微潮红，有大量脱屑并见抓痕及血痂；头发干枯蓬乱，头皮有较厚的鳞屑，间有化脓性结痂；两腋下、腹股沟潮红，覆较厚污垢痂皮并有臭味；双侧掌跖角化过度，手指肿胀并覆有较厚的银白色鳞屑，指甲增厚；颈部、腋下及腹股沟触及花生米大的淋巴结。

76. 仅根据查体情况，初步考虑可能的疾病包括

A. 红皮病型银屑病

B. 慢性皮肤、黏膜念珠菌病

C. 毛发红糠疹

D. 家族性良性慢性天疱疮

E. 疥疮

F. 湿疹

77. 综合分析该患者情况，首先拟诊的是

A. 红皮病型银屑病

B. 慢性皮肤、黏膜念珠菌病

C. 毛发红糠疹

D. 家族性良性慢性天疱疮

E. 疥疮

F. 湿疹

78. 为明确诊断，首先应该做的检查是

A. 皮肤活检

B. 皮损真菌镜检

C. 皮肤镜检查疥螨

D. 腋下组织刮片查棘层松解细胞

E. 血常规

F. 血培养

79. 确诊后应给予该患者的外用药是

A. 卡泊三醇软膏

B. 联苯苄唑乳膏

C. 维 A 酸软膏

D. 10% 硫磺软膏

E. 莫匹罗星软膏

F. 醋酸氟轻松乳膏

(80~83 共用题干)

患者男，60 岁，因双下肢进行性无力 3 个月余入院，诊断为皮肌炎。经大剂量激素、抗生素、支持治疗 1 个月余，肌力明显恢复。近 1 周来患者诉干咳，偶有泡沫样痰，有轻度胸闷；体温 37.9 ℃；胸部 X 线检查提示肺部呈间质性改变；血常规：白细胞计数 11.9×10^9/L，中性粒细胞 78%。已进行血培养、痰涂片、痰培养检查。

80. 目前考虑该患者可能的诊断是

A. 细菌性肺炎

B. 念珠菌肺炎

C. 肺炎支原体肺炎

D. 病毒性肺炎

E. 过敏性肺炎

F. 肺癌

81. 该患者还需要进行的检查项目包括

A. PPD 试验

B. 肿瘤标记物检查

C. 肌肉活检

D. β-D-葡聚糖试验（G 试验）和半乳甘露聚糖抗原试验（GM 试验）

E. MRI

F. 痰涂片及培养

82. 患者血培养结果为阴性，痰涂片镜检可见成群芽孢和假菌丝，则该患者最可能的诊断是

A. 细菌性肺炎

B. 念珠菌肺炎

C. 肺炎支原体肺炎

D. 病毒性肺炎

E. 过敏性肺炎

F. 肺癌

83. 该患者确诊为白念珠菌肺炎，下列最有效的药物是

    A. 氟康唑　　　　B. 伊曲康唑

    C. 酮康唑　　　　D. 制霉菌素

    E. 氟胞嘧啶　　　F. 特比萘芬

（84～91 共用题干）

    患者女，25 岁，因头皮瘙痒并发现脱发斑 1 个月就诊。查体：头皮散在 2 处 2～3cm 直径大小脱发斑，表面片状白色鳞屑，脱发斑可见低位断发，外观呈小黑点。

84. 该患者最可能的诊断是

    A. 黄癣　　　　　B. 白癣

    C. 脓癣　　　　　D. 石棉癣

    E. 黑点癣　　　　F. 头皮银屑病

85. 病发镜检最可能发现

    A. 发内菌丝

    B. 发内孢子呈链状排列

    C. 发外密集镶嵌的孢子

    D. 发内关节孢子

    E. 发外菌丝

    F. 鹿角样菌丝

86. 与宠物密切接触时可导致

    A. 黄癣　　　　　B. 红癣

    C. 白癣　　　　　D. 黑癣

    E. 脓癣　　　　　F. 甲癣

87. 头癣的分类中不包括

    A. 黄癣　　　　　B. 黑癣

    C. 白癣　　　　　D. 红癣

    E. 脓癣　　　　　F. 甲癣

88. 关于黑点癣说法正确的是

A. 属发内型感染

B. 愈后可留瘢痕

C. 多可自愈

D. 剧痒

E. 偶见并发脓癣

F. 致病菌为许兰毛癣菌

89. Woods 灯检查不正确的是

    A. 黄癣呈暗绿色荧光

    B. 白癣为亮绿色荧光

    C. 花斑癣呈白光

    D. 黑癣无荧光

    E. 红癣呈珊瑚红色

    F. 腋毛癣呈暗绿色荧光

90. 治疗头癣的外用药可选

    A. 2% 碘酊

    B. 2% 酮康唑霜

    C. 1% 联苯苄唑霜

    D. 1% 特比奈芬霜

    E. 10% 硫磺软膏

    F. 皮炎平

91. 治疗头癣的措施有

    A. 服药　　　　　B. 剪发

    C. 擦药　　　　　D. 消毒

    E. 洗头　　　　　F. 按摩

（92～96 共用题干）

    患者女，25 岁，体重 50kg。面部红斑伴发热及四肢肌肉、关节疼痛 1 个月。面部皮疹无瘙痒，体温最高为 38.3℃，无头痛、头晕，饮食和大小便均正常。查体：体温 37.8℃，血压 120/76mmHg，呼吸平稳；鼻背及两侧面颊对称分布鲜红色轻度水肿性斑片；颈部、双腋窝及腹股沟处未触及肿大淋巴结；心、肺及腹部未见异常；四肢肌肉无肿胀和压痛，肌力正常；双膝关节轻度肿胀、压痛。

92. 为明确诊断，该患者需要完善的实验室检查包括

A. 血常规、尿常规、24 小时尿蛋白测定、肝功能检查、肾功能检查、红细胞沉降率测定、CRP 测定

B. ANA 全套检测

C. 免疫球蛋白和补体测定

D. 血清肌酶检测

E. 胸片

F. 腹部及盆腔超声

G. 血培养

H. 心脏彩超

93. 患者入院后血常规：WBC 2.78×10^9/L，N 39.2%，L 46.4%，M 12.6%，RBC 3.63×10^{12}/L，Hb 100g/L，PLT 85×10^9/L；尿常规：隐血（＋＋），蛋白（＋＋）；24 小时尿蛋白定量为 0.59g；肝功能：总蛋白和白蛋白轻度降低，ALT 135U/L，AST 32U/L；肾功能、血脂、血糖、电解质、血清肌酶、抗 TP 抗体、抗－HIV 检查均正常；乙肝六项：HBsAg（＋），HBsAb（＋），HBeAg（＋）；免疫球蛋白显示 IgG 升高，补体 C3 0.61g/L；ESR 50mm/h；CRP 29.7mg/L；ANA 全套：ANA（＋），滴度为 1∶1000，核均质型，抗 SSA 抗体（＋），抗 SSB 抗体（＋），抗 Sm 抗体（＋），抗 dsDNA 抗体（＋），抗核糖体 P 蛋白抗体（＋）；血培养阴性；心电图显示 ST－T 段改变；胸片：右下肺炎伴双侧少量胸腔积液；心脏彩超：少量心包积液。下列适合该患者的处理措施是

A. 静脉注射甲泼尼龙 60mg/d

B. 口服泼尼松 30mg/d

C. 口服硫唑嘌呤 100mg/d

D. 口服羟氯喹 400mg/d

E. 静脉滴注青霉素 640 万 U/L

F. 口服恩替卡韦 100mg/d

G. 静脉注射免疫球蛋白 20g/d，连续 5 天

H. 静脉滴注复方甘草酸苷 80mg/d

94. 患者静脉滴注甲泼尼龙 60mg/d、复方甘草酸苷 80mg/d、头孢哌酮舒巴坦 2g/d 及口服恩替卡韦 100mg/d，第 2 天后体温即恢复正常，四肢肌肉和关节痛缓解，1 周后复查血常规、肝功能、肾功能、心电图结果正常。治疗上停用静脉滴注甲泼尼龙和复方甘草酸苷，改为泼尼松 60mg/d 和复方甘草酸苷口服；当天夜间患者出现兴奋，不能入睡；次日早晨患者出现头痛，测量血压为 220/120mmHg，15 分钟后患者出现意识丧失，四肢抽搐。该患者目前的处理方案是

A. 急诊头颅 CT

B. 急诊电解质、血糖

C. 血气分析

D. 静脉滴注乌拉地尔

E. 静脉注射安定

F. 静脉滴注甘露醇

G. 静脉注射呋塞米

95. 患者静脉注射安定、甘露醇、呋塞米以及乌拉地尔等药物后意识恢复正常，四肢抽搐缓解，血压降至 140/90mmHg。急诊头颅 CT 显示腔隙性脑梗死，电解质、血糖和血气分析结果未见异常。遂行腰穿脑脊液检查，结果示脑脊液白细胞 12.5×10^9/L，蛋白 0.68g/L，糖和氯化物正常，ANA 阳性。下列适合于该患者的治疗方案是

A. 静脉滴注甲泼尼龙 500mg/d，连续 5 天

B. 静脉注射免疫球蛋白 20g/d，连续 5 天

C. 口服羟氯喹 300mg/d

D. 静脉注射环磷酰胺 600mg，每 2 周

1 次

E. 鞘内注射甲氨蝶呤 10mg 和地塞米松 5mg

F. 泼尼松剂量减量至 40mg/d

G. 静脉滴注左氧氟沙星 400mg/d

96. 患者经过 4 周的治疗，病情稳定，糖皮质激素改为泼尼松 50mg/d 口服，羟氯喹口服 300mg/d；1 年后减量至泼尼松 10mg/d 和羟氯喹 200mg/d，并发现意外妊娠 6 周；8 个月后分娩一个女婴，查体发现该女婴面部、躯干散在多处环形水肿性斑片。为明确该女婴的病情，需要完善的实验室检查是

A. 血常规

B. 尿常规

C. 肝功能检查

D. 肾功能检查

E. 红细胞沉降率检查

F. 免疫球蛋白和补体检测

G. ANA 全套检查

H. TRUST 和 TPPA

I. 心电图

（97～100 共用题干）

患者男，22 岁，躯干、四肢色素沉着及色素减退 15 年。查体：一般情况良好，身高和智力正常，各系统检查无异常。皮肤科检查：腰部、背部、双上肢外侧和双下肢弥漫性褐色网状色素沉着斑及散在粟粒大的色素减退斑。双侧掌跖、黏膜、毛发、甲、牙齿均正常。

97. 对该患者进行诊断时，需要考虑的疾病是

A. 硬化萎缩性苔藓

B. 着色性干皮病

C. 遗传性对称性色素异常症

D. 皮肤异色病样淀粉样变

E. 色素异常性皮肤淀粉样变

F. 慢性肾上腺皮质功能减退症

98. 为了明确诊断和排除相关疾病，需要进一步询问的病史及完善的检查包括

A. 询问家族遗传史

B. 皮肤组织病理检查

C. 直接免疫荧光检查

D. 间接免疫荧光检查

E. 皮损组织结晶紫染色

F. 肾上腺皮质功能检测

99. 患者左上肢皮损组织病理示表皮角化过度，表皮突明显下延，基底层黑素增加，基底细胞液化变性，下方明显色素失禁，可见团块状嗜伊红均质物，真皮浅层稀疏炎性细胞浸润，结晶紫染色阳性。此时诊断需要考虑的疾病是

A. 硬化萎缩性苔藓

B. 着色性干皮病

C. 遗传性对称性色素异常症

D. 皮肤异色病样淀粉样变

E. 色素异常性皮肤淀粉样变

F. 慢性肾上腺皮质功能减退

100. 最终患者确诊为色素异常性皮肤淀粉样变，与皮肤异色病样淀粉样变相比，通常色素异常性皮肤淀粉样变的临床表现不包括

A. 点状或网状色素沉着

B. 散在的粟粒大至豆大色素减退斑

C. 红斑、丘疹

D. 皮肤萎缩

E. 毛细血管扩张

F. 水疱

G. 掌跖角化

H. 光过敏

全真模拟试卷（二）

1. 患者女，15 岁，左侧面部有色素斑 8 年。皮疹初发于左眼周围，为褐青色斑，逐渐扩大、颜色加深。查体：左侧上下眼睑、额部、颧部有青灰色斑片，左侧巩膜轻度变蓝。该病的组织病理改变是
   A. 表皮基底层黑素含量增加，而黑素细胞数目正常
   B. 真皮上部可见游离的黑素颗粒或嗜黑素细胞
   C. 真皮中下部可见充满黑素颗粒的梭形黑素细胞散布于胶原束之间
   D. 黑素细胞增多，角质形成细胞和黑素细胞内可见散在的异常大的黑素颗粒
   E. 充满黑素颗粒的黑素细胞散布于真皮中上部胶原纤维束之间，在浸润的色素斑处黑素细胞量更多

2. 斑贴试验后受试部位有淡红斑为
   A. 超强阳性反应
   B. 阳性反应
   C. 强阳性反应
   D. 可疑反应
   E. 阴性

3. 患者男，30 岁，尿道有脓性分泌物伴尿痛 2 天。1 周前有不洁性生活史。查体：尿道口红肿，有较多黄色脓性分泌物。双侧腹股沟淋巴结轻度肿大。该患者应该首先选择的快速实验室检查是
   A. 尿道分泌物涂片革兰染色镜检
   B. 尿道分泌物普通细菌培养和药敏试验
   C. 尿道分泌物衣原体检查
   D. 梅毒血清学试验和抗 – HIV 检测
   E. 尿道分泌物支原体检查

4. 皮肤的主要色素是
   A. 黑素和胡萝卜素
   B. 黑素和含铁血黄素
   C. 黑素和氧合血红素
   D. 氧合血红蛋白和胡萝卜素
   E. 脱氧血红蛋白和胡萝卜素

5. 小儿丘疹性肢端皮炎可见的体征是
   A. Renbok 现象
   B. Nikolsky 征
   C. Darier 征
   D. Koebner 现象
   E. Auspitz 征

6. 患儿男，5 岁，腹部皮疹数月。长期在游泳池学习游泳，有特应性皮炎病史。查体：下腹部多个绿豆大小的半球形白色丘疹，表面呈珍珠样光泽。该患儿最可能的诊断是
   A. 游泳池肉芽肿
   B. 尖锐湿疣
   C. 扁平湿疣
   D. 传染性软疣
   E. 丝状疣

7. 一位农民夏季在菜园种菜时，下肢、前臂出现点状、条索状红斑、水肿，伴发痒，逐渐有灼热、疼痛感，约 12 小时后皮损处出现水疱，逐渐发展为脓疱或灰黑色坏死，皮损出现灼痛。对该患者诊断考虑的疾病是

A. 疥疮　　　　　B. 毛虫皮炎

C. 隐翅虫皮炎　　D. 接触性皮炎

E. 螨虫皮炎

8. 下列不属于多形性日光疹临床分型的是

A. 脓疱型　　　　B. 丘疹型

C. 丘疱疹型　　　D. 红斑水肿型

E. 痒疹型

9. 患儿男，9岁，1个月前患儿家长发现患儿小腿外侧出现条状排列的丘疹，伴瘙痒。查体：小腿外侧见线状分布的淡红色丘疹，表面干燥，有少许鳞屑。对该患儿最可能的诊断是

A. 线状皮炎　　　B. 疣状痣

C. 线状苔藓　　　D. 线状银屑病

E. 线状扁平苔藓

10. 狼疮带实验中免疫球蛋白和补体沉积的部位是

A. 角质形成细胞

B. 真皮浅层

C. 表皮底层

D. 真皮与表皮交界处

E. 真皮深层

11. 患者男，40岁，四肢伸侧紫红色结节、斑块1年。自行涂抹地塞米松乳膏效果不明显，病程中部分皮疹可消退，消退后有色素沉着，2个月前手背、足背也出现类似皮疹。该患者应考虑为

A. Sweet综合征

B. 环状肉芽肿

C. 扁平苔藓

D. 持久性隆起性红斑

E. 结节性多动脉炎

12. 天疱疮皮损处表皮角质形成细胞间沉积的免疫成分不包括

A. IgG　　　　　B. IgA

C. IgM　　　　　D. C3

E. IgE

13. Albright综合征的临床表现除性早熟、多发性骨纤维发育不良外，皮肤病变为

A. 雀斑　　　　　B. 黄褐斑

C. 黑子　　　　　D. 雀斑样痣

E. 咖啡斑

14. 下列关于结节性硬化症的描述，错误的是

A. 色素减退斑的病理检查表现出表皮黑素细胞数量减少

B. 与该病相关的癫痫可在脑电图上出现肌阵挛性脑电波

C. 该病与1型多发性内分泌瘤可通过患者的肿瘤类型及基因检测结果鉴别

D. 对新诊断该病的患者应进行脑、肾、肺、皮肤、牙、心脏、眼等的评估

E. 氨己烯酸可用于并发癫痫的结节性硬化症

15. 患者女，10岁，口唇及周围皮肤干燥、灼痛半年。查体：上、下唇及周围皮肤暗红色，下唇干燥。对该患者诊断应首先考虑的疾病是

A. 腺性唇炎

B. 浆细胞性唇炎

C. 光线性唇炎

D. 剥脱性唇炎

E. 接触性唇炎

16. 下列符合过敏性紫癜的实验室检查是

A. 发病初期红细胞沉降率减慢

B. 部分患者束臂试验阳性

C. 嗜酸性粒细胞减少

D. 血小板计数减少

E. 凝血时间延长

17. Sézary 综合征患者外周血中异形细胞的特征是
    A. 核大深染
    B. 毛玻璃样
    C. PAS 染色阳性
    D. 富含 Birbeck 颗粒
    E. 细胞核高度扭曲，呈"脑形核"

18. 确诊环状肉芽肿的辅助检查是
    A. 直接免疫荧光检查
    B. 组织病理检查
    C. Kveim 试验
    D. ANA 检查
    E. 血管紧张素转换酶测定

19. 斑状萎缩的典型临床表现是
    A. 皮肤局部出现灰棕色萎缩斑，表面血管显露
    B. 局部皮肤发生圆形或椭圆形萎缩、松弛的疝样斑
    C. 局部皮肤萎缩斑，表面呈羊皮纸样改变
    D. 局部皮下组织萎缩，表面皮肤正常
    E. 局部皮肤萎缩伴色素脱失

20. 下列关于三期梅毒的组织病理检查，描述不正确的是
    A. 肉芽肿性浸润有浆细胞
    B. 肉芽肿性浸润常含有多核巨细胞
    C. 肉芽肿性浸润中血管较少
    D. 肉芽肿性浸润有上皮样细胞
    E. 肉芽肿性浸润有淋巴细胞

21. 艾滋病的传播途径不包括
    A. 共用餐具
    B. 医疗操作
    C. 母乳直接喂养
    D. 人工授精
    E. 母婴传播

22. 患者男，24 岁，未婚。阴茎溃烂 1 周，无疼痛。发病 3 周前有不洁性交史。查体：冠状沟见一处 2cm × 2cm 大小的浅溃疡，基底软骨样硬度，表面有少量稀薄分泌物。对该患者的诊断首先考虑的疾病是
    A. 扁平湿疣   B. 软下疳
    C. 生殖器疱疹   D. 白塞病
    E. 硬下疳

23. 患者女，23 岁。左小腿皮疹半个月，不伴有自觉症状，无发热及关节痛。患者近 1 个月来因室温偏低，于办公桌下放置红外线电暖气取暖。查体：左小腿外侧见片状分布的暗紫红色斑，呈网格状，伴网状色素沉着及少量毛细血管扩张。对该患者最可能的诊断是
    A. 色素性紫癜性皮肤病
    B. 冻疮
    C. 热激红斑
    D. 网状青斑
    E. 瘀积性皮炎

24. 糖尿病最常见的皮肤病变是
    A. 糖尿病性皮肤发红
    B. 丹毒样红斑
    C. 糖尿病性皮肤病
    D. 糖尿病性大疱
    E. 糖尿病性皮肤增厚

二、多选题：每道试题由 1 个题干和 5 个备选答案组成，题干在前，选项在后。选项 A、B、C、D、E 中至少有 2 个正确答案。

25. 下列有关真皮细胞和基质的描述中，正确的是
    A. 成纤维细胞、巨噬细胞和肥大细胞是真皮的常驻细胞
    B. 成纤维细胞是一种间质来源的细胞，合成前胶原分子、弹力纤维及

细胞外基质

C. 基质为充满于真皮胶原纤维和细胞之间的定形物质

D. 蛋白多糖为基质的主要成分

E. 基质形成具有许多微孔隙的分子筛立体构型，具有很强的吸水性

26. 关于滤过紫外线检查结果的描述，正确的是

    A. 黄癣呈暗绿色荧光

    B. 白癣呈亮绿色荧光

    C. 红癣呈珊瑚红色荧光

    D. 花斑癣呈棕黄色荧光

    E. 铜绿假单胞菌感染呈橙色

27. 下列关于麻风杆菌检查的描述，正确的是

    A. 疑诊为麻风病者均应进行麻风杆菌检查

    B. 一般取材 6～8 处，包括皮损、眶上、耳垂、颧部和颌部，必要时做鼻黏膜查菌

    C. 通常切开皮肤深 2～3mm，用刀尖刮取组织液，固定后抗酸染色镜检

    D. 鼻黏膜查菌法取材部位通常选择鼻中隔前下部

    E. 麻风杆菌检查阴性可排除麻风

28. SLE 患者的自身抗体包括

    A. 抗 dsDNA 抗体

    B. 抗 Sm 抗体

    C. 抗 U1RNP 抗体

    D. 抗 SSA 抗体

    E. 抗 Dsg3 抗体

29. 皮肌炎和多发性肌炎患者不宜长期大剂量系统使用的糖皮质激素种类是

    A. 地塞米松

    B. 氢化可的松

    C. 曲安奈德

    D. 甲泼尼龙

    E. 倍他米松

30. 下列关于外伤后细菌性致死性肉芽肿的治疗，描述正确的是

    A. 首选糖皮质激素

    B. 在 MRI 监控下治疗

    C. 颅内非重要位置的小灶性感染，可先试用杀菌剂头孢曲松钠或大剂量青霉素，其后加磺胺吡啶治疗

    D. 若颅内感染灶较局限、抗生素治疗无改善，可考虑用 X 光刀清除病灶或外科处理

    E. 可试用高压氧治疗

31. 下列关于毛囊炎、疖和痈的描述，正确的是

    A. 毛囊炎是局限于毛囊口的化脓性炎症

    B. 疖为细菌侵犯毛囊和毛囊深部及周围组织的化脓性炎症

    C. 痈系多个相邻毛囊及毛囊周围炎症相互融合而形成的皮肤深部感染

    D. 痈可并发局部淋巴结肿大和全身中毒症状

    E. 毛囊炎是局限于周围组织的化脓性炎症

32. 下列关于暗色丝孢霉病的描述，正确的是

    A. 由暗色真菌感染引起

    B. 在组织内存在硬壳小体或颗粒

    C. 好发于女性

    D. 分子生物学检查可以确定致病菌种及分类

    E. 可以行手术切除治疗

33. 下列关于多形性日光疹的描述，正确的是

    A. 该病的致病光谱只有 UNA

    B. 皮疹为多形性，如红斑、斑丘疹、丘疱疹、水疱、斑块或苔藓化等

C. 愈后遗留有色素沉着

D. 全身症状不明显

E. 同一患者皮疹的形态比较单一

34. 下列关于遗传性血管性水肿的描述，正确的是

    A. 为常染色体显性遗传，C1 - INH、FXII、ANGPT1、PLG 基因突变

    B. 分为 C1 - INH 缺乏型和非 C1 - INH 缺乏型

    C. 30 岁前起病，青春期加重

    D. 有发作性、自限性、非对称性，一般 3 ~ 5 天自然缓解

    E. 急性期治疗主要应用新鲜冷冻血浆

35. 大疱性类天疱疮的组织病理特点包括

    A. 表皮下水疱

    B. 疱内有嗜酸性粒细胞

    C. 真皮乳头层水肿

    D. 真皮乳头层中性粒细胞微脓肿

    E. 真皮浅层血管周围有淋巴细胞和嗜酸性粒细胞浸润

36. 特应性皮炎的诊断依据为

    A. 2 岁前发病

    B. 家族中有遗传过敏史

    C. 嗜酸性粒细胞增多

    D. 血清 IgE 增高

    E. 嗜碱性粒细胞增多

37. 光线性唇炎的治疗包括

    A. 唇部涂抹防晒剂（如3%奎宁、5%二氧化铁软膏等）

    B. 应用糖皮质激素制剂

    C. 口服氯喹、复合维生素 B

    D. 光动力治疗

    E. 手术治疗

38. 乳头状汗管囊腺瘤和小汗腺螺旋腺瘤的区别包括

    A. 前者向汗腺导管或腺体方向分化，大多数向大汗腺分化，少数向小汗腺分化，后者向小汗腺真皮内导管和分泌部分化

    B. 前者通常在出生时或儿童早期发病，后者好发于 20 ~ 40 岁成人

    C. 前者通常表现为单发的红色至棕褐色斑块或结节，呈乳头瘤状、疣状，后者表现为绿豆、黄豆大小的皮下结节，表面呈肤色或淡蓝色

    D. 前者有明显的自发痛或压痛，而后者无

    E. 前者好发于头皮，后者多见于上胸部

39. 贝赫切特综合征的诊断标准除复发性口腔溃疡，每年至少发作 3 次外，还可存在

    A. 复发性生殖器溃疡

    B. 葡萄膜炎等眼部损害

    C. 结节性红斑或假性毛囊炎等皮肤损害

    D. 针刺反应阳性

    E. 食管溃疡

40. 下列属于原发性免疫缺陷病范畴的是

    A. 抗体缺陷

    B. 细胞介导免疫受损

    C. 联合 B 细胞与 T 细胞缺陷

    D. 吞噬细胞功能缺陷

    E. 补体缺陷

41. 关于使用静脉丙种免疫球蛋白，描述正确的是

    A. 能抑制天疱疮抗体的致病作用和炎症介质的产生

    B. 与其他药物联合使用可提高疗效

    C. 能中和病原微生物

    D. 1 个月后不可重复使用

    E. 以上都正确

42. 皮肤基底细胞癌在皮肤镜下的基本模

式特征为

A. 叶状结构　　　 B. 轮辐状结构

C. 蓝灰色卵圆巢　 D. 灰蓝色小球

E. 亮红白色无结构区

43. 患者男，21岁。海中游泳时突感左上肢疼痛，随即返回岸上，发现左前臂线状排列的红斑和丘疹，疼痛逐渐加重，并出现水疱，躯干出现多个红色风团；15min后患者感觉胸闷、呼吸困难，其同伴紧急将患者送至医院。下列处理方法适合该患者的是

A. 使用生理盐水清洗左前臂

B. 使用75%乙醇溶液擦拭左前臂

C. 使用胶带粘贴左前臂

D. 使用40℃温热水浸泡左前臂

E. 肌内注射肾上腺素

44. 患者男，62岁。面部皮损1个月。皮损初为绿豆大小，逐渐增大，无自觉症状。查体：右侧鼻唇沟处见一个直径约1.2cm的半球形肤色结节，顶端轻度凹陷、结痂，质地较硬，无触痛。该患者皮损的组织病理表现是

A. 病变基底部表皮向上和向下增生

B. 病变两侧的表皮呈抱球状，中心可见火山口样的表皮凹陷

C. 病变的表皮可见异形性

D. 病变位于皮下组织

E. 可见角化珠形成

三、共用题干单选题：以叙述一个以单一病人或家庭为中心的临床情景，提出2～6个相互独立的问题，问题可随病情的发展逐步增加部分新信息，每个问题只有1个正确答案，以考查临床综合能力。答题过程是不可逆的，即进入下一问后不能再返回修改所有前面的答案。

（45～47共用题干）

患儿男，1岁。发热4天，颈部、躯干皮疹1天。4天前突然发热，最高体温38.9℃，1天前热退，颈部、躯干开始出现红色皮疹。查体：体温36.5℃，颈部、躯干见散在较多红色斑疹、斑丘疹。

45. 对该患儿最可能的诊断是

A. 多形红斑　　　 B. 幼儿急疹

C. 水痘　　　　　 D. 风疹

E. 麻疹

46. 该病的病原体是

A. HSV-1　　　　 B. CV

C. VZV　　　　　 D. EBV

E. HHV-6

47. 关于该病临床表现的描述，错误的是

A. 潜伏期为10～15天

B. 多见于2岁以下幼儿

C. 热退时出现皮疹，常合并有水疱

D. 常有颈部及枕部淋巴结肿大

E. 颊、肘、膝以下及掌跖等部位多无皮疹

（48～50共用题干）

患者男，25岁。阴阜处剧烈瘙痒数日。常发现内裤上有点状污褐色血迹。经询问得知该患者经常出差、住宿宾馆。

48. 对该患者临床诊断可能性最大的疾病是

A. 痒疹

B. 疥疮

C. 丘疹性荨麻疹

D. 阴虱病

E. 瘙痒症

49. 为进一步确诊，该患者应选择的实验室检查是

A. 阴毛附着物镜检

B. 皮损组织病理检查

C. 直接免疫荧光检查

D. TPPA+RPR

E. HPV DNA检测

50. 关于该患者的处理方法，不正确的是
    A. 外用 30% 百部酊
    B. 外用 10% 的硫磺软膏
    C. 外用 0.3% 除虫菌酯
    D. 外用 25% 苯甲酸苄酯乳剂
    E. 外用地奈德乳膏

（51～54 共用题干）

患儿男，12 岁，小学 6 年级学生。脱发 2 周。查体：右侧颞部见一约 2cm×2cm 大小的脱发区，其中央见少许断发。系统检查无异常发现。

51. 下列对该患儿确诊价值不大的检查是
    A. 真菌镜检
    B. 皮肤镜
    C. 拉发试验
    D. 组织病理检查
    E. 心电图

52. 如果查体发现脱发区断发高出头皮 2～4mm 不等，其残根包绕灰白色套状鳞屑，下列对临床诊断帮助不大的检查是
    A. 真菌直接镜检
    B. 滤过紫外线灯检查
    C. 真菌培养
    D. 真菌荧光检查
    E. 组织病理检查

53. 如果进一步查体发现脱发区形状不规则，头皮见表皮剥脱及出血点，皮肤镜提示为黑点征与断发，拉发试验阴性，诊断上应首先考虑
    A. 斑秃   B. 白癣
    C. 拔毛癣   D. 脂溢性脱发
    E. 雄激素性脱发

54. 如果患儿确诊为拔毛癣，下列临床处理措施中不正确的是
    A. 心理治疗
    B. 抗抑郁药物

    C. 抗焦虑药物
    D. 认知行为治疗
    E. 局部封闭治疗

（55～57 共用题干）

患者女，35 岁。3 个月前开始出现双手足指趾肿胀、僵冷、疼痛，免疫球蛋白及补体检查未见异常。

55. 此时患者最有可能的诊断为
    A. 关节炎   B. 雷诺现象
    C. 手足发绀症   D. 硬皮病
    E. 皮肌炎

56. 5 个月后患者病情未缓解，并出现不规则发热、关节疼痛加重，再次到医院做相关全面检查。查体：指/趾末节较硬，面部、鼻部也有轻度硬化。ANA 阳性，抗 Scl-70 抗体阳性，红细胞沉降率 58mm/h。此时患者最有可能的诊断是
    A. 硬皮病
    B. 系统性红斑狼疮
    C. 类风湿关节炎
    D. 混合性结缔组织病
    E. 皮肌炎

57. 如果患者出现高滴度斑点型 ANA 及高滴度抗 U1RNP 抗体，而抗 Sm 抗体阴性，诊断首先应考虑的疾病可能是
    A. 硬皮病
    B. 系统性红斑狼疮
    C. 类风湿关节炎
    D. 混合性结缔组织病
    E. 皮肌炎

（58～61 共用题干）

患者男，24 岁。腋下、颈部、上胸部多发皮色结节，质地中等，活动性佳，无自觉症状，无压痛。皮疹逐渐增多，未见明显增大。该患者母亲有类似病史。

58. 对该患者首先考虑的诊断是
    A. 皮肤钙质沉着症
    B. 表皮囊肿
    C. 皮肤纤维瘤
    D. 多发性脂囊瘤
    E. 脂肪瘤

59. 该疾病常见的遗传模式是
    A. 常染色体显性遗传
    B. 常染色体隐性遗传
    C. X 连锁显性遗传
    D. X 连锁隐性遗传
    E. 多基因遗传

60. 该疾病的组织病理改变是
    A. 囊壁由复层鳞状上皮组成，有颗粒层
    B. 囊壁由复层鳞状上皮组成，无颗粒层
    C. 囊壁上皮与表皮或毛囊漏斗部的上皮相似
    D. 皮损中可见大量成熟或接近成熟的皮脂腺
    E. 囊内充满疏松的角质

61. 进一步体检发现，患者掌跖部位明显角化过度，指/趾甲明显增厚、变黄、变形。对该患者诊断首先考虑的疾病是
    A. 弥漫性掌跖角化病
    B. 进行性对称性掌跖角化病
    C. 先天性厚甲症
    D. 多发性脂肪瘤
    E. Gardner 综合征

(62~64 共用题干)

　　患者男，35 岁。右侧耳垂及右面部红褐色斑块 5 年。查体：体温正常，右侧颈部淋巴结肿大，右侧耳垂及右面部见红褐色浸润性斑块，覆有少量鳞屑。触之较软，其间见萎缩性瘢痕。

62. 如果玻片压诊出现棕黄色，如苹果酱色，对该患者最可能的诊断是
    A. 寻常狼疮
    B. 着色芽生菌病
    C. 盘状红斑狼疮
    D. 疣状扁平苔藓
    E. 结节病

63. 其组织病理表现不包括
    A. 肉芽肿性结节
    B. 淋巴细胞浸润
    C. 基底细胞液化变性
    D. 中心可有干酪样坏死
    E. 抗酸染色见结核分枝杆菌

64. 下列关于该病治疗的描述，错误的是
    A. 一般以外用药物为主
    B. 应积极治疗患者其他部位结核病灶
    C. 通常采用 2~3 种药物联合治疗
    D. 疗程一般不少于 6 个月
    E. 小病灶可予外科手术切除

(65~67 共用题干)

　　患者女，40 岁。阴道瘙痒伴分泌物增多 1 周。半个月前有公共浴池洗浴史。查体：阴道黏膜及宫颈红肿，大量黄绿色腥臭味分泌物，伴有"草莓样出血"。

65. 对该患者的诊断首先考虑为
    A. 霉菌性阴道炎
    B. 细菌性阴道病
    C. 阴道毛滴虫病
    D. 念珠菌性阴道炎
    E. 尿道炎合并阴道感染

66. 对该患者诊断价值不大的实验室检查是
    A. 病原体悬滴法
    B. 病原体革兰染色
    C. 病原体常规培养基培养
    D. 分泌物 PCR
    E. ELISA 法

67. 不适合该患者的治疗方案是
   A. 采用2%的乳酸溶液冲洗阴道
   B. 甲硝唑栓剂或泡腾片阴道用药
   C. 口服甲硝唑或替硝唑
   D. 嘱性伴同时检查和治疗
   E. 治疗期间避免性生活，勤洗外阴及内裤

四、案例分析题：每道案例分析题至少3~12问。每问的备选答案至少6个，最多12个，正确答案及错误答案的个数不定。考生每选对一个正确答案给1个得分点，选错一个扣1个得分点，直至扣至本问得分为0，即不含得负分。案例分析题的答题过程是不可逆的，即进入下一问后不能再返回修改所有前面的答案。

(68~70 共用题干)

患者女，50岁，反复口腔糜烂伴疼痛1年。患者1年前无明显诱因出现舌头及颊部糜烂伴疼痛，在当地医院诊断为阿弗他溃疡，予以治疗（具体不详）后症状反复。查体：右颊黏膜及舌头可见多发性、黄豆到指尖大小的糜烂面，表面少许渗液。

68. 对该患者诊断应考虑疾病的是
   A. 口腔阿弗他溃疡
   B. 白塞病
   C. 寻常型天疱疮
   D. 黏膜类天疱疮
   E. 红斑型天疱疮
   F. 扁平苔藓
   G. 红斑狼疮
   H. 落叶型天疱疮

69. 该患者病理活检提示：颗粒层楔形增厚、棘层不规则性增殖，表皮突呈锯齿形，基底细胞液化变性，真皮上部致密的淋巴细胞呈带状浸润。对该患者最可能的诊断是

   A. 口腔阿弗他溃疡
   B. 白塞病
   C. 寻常型天疱疮
   D. 黏膜类天疱疮
   E. 扁平苔藓
   F. 红斑狼疮

70. 可诱发或加重该病的药物是
   A. 链霉素   B. 咪唑斯汀
   C. 青霉胺   D. 氯磺丙脲
   E. 甲苯磺丁脲   F. 氢氯噻嗪
   G. 罗红霉素

(71~78 共用题干)

患者男，63岁，左胸背水疱伴阵发性灼痛5天。查体：左胸背集簇粟粒至绿豆大中疱疹群，疱液清。皮疹沿一侧皮神经呈带状分布，未过体表正中线。

71. 该患者诊断为
   A. 湿疹   B. 单纯疱疹
   C. 肋间神经痛   D. 气胸
   E. 带状疱疹   F. 水痘

72. 该病是由下列哪项引起的
   A. 单纯疱疹病毒
   B. 风疹病毒
   C. EB 病毒
   D. Varicella – zoster 病毒
   E. RNA 病毒
   F. 牛痘病毒

73. 该病好发部位依次为
   A. 肋间神经、腰骶神经、面神经支配区域
   B. 肋间神经、脑神经、腰骶神经支配区域
   C. 颈神经、三叉神经、肋间神经支配区域
   D. 腰骶神经、肋间神经、面神经支配区域
   E. 腰骶神经、颈神经、三叉神经支配

区域

    F. 颈神经、肋间神经、腰骶神经支配
区域

74. 对该患者诊断价值不大的实验室检
查是
    A. 疱液涂片检查
    B. VZV 抗原检测
    C. 组织培养
    D. 血常规
    E. 行 PCR 检测 VZV DNA
    F. 间接免疫荧光法

75. 该病特殊表现包括
    A. 眼带状疱疹
    B. 耳带状疱疹
    C. 生殖器带状疱疹
    D. 其他不典型带状疱疹
    E. 带状疱疹后遗神经痛
    F. 疱疹性湿疹

76. 不典型带状疱疹又可分为
    A. 泛发型　　　B. 不全型
    C. 大疱型　　　D. 出血型
    E. 顿挫型　　　F. 坏疽型
    G. 播散型

77. 该患者治疗可选用
    A. 阿糖腺苷　　B. 阿昔洛韦
    C. 紫外线　　　D. 红外线
    E. 维生素 B_1　F. 维生素 B_2

78. 若该患者局部皮损水疱已破，红肿明
显，应选用
    A. 炉甘石洗剂外搽
    B. 阿昔洛韦软膏外搽
    C. 3%BAS 湿敷
    D. 万乃洛韦软膏外搽
    E. 甲紫外搽
    F. 莫匹罗星软膏

(79~82 共用题干)

患者男，20 岁，北方某大学在校生。发热、腹痛、黏液血便两个半月，头痛、呕吐半个月。数月前患者曾到湖北度假，多次到湖中游泳，此后全身多个部位出现红色丘疹，伴有奇痒、灼痛，未予处理。几天后，开始发热、咳嗽，疑为感冒，稍做处理后症状缓解。两个半月前出现腹泻，每天 3~5 次，黏液便居多，呈脓血状，逐渐出现上腹痛，食欲缺乏，消瘦，时有发热，校医院疑为肠炎，予甲硝唑等药物治疗，未见缓解。近半个月，头痛剧烈，伴呕吐，呈射状。幼年时曾患中毒性痢疾。体检：T 38.2℃，P 80 次/分，R 24 次/分，BP 120/70mmHg；发育尚可，表情痛苦，神清，心、肺未见异常；神经系统检查：颈项强直，布氏征阳性，克氏征阳性，四肢肌力基本正常。

79. 患者治疗前需要进行的检查项目包括
    A. 血、尿、粪便常规检查
    B. 血液生化检查
    C. 组织病理检查
    D. 直肠镜活组织检查
    E. 粪便病原学检查
    F. 抗核抗体全套
    G. 血清免疫学检查

80. 对该患者的诊断需要考虑的疾病是
    A. 急性胃肠炎
    B. 血吸虫病
    C. 肝硬化
    D. 门静脉高压
    E. 溃疡性结肠炎
    F. 细菌性脑炎

81. 粪便检查发现虫卵，虫卵侧面具小刺状物。此寄生虫的特征包括
    A. 雄虫有抱雌沟
    B. 为叉尾型尾蚴，经皮肤感染宿主

C. 生活史中无尾蚴和囊蚴阶段

D. 具有腹吸盘

E. 其生活史中包括微丝蚴阶段

F. 其生活史中包括尾蚴阶段

82. 下列可用作预防该病的药物是

　　A. 吡喹酮　　　　B. 蒿甲醚

　　C. 青蒿琥酯　　　D. 酒石酸锑钾

　　E. 甲苯达唑　　　F. 四环素

　　G. 氨苯砜

(83 ~ 86 共用题干)

　　患者女，36 岁。出生后不久全身出现弥漫性小水疱至今，患者出生后开始出现全身弥漫性水疱、大疱，轻微外伤后易破，伤愈后遗留瘢痕。先后于多家医院就诊，诊断为自身免疫性大疱病，予以激素口服，病情未见明显改善，随年龄增大，水疱逐渐减少，皮肤遗留白色瘢痕。

83. 根据皮疹表现，对该患者诊断考虑的疾病是

　　A. 线状 IgA 大疱性皮病

　　B. 大疱性类天疱疮

　　C. 大疱性肥大细胞增生症

　　D. 先天性大疱性表皮松解症

　　E. 获得性大疱性表皮松解症

　　F. 大疱性丘疹性荨麻疹

　　G. 药疹

84. 该患者确诊需要进行的检查是

　　A. 腹部 B 超

　　B. 胸部 CT

　　C. 皮损组织病理检查

　　D. 皮肤直接免疫荧光检查

　　E. 皮肤间接免疫荧光检查

　　F. 基因测序

　　G. 电镜检查

85. 经基因检测，患者确诊为 COL7A1 基因突变导致的营养不良型常染色体显性遗传大疱性表皮松解症，该病的并

发症包括

　　A. 继发感染　　　B. 并指畸形

　　C. 口腔畸形　　　D. 贫血

　　E. 营养不良　　　F. 恶性肿瘤

　　G. 食道粘连　　　H. 瘢痕性脱发

86. 对该患者处理的建议是

　　A. 外用润肤剂

　　B. 正确面对所患的疾病

　　C. 遗传咨询，优生优育

　　D. 外用或口服糖皮质激素

　　E. 基因编辑技术根治患者

　　F. 植皮

　　G. 皮肤感染时外用抗生素

　　H. 骨髓移植

(87 ~ 90 共用题干)

　　患者女，25 岁。左大腿黑色皮损半年。半年前左大腿内侧出现 1 个黄豆大小的黑色隆起性皮损，到一家私人门诊行激光治疗，不久之后皮损复发，并逐渐增大，近 1 个月皮损伴有瘙痒和疼痛。查体：左大腿内侧见 2.5cm ×1.8cm 大小的黑色斑块，表面溃疡、结痂；左侧腹股沟可触及 3 个肿大淋巴结。

87. 对该患者可能的诊断是

　　A. 色素痣

　　B. 色素型脂溢性角化病

　　C. 色素型基底细胞癌

　　D. Bowen 病

　　E. 恶性黑素瘤

　　F. 扁平苔藓样角化病

　　G. 皮肤纤维瘤

88. 患者皮损活检组织病理检查示表皮、真皮乳头层和网状层弥漫分布异形上皮细胞样细胞，在真皮下部呈巢状排列，较多核分裂象，部分细胞胞浆内可见黑素颗粒，测量厚度为 3.5mm；脂肪层未有受累。为明确诊断，该患

者需要进一步完善的检查包括

A. 腹股沟淋巴结活检

B. Melan－A 免疫组化染色

C. HMB－45 免疫组化染色

D. S－100 免疫组化染色

E. PET－CT

F. 血清乳酸脱氢酶检测

89. 患者免疫组化染色显示，Melan－A、HMB－45 和 S－100 均阳性，左侧腹股沟淋巴结活检显示淋巴结有异形细胞浸润，PET－CT 显示左侧腹股沟淋巴结转移灶，血清乳酸脱氢酶水平正常，诊断为恶性黑素瘤。患者的 TNM 分期和 Clark 分级分别是

A. $T_{2a}N_{2b}M_0$、Ⅱ级

B. $T_{3a}N_{3a}M_{1a}$、Ⅱ级

C. $T_{3b}N_{2b}M_0$、Ⅲ级

D. $T_{3a}N_{1a}M_{1a}$、Ⅲ级

E. $T_{3b}N_{2b}M_0$、Ⅳ级

F. $T_{3a}N_{3b}M_0$、Ⅴ级

G. $T_{2b}N_{2b}M_0$、Ⅳ级

90. 该患者目前可选的处理措施包括

A. 手术切除左大腿皮损，切缘为 2cm

B. 手术切除左大腿皮损，切缘为 3cm

C. 手术切除左大腿皮损，切缘为 1cm

D. 清扫左侧腹股沟淋巴结

E. 肌内注射大剂量干扰素 α－2b

F. 放射治疗

G. 应用抗 PD－1 抗体

(91 ~93 共用题干)

患者男，56 岁，农民，因"左侧额部起斑疹、渐增大 6 月余"就诊。患者半年前无明显诱因于左侧额部突然出现一绿豆大小的暗红色斑疹，边缘略隆起，表面覆着少许细小白色鳞屑，无痛痒，未予重视。后皮疹边缘渐向周围蔓延、扩大至甲盖大小，颜色变成灰棕色，且日晒或局部冷热

刺激后有瘙痒感。自行外搽 0.1% 维 A 酸乳膏，皮疹不见好转。尤其近 2 个月来，局部皮疹已增大至鸡蛋大小，影响了患者容貌。发病来，患者无长期低热、无头痛头晕、无全身关节酸痛等症状，体重无明显减轻。既往史和个人史无特殊。否认家族遗传病史及类似病史。

91. 根据患者皮疹及发病特点本病最可能的诊断是

A. 脂溢性角化症

B. 萎缩性扁平苔藓

C. 多形性日光疹

D. 局限性湿疹

E. 鲍温病

F. 乳房外 Paget 病

92. 本案疾病的病因一般认为与以下哪些因素有关

A. 经常日光曝晒

B. 长期接触砷剂

C. 反复 HPV 感染

D. 反复真菌感染

E. 脂质代谢异常

F. 久用糖皮质激素外用制剂

93. 本病确诊后最佳的治疗方法是

A. 外用 5% 氟尿嘧啶软膏

B. 液氮冷冻

C. CO 激光

D. 微波

E. 直线加速器电子束放射治疗

F. 手术切除

(94 ~97 共用题干)

患者女，32 岁，双手、足心可见对称性红斑上成群淡黄色针头至粟粒大小脓疱。反复发作 5 年。掌部初发于大小鱼际，后渐扩展至掌心。部分脓疱已经干涸、结痂及脱屑，鳞屑下反复出现成群新疱。甲变形、浑浊、肥厚，伴沟纹舌。其父有银屑

病史。

94. 该病分型属于
    A. 寻常型银屑病
    B. 脓疱型银屑病
    C. 关节病型银屑病
    D. 红皮病型银屑病
    E. 泛发型银屑病
    F. 掌跖脓疱病

95. 本病临床上可能有以下表现
    A. 沟纹舌
    B. 红皮病
    C. 肝肾功能损害
    D. 电解质紊乱
    E. 甲肥厚
    F. 远端指关节肿胀

96. 该病的病理有以下表现
    A. 角化不全
    B. Munro 微脓肿
    C. Kogoj 脓肿
    D. 细胞内水肿
    E. 血管扩张充血
    F. 真皮淋巴细胞和组织细胞浸润

97. 以下叙述哪项正确
    A. 脓疱型银屑病首选阿维 A 治疗
    B. 脓疱型银屑病阿维 A 起始剂量 1 ~ 2mg/（kg·d）
    C. 育龄女性及孕妇忌用阿维 A
    D. 阿维 A 可用于所有类型银屑病
    E. 阿维 A 可单独服用或与其他疗法联合应用

F. 阿维 A 可引起肝纤维化及骨髓抑制

（98 ~ 100 共用题干）

患者女，44 岁，因双下肢斑片状群集的针头大小的红色瘀点 3 个月来诊。既往健康。

98. 为明确诊断可考虑检查的项目有
    A. 尿常规
    B. 血浆蛋白电泳
    C. 血沉
    D. 皮损组织病理学
    E. 类风湿因子检测
    F. 血常规

99. 提示：皮损似撒的胡椒粉样，逐渐由小腿踝周向下肢近端缓慢发展。诊断考虑的疾病为
    A. 色素性紫癜性苔藓样皮炎
    B. 毛细血管扩张性环状紫癜
    C. 进行性色素性紫癜性皮病
    D. 瘙痒性紫癜
    E. 过敏性紫癜
    F. 淤积性皮炎

100. 提示：该皮损持续数月后有慢慢消退倾向，遗留色素沉着斑，无明显自觉症状。最适宜的治疗方法是
    A. 口服沙利度胺
    B. 系统应用糖皮质激素制剂
    C. 系统应用维 A 酸
    D. 局部外用钙泊三醇
    E. 可外用糖皮质激素制剂
    F. 系统应用抗生素

全真模拟试卷（三）

一、单选题：每道试题由 **1** 个题干和 **5** 个备选答案组成，题干在前，选项在后。选项 **A、B、C、D、E** 中只有 **1** 个为正确答案，其余均为干扰选项。

1. 寻常型痤疮发生的部位是
   - A. 鼻及下眼睑周围
   - B. 胸部
   - C. 腹部
   - D. 颜面及胸背部
   - E. 上肢

2. 局限性瘙痒症的常见部位，下列哪项不正确
   - A. 肛门及周围皮肤
   - B. 阴囊
   - C. 大、小阴唇
   - D. 口周
   - E. 小腿皮肤

3. 结节性痒疹皮损初起的特点为
   - A. 肤色质硬丘疹
   - B. 绿豆大小风团样丘疹
   - C. 苔藓化扁平丘疹
   - D. 水肿性红色坚实丘疹
   - E. 多发性坚实丘疹

4. 与臭汗症的发生机制有关的因素是
   - A. 运动
   - B. 精神因素
   - C. 睡眠质量差
   - D. 遗传因素
   - E. 工作性质、种类

5. 腹股沟肉芽肿的病原体是
   - A. 假丝酵母菌
   - B. 肉芽肿荚膜杆菌（肉芽肿克雷伯菌）
   - C. 杜克雷嗜血杆菌
   - D. 沙眼衣原体
   - E. 解脲支原体

6. 桥粒的特征性标志是
   - A. DP
   - B. Dsc
   - C. Dsg
   - D. PG
   - E. PKP

7. 下列梅毒螺旋体检查方法中正确的是
   - A. 培养
   - B. 暗视野显微镜检查
   - C. 涂片做 PAS 染色
   - D. 苛性钾法
   - E. 荧光染色

8. 患者女，26 岁，未婚，有性生活史。发现外阴赘生物 7 天。无痒，无痛。查体：外阴、阴道及宫颈可见多数淡红色的菜花状赘生物，触之易出血。阴道中量黄色分泌物。本病最可能的诊断是
   - A. 扁平湿疣
   - B. 尖锐湿疣
   - C. 生殖器鲍温样丘疹病
   - D. 假性湿疣
   - E. 宫颈癌

9. 皮肤中可维持细胞膜通透性的电解质是
   - A. Ca^{2+}
   - B. K^+
   - C. Mg^{2+}
   - D. Na^+
   - E. Zn^{2+}

10. 患者女，45 岁，手掌处反复皮疹数年伴痒，每于夏季加重，冬季缓解，病程中伴有甲损害及脓疱发生。查体：双手掌对称性角化、脱屑、肥厚，边

界不清。为进一步明确诊断应首先采取的实验室检查是

A. 真菌免疫荧光镜检

B. 真菌培养

C. 细菌培养

D. 过敏原检测

E. 斑贴试验

11. 下列关于硬红斑，错误的是

A. 多发于年轻女性

B. 冬、春季发病

C. 好发于小腿下部屈侧

D. 不伴有其他内脏结核

E. 结核菌素试验阳性

12. 不能用免疫抑制剂治疗的银屑病类型是

A. 泛发型   B. 关节型

C. 脓疱型   D. 红皮病型

E. 寻常型

13. 下列关于黑热病血常规的检查结果，描述正确的是

A. 白细胞增加，有异型淋巴细胞

B. 全血细胞减少

C. 白细胞减少，嗜酸性粒细胞减少

D. 白细胞减少，血小板减少

E. 红细胞减少

14. 患者女，81岁，长期卧床。双侧腹股沟皮疹3周余，略瘙痒，搔抓后灼痛。查体：双腹股沟区红斑、浸渍、糜烂，局部皮肤真菌透明法检测结果阴性。对该患者最可能的诊断是

A. 念珠菌皮肤感染

B. 尿布皮炎

C. 家族性慢性良性天疱疮

D. 间擦疹

E. 乳房外 Paget 病

15. 下列关于妊娠性瘙痒症的描述，不正确的是

A. 好发于妊娠末期

B. 与肝内胆汁淤积有关

C. 多数患者分娩后瘙痒可自行缓解或痊愈

D. 可致早产、胎儿窘迫，甚至死胎

E. 实验室检查可见碱性磷酸酶、血清胆红素及转氨酶升高

16. 下列关于湿疹的描述，错误的是

A. 湿疹的水疱位于表皮内

B. 急性湿疹需与急性接触性皮炎相鉴别，慢性湿疹需与神经性皮炎相鉴别

C. 湿疹患者明显瘙痒与 IL-31 有关

D. 湿疹皮损好发于四肢等暴露部位

E. 急性湿疹的诊断依据包括皮损特点、皮损边界、自觉症状、病程等

17. 患者女，25岁，反复全身水肿性红斑伴痒痛1个月，皮疹一般2~5天可消退，但不断有新皮疹出现，消退后遗留斑片状色素沉着，当地医院诊断为荨麻疹，予抗组胺药口服，未见明显好转。该患者可能出现的实验室检查异常的是

A. 白细胞减低

B. 免疫球蛋白减低

C. 补体减低

D. 红细胞沉降率减慢

E. 中性粒细胞比例降低

18. 关于天疱疮抗体的描述，不正确的是

A. 为抗基底膜带抗体

B. 为抗角质形成细胞间成分抗体

C. 主要是 IgG 型

D. 抗体滴度与病情轻重程度平行

E. 可作为判断疾病严重程度的指标之一

19. 患儿男，8岁。特殊面容，患儿头发、

眉毛稀疏，牙齿形态异常，排列不齐，少汗，该患儿的致病基因是 EDA 基因。对该患儿的诊断是

A. 毛囊鱼鳞病-脱发-畏光综合征

B. 棘状秃发性毛发角化病

C. X 连锁隐性遗传外胚叶发育不良

D. 致死性大疱性表皮松解症

E. 表皮松解型掌跖角化症

20. 患者男，20 岁，自出生即出现全身水疱、糜烂、结痂，后遗留瘢痕，指/趾间皮肤粘连，指骨萎缩，通过基因检测发现Ⅶ型胶原基因缺陷。对该患者的诊断是

A. 单纯性大疱性表皮松解症

B. 交界性大疱性表皮松解症

C. 致死性大疱性表皮松解症

D. 营养不良性大疱性表皮松解症

E. 先天性大疱性鱼鳞病样红皮病

21. 下列关于穿通性毛囊炎的描述，错误的是

A. 好发于青壮年

B. 多发生于臀部、四肢近端伸侧

C. 穿通的物质含坏死的胶原纤维

D. 组织病理示无弹力纤维变性

E. 无特效治疗方法

22. 患者男，39 岁，左上肢水疱、血疱 5 天，泛发全身 1 天。近 2 个月不规则发热。3 年前有输血史。查体：T 38.1℃，急性病容，全身浅表淋巴结肿大。左侧上肢自肩部至手部分布水肿性红斑，上有簇集性水疱、血疱，部分坏死结痂；头部、面部、躯干、四肢散在米粒至黄豆大的水疱，基底有红晕。抗-HIV 阳性，CD4$^+$T 淋巴细胞计数 < 200 个/μl。对该患者的诊断是

A. 水痘

B. 泛发性带状疱疹

C. 获得性免疫缺陷综合征合并播散性带状疱疹

D. 获得性免疫缺陷综合征合并水痘

E. Kaposi 水痘样疹

23. 下列关于 Wood 灯检查的结果，描述错误的是

A. 黄癣呈暗绿色荧光

B. 白癣呈亮绿色荧光

C. 花斑糠疹呈棕黄色荧光

D. 白癜风皮损呈瓷白色

E. 迟发性皮肤卟啉病患者的尿液呈棕黑色

24. 患儿男，4 岁，出生 1 个月后开始反复出现面部对称性红斑、丘疹和鳞屑，伴瘙痒。1 岁左右开始出现四肢屈侧红斑、丘疹和鳞屑，部分苔藓样变，偶有轻度渗出，伴剧烈瘙痒，影响睡眠，母亲有变应性鼻炎病史。对该患儿首先考虑的诊断是

A. 特应性皮炎

B. 自身敏感性皮炎

C. 慢性单纯性苔藓

D. 慢性湿疹

E. 接触性皮炎

25. 患者男，34 岁，中下腹、双下肢、阴囊紫红色斑点、丘疹 20 年。体温升高时（如天热、运动、情绪紧张）出现手足难以忍受的灼痛和刺痛，同时出现双侧髋关节、膝关节、四肢肌肉疼痛和紧绷，体温下降后上述症状自行缓解。查体：系统检查未见异常。皮肤科检查：皮肤干燥松弛，下腹部至双膝以上的皮肤、阴囊多发暗红色至粟粒大的毛细血管扩张样的斑点、丘疹，表面粗糙，压之不褪色。口腔黏膜、毛发及指甲无异常。腹部皮损组

织病理：角化过度，真皮上部毛细血管和小血管扩张，管腔充满血细胞，表皮突向内包绕扩张的血管。实验室检查：血白细胞 α－半乳糖苷酶活性降低。眼科检查：浅表性角膜营养不良、晶状体浑浊。对该患者最可能的诊断是

A. 红斑肢痛症

B. 神经官能症

C. Mibilli 血管角化瘤

D. 匐行性血管瘤

E. Fabry 病

二、多选题：每道试题由 1 个题干和 5 个备选答案组成，题干在前，选项在后。选项 A、B、C、D、E 中至少有 2 个正确答案。

26. 下列关于隐翅虫皮炎，正确的有

A. 多发于春冬季节

B. 多发于面、颈部等暴露部位

C. 病损严重者可伴发热

D. 病程约 1 周

E. 愈后常有色素沉着

27. 下列属于泛发型白癜风的类型

A. 节段型　　　B. 面肢端型

C. 混合型　　　D. 寻常型

E. 黏膜型

28. 以下属于 HIV 感染者常见皮肤表现的有

A. 口腔毛状白斑

B. 玫瑰糠疹

C. 口腔念珠菌感染

D. Kaposi 肉瘤

E. 湿疹

29. 下列属于疥疮的好发部位的是

A. 肘窝

B. 腹股沟

C. 外生殖器

D. 面部

E. 腋窝

30. 关于疥疮，下列正确的是

A. 疥疮主要通过人与人直接接触传播，也可通过间接途径传播

B. 疥疮好发于皮肤细嫩部位

C. 疥疮常伴剧烈瘙痒，日间瘙痒强于夜间

D. 皮损为针尖大小的丘疹，丘疱疹

E. 青少年感染多见

31. 皮肤受到伤害性刺激时，组织释放的致痛物质有

A. 钾离子　　　B. 钠离子

C. 组胺　　　　D. 5－羟色胺

E. 肾上腺素

32. 下列不属于皮肤的继发性损害的是

A. 丘疹　　　　B. 水疱

C. 结节　　　　D. 溃疡

E. 风团

33. 下列病毒不属于 DNA 病毒的是

A. 麻疹病毒

B. 风疹病毒

C. 人类乳头瘤病毒

D. 埃可病毒

E. 柯萨奇病毒

34. 关于梅毒血清学试验中出现的生物学假阳性（BFP），描述正确的是

A. BFP 指无梅毒感染史和临床症状，但出现非梅毒螺旋体抗原血清学试验阳性

B. BFP 是抗心磷脂抗体引起的反应

C. 急性 BFP 反应可由免疫接种、病毒感染、细菌感染引起

D. BFP 反应在 6 个月内即可转阴

E. 妊娠期女性可出现 BFP

35. 下列属于抗组胺药物的抗组胺作用是

A. 收缩毛细血管
B. 增加血管通透性
C. 收缩平滑肌
D. 减少呼吸道分泌
E. 升高血压

36. 关于混合性皮肤描述正确的是
    A. 干性、中性或油性皮肤混合存在
    B. 面中央部位多呈油性
    C. 双面颊、双颞部等表现为中性或干性皮肤
    D. 躯干部皮肤和毛发性状一般与头面部一致
    E. 油性皮肤者毛发亦多油光亮，干性皮肤者毛发亦显干燥

37. 下列不属于皮肤特异性感染的是
    A. 脓疱疮　　　B. 蜂窝织炎
    C. 皮肤结核　　D. 皮肤炭疽
    E. 破伤风

38. 下列关于药疹的处理，正确的是
    A. 立即停用可疑致敏药物
    B. 加强支持疗法，注意酸碱平衡，促进药物的排出
    C. 积极抗过敏治疗
    D. 积极使用抗生素预防感染
    E. 尽快消除药物反应

39. 直接免疫荧光检查显示，皮肤小血管炎患者血管壁沉积物的种类是
    A. IgG　　　　B. IgM
    C. IgE　　　　D. IgA
    E. C3

40. 下列关于连续性肢端皮炎的临床特征，描述正确的是
    A. 多在外伤后起病
    B. 表现为反复水疱、脓疱
    C. 一般侵及指/趾、手背、足背
    D. 慢性经过，对治疗抵抗

E. 脓液培养可见细菌生长

41. 日光性角化病的组织病理特点包括
    A. 角化过度与角化不全交替
    B. 表皮细胞排列紊乱，可有角化不良细胞及不同程度的非典型性
    C. 基底细胞异常增生，表皮突呈芽蕾状突入真皮
    D. 真皮浅层弹力纤维变性
    E. 常伴有界面改变，真皮浅层血管扩张，有带状或灶性淋巴细胞浸润

42. 朗格汉斯细胞组织细胞增生症包括
    A. 莱特勒－西韦病（Letterer－Siwe disease）
    B. 韩－薛－科病（Hand－Schuller－Christian disease）
    C. Wegener 肉芽肿
    D. 先天性自愈性网状组织细胞增生症（Hashimoto－Pritzker disease）
    E. 嗜酸性肉芽肿

43. 遗传性血管性水肿的预防和治疗方法是
    A. 静脉注射糖皮质激素
    B. 输注冰冻的新鲜血浆
    C. 口服丹那唑
    D. 气管切开
    E. 皮下注射抗血浆型激肽释放酶抑制剂的单抗

44. 患儿男，10岁，全身红斑、脱屑10年。皮损初发于面部，逐渐增多，5岁左右皮损蔓延至全身。红斑可在数小时至2~3天内消失，在其他部位再次出现，无瘙痒。随着年龄增长，全身皮肤逐渐粗糙、肥厚、脱屑及毛发增粗。其母亲有类似情况。查体：全身皮肤弥漫性粗糙、肥厚、脱屑，以四肢关节伸侧及手、足背部为著，双手掌、足底弥漫性角化增厚，躯干泛

发地图状红色斑片，体毛粗大，牙齿、指/趾甲正常。与该患儿发病相关的致病基因是

A. ATP2A2　　　B. GJA1
C. GJB3　　　　D. GJB4
E. ATP2C1

45. 苯丙酮尿症患者可出现的皮肤表现包括

A. 不同程度的弥漫性色素减少
B. 通常对光敏感，但对晒伤和紫外线的红斑反应正常
C. 半数患者1岁以内有湿疹样皮炎或脂溢性皮炎
D. 婴儿早期可发生硬皮病样改变
E. 色素痣增加

三、共用题干单选题：以叙述一个以单一病人或家庭为中心的临床情景，提出2～6个相互独立的问题，问题可随病情的发展逐步增加部分新信息，每个问题只有1个正确答案，以考查临床综合能力。答题过程是不可逆的，即进入下一问后不能再返回修改所有前面的答案。

（46～48 共用题干）

患者男，39岁，确诊为寻常型银屑病12年，四肢多关节疼痛伴部分关节肿胀2个月。专科检查：束状发，躯干四肢散在斑疹、斑丘疹，伴银白色鳞屑。双侧肩关节、双侧髋关节压痛。腰椎多椎体间压痛。双侧腕关节和部分掌指关节肿胀畸形，伴压痛。部分指（趾）甲变形、变脆，甲下厚积鳞屑。

46. 该患者的诊断为

A. 风湿性关节炎
B. 类风湿关节炎
C. 寻常型银屑病
D. 强直性脊柱炎

E. 关节病型银屑病

47. 该病应该主要与下列哪种疾病进行鉴别

A. 风湿性关节炎
B. 类风湿关节炎
C. 寻常型银屑病
D. 脓疱型银屑病
E. 关节病型银屑病

48. 为控制关节炎症状，最不常联合使用的药物是

A. 口服糖皮质激素
B. 干扰素
C. 口服维A酸类药物
D. 甲氨蝶呤
E. 环孢素

（49～50 共用题干）

患者女，58岁，主因外阴部皮疹伴剧烈瘙痒4年余，加重1个月就诊。查体：心、肺、腹未见异常。双侧小阴唇部浸润肥厚、皲裂，呈白色，以右侧小阴唇较明显。

49. 最可能的诊断是

A. 尖锐湿疣
B. 皮脂腺异位症
C. 白癜风
D. 黏膜白斑
E. 硬化萎缩性苔藓

50. 本病诊断较有意义的检查是

A. 组织病理检查
B. 真菌镜检＋培养
C. 滴虫检查
D. 醋酸白试验阴性
E. 支原体检查

（51～53 共用题干）

患者女，18岁，因减肥而导致饮食长期不足，渐渐表现全身皮肤干燥，伴细碎

鳞屑，继之出现毛囊角化性丘疹。

51. 该患者最可能的诊断是

A. 维生素 B_2 缺乏症

B. 干燥综合征

C. 维生素 A 缺乏症

D. 痒疹

E. 毛囊角化病

52. 该疾病最早出现的临床表现为

A. 夜盲症　　　B. 眼干燥

C. 汗腺萎缩　　D. 指甲改变

E. 皮肤干燥

53. 该疾病的临床表现不包括

A. 暗适应能力差，出现夜盲症

B. 皮肤干燥不适或瘙痒，尤其四肢伸侧

C. 毛发干燥，无光泽，易脱落

D. 甲光泽减退，表面有纵沟、横纹凹陷等

E. 面部皮脂较多，可见油腻性鳞屑

（54～56 共用题干）

患者男，46 岁，因面颊、口唇、躯干红斑 1 个月来诊。查体：T 37.2 ℃；面颊、口唇、前胸、上背部见圆形红斑，边界清楚，表面黏着性鳞屑，部分皮损萎缩伴有色素减退。实验室检查：血、尿、粪便常规正常；ANA 1∶40。

54. 最可能的诊断是

A. 脂溢性皮炎

B. 系统性红斑狼疮

C. 寻常狼疮

D. 日光性皮炎

E. 播散性盘状红斑狼疮

55. 为明确诊断，该患者还需要做的检查是

A. 皮损真菌培养

B. 皮肤组织病理学＋抗酸染色

C. 间接免疫荧光检查

D. 斑贴试验

E. 皮肤组织病理学＋直接免疫荧光

56. 该患者可选择的治疗方案不包括

A. 口服抗疟药物

B. 局部应用强效糖皮质激素

C. 小剂量皮质类固醇激素口服

D. 口服沙利度胺

E. 口服霉酚酸酯

（57～59 共用题干）

患儿女，9 岁，发热 6 天，全身皮疹 3 天，伴有咳嗽、咽痛和畏光。查体：体温 39.8℃，全身弥漫分布红色斑疹、斑丘疹，两侧球结膜明显充血。

57. 对该患儿最可能的诊断是

A. 风疹

B. 手足口病

C. 麻疹

D. 传染性单核细胞增多症

E. 幼儿急疹

58. 诊断价值最小的辅助实验室检查是

A. 皮肤组织病理检查

B. 取鼻咽分泌物进行病毒抗原检测

C. 取鼻咽拭子涂片做瑞氏染色

D. 检测外周血中病毒抗体效价

E. 血常规

59. 关于该病的处理，描述错误的是

A. 大多有自限性，主要进行补液、退热等对症治疗

B. 应及早使用抗生素

C. 维生素 D 缺乏地区口服维生素 D 会降低该病的发生率和死亡率

D. 易感者接触该患者后，应隔离的时间为 3 周

E. 患者应卧床休息，清淡饮食

（60～62 共用题干）

患者女，42 岁，躯干、四肢丘疹、结

节，伴瘙痒反复发作 3 年余。查体：躯干和四肢泛发角化性丘疹、大小不一的半球形结节及皮肤抓痕，皮疹相对孤立，下肢胫前皮损周围的皮肤有色素沉着，呈苔藓样变。

60. 对该患者临床诊断可能性大的疾病是

    A. 单纯性痒疹
    B. 结节性痒疹
    C. 丘疹性荨麻疹
    D. 慢性单纯性苔藓
    E. 结节性类天疱疮

61. 下列对确诊最有帮助的实验室检查是

    A. 皮损组织病理检查
    B. 皮肤镜
    C. 血、尿常规
    D. 肿瘤标志物检查
    E. 抗核抗体检测

62. 针对该患者，下列治疗方法不正确的是

    A. 使用抗组胺类药物、钙剂等对症止痒
    B. 外用糖皮质激素或焦油类制剂
    C. 可物理治疗如光疗（UVB 和 PUVA）、液氮冷冻、激光治疗
    D. 中等剂量的泼尼松口服
    E. 局部封闭治疗

（63～65 共用题干）

患者男，25 岁，患者有汗孔角化症（PK），这是一组角化萎缩性皮肤病，具有遗传异质性。特征性皮损是一个或多个离心性扩散的斑疹或斑块，中央轻度萎缩，边缘堤状隆起。

63. 临床上 PK 通常分为五种类型，不正确的是

    A. 经典斑块型
    B. 播散性浅表性光线型
    C. 播散性掌跖型

D. 线型
E. 散发型

64. 目前已知发生 PK 的危险因素不包括

    A. 遗传因素
    B. 药物
    C. 免疫抑制
    D. 紫外线照射
    E. 电子束治疗

65. 生殖器及臀部的 PK 与多种疾病鉴别不包括

    A. 环状扁平苔藓
    B. 斑块状银屑病
    C. 表皮痣
    D. 尖锐湿疣
    E. 疣状癌

四、案例分析题：每道案例分析题至少 3～12 问。每问的备选答案至少 6 个，最多 12 个，正确答案及错误答案的个数不定。考生每选对一个正确答案给 1 个得分点，选错一个扣 1 个得分点，直至扣至本问得分为 0，即不含得负分。案例分析题的答题过程是不可逆的，即进入下一问后不能再返回修改所有前面的答案。

（66～69 共用题干）

患者男，40 岁，因发现右颊黏膜白色斑块 1 个月来诊。查体：右颊黏膜孤立白色斑块；未发现其他病损。

66. 本病例的发病因素不包括

    A. 吸烟习惯
    B. 梅毒
    C. 病损局部机械刺激因素
    D. 测定血淀粉酶/肌酐清除率
    E. 白色念珠菌感染
    F. 维生素 A 缺乏
    G. 唾液 pH 偏高
    H. 糖尿病

67. 诊断考虑的疾病有（提示：白斑呈白色或乳白色的丝绒状斑片，稍用力可擦掉。）
    A. 口腔黏膜白斑病
    B. 口腔念珠菌感染
    C. 白癜风
    D. 鹅口疮
    E. 口腔扁平苔藓
    F. 白色海绵痣
    G. 溃疡性膜性口炎
    H. 复发性阿弗它口腔炎

68. 其组织病理学可能出现的改变有（提示：皮损表面呈网状或花纹状外观。）
    A. 过度角化伴角质栓
    B. 基底膜下有大量淋巴细胞浸润
    C. 角化过度与角化不全
    D. 在棘层、基底层或结缔组织内可看到圆形的嗜酸性胶状体
    E. 上皮钉突呈锯齿状或变平消失，基底细胞液化变性
    F. 上皮角化层增厚或变薄，粒层增生明显，棘层肥厚亦可萎缩
    G. 深层结缔组织可有毛细血管扩张
    H. 伴粒层肥厚基底细胞坏死、液化、变性

69. 进一步处理措施包括
    A. 局部使用鱼肝油或维 A 酸溶液涂擦
    B. 口服维生素 A
    C. 清除口腔内感染灶，注意口腔清洁
    D. 局部可使用肾上腺皮质激素外涂或注射
    E. 长久不愈者应切取病变组织做组织学检查
    F. 补充 B 族维生素
    G. 发病期间应用抗生素以控制感染
    H. 大面积的白斑可在切除后行游离皮片移植，覆盖创面

（70~73 共用题干）

患儿女，4 岁，发热 10 天，全身红色皮疹 2 天。患儿 10 天前无明显诱因出现发热，当地医院诊断为上呼吸道感染，给予头孢曲松静脉滴注及多种退热药物处理，发热未有缓解。5 天前复诊检查，发现转氨酶升高和肝、脾大。2 天前面部出现红斑，迅速增多，发展至全身。查体：全身泛发红色斑丘疹，颈部、腋窝和腹股沟浅表淋巴结肿大。双眼结膜轻微充血，口腔黏膜未见 Koplik 斑，咽部充血明显。上腹部轻度压痛，无反跳痛，肝肋下 2cm 可以触及，无触痛，脾肋下 4cm 可触及，无触痛。

70. 对该患儿可能的诊断为
    A. 麻疹
    B. 风疹
    C. 传染性单核细胞增多症
    D. 药疹
    E. 荨麻疹性血管炎
    F. 急性发热性嗜中性细胞皮肤病（Sweet 综合征）
    G. 猩红热

71. 有助于该患儿确诊的实验室检查包括
    A. 血常规
    B. 血涂片检查
    C. EB 病毒检查
    D. 腹部超声
    E. 血培养
    F. 骨髓穿刺细胞学检查
    G. 嗜异性凝集试验

72. 下列支持患儿传染性单核细胞增多症的依据为
    A. 抗 EB 病毒衣壳抗原（VCA）- IgM 阳性
    B. 双份血清抗 EB 病毒 VCA - IgG 滴度升高 4 倍

C. 双份血清抗 EB 病毒 VCA – IgG 滴度升高 2 倍

D. 抗 EB 病毒 VCA – IgM 阴性

E. 血液 EB 病毒 DNA 阳性

F. 鼻咽拭子 EB 病毒抗原检测阳性

73. 在传染性单核细胞增多症的诊断依据中，外周血异型淋巴细胞百分比至少为

A. 1% 　　　　　B. 2%

C. 5% 　　　　　D. 10%

E. 20% 　　　　F. 30%

（74 ~ 77 共用题干）

患者女，48 岁，右手腕部阵发性刺痛 1 个月余。查体：右手腕关节活动可，关节周围皮肤色泽正常，未见任何皮疹。

74. 对该患者临床诊断应考虑的疾病是

A. 类风湿关节炎

B. 带状疱疹

C. 皮痛症

D. 系统性红斑狼疮

E. 皮肤软组织感染

F. 神经官能症

75. 为进一步鉴别诊断，应进行的实验室检查是

A. 腕关节 X 线检查

B. 类风湿因子测定

C. 自身抗体全套测定

D. 血常规

E. 红细胞沉降率（ESR）测定

F. 血清 C – 反应蛋白（CRP）测定

76. 实验室检查示：患者腕关节 X 线检查无异常发现，类风湿因子、自身抗体、血常规及 ESR 及 CRP 均正常。对该患者诊断考虑的疾病是

A. 类风湿关节炎

B. 带状疱疹

C. 皮痛症

D. 系统性红斑狼疮

E. 皮肤软组织感染

F. 神经官能症

77. 患者最终确诊为皮痛症，应采取的治疗措施有

A. 积极寻找病因

B. 应用镇静安定剂

C. 针灸及理疗

D. 服用维生素 B_1、维生素 B_{12}

E. 口服糖皮质激素

F. 暗示疗法

（78 ~ 81 共用题干）

患者女，50 岁，双下肢多个脓疱、溃疡伴疼痛 6 个月。患者 6 个月前发现双下肢散在丘疹、脓疱，很快形成大小不等的疼痛性溃疡，不断呈远心性扩大，有脓液，伴双下肢肌肉酸痛，无发热、关节痛等。皮肤科查体：双下肢多个大小不等的深在溃疡，溃疡边缘为紫红色、水肿斑块，周围有紫红色丘疹，溃疡底部有脓性分泌物和坏死组织。

78. 对该患者最可能的诊断为

A. 白塞病

B. 孢子丝菌病

C. 皮肤小血管炎

D. 结节性多动脉炎

E. 坏疽性脓皮病

F. 结节性血管炎

79. 该病最常见的伴发疾病为

A. 恶性肿瘤

B. 白血病

C. 自身免疫病

D. 炎症性肠病

E. 感染性疾病

F. 外伤

80. 该病的诊断标准包括

A. 活检标本示中性粒细胞浸润

B. 同形反应

C. 患者有炎症性肠病或炎症性关节炎史

D. 皮损组织进行细菌或真菌等病原体培养阳性

E. 溃疡多发，至少1处位于胫前

F. 免疫抑制药物治疗后1个月内溃疡变小

G. 愈合的溃疡部位有筛状瘢痕

H. 病理提示白细胞碎裂性血管炎

81. 可用于该病的治疗方法包括

A. 应用抗组胺药

B. 局部外用强效糖皮质激素

C. 系统应用糖皮质激素

D. 应用抗原发感染药物

E. 联合应用免疫抑制剂，如环孢素、他克莫司等

F. 应用 TNF-α 单克隆抗体

G. 静脉注射免疫球蛋白

H. 血浆置换

（82~85 共用题干）

患者男，60岁，面、颈部和双上肢红斑伴痒1年余。查体：体形消瘦，表情淡漠，反应迟钝，对答切题，心、肺、腹查体无异常，四肢肌力正常，神经系统病理征阴性。皮肤科情况：面、颈部、胸前、双手背及前臂伸侧可见对称性分布的紫红斑，界清，上覆少许鳞屑，双上肢红斑融合成手套样外观；口角和唇干燥、皲裂、脱屑。

82. 对该患者诊断需要考虑的疾病是

A. 日晒伤

B. 多形性日光疹

C. 气源性接触性皮炎

D. 迟发性皮肤卟啉症

E. 药物光敏性皮炎

F. 烟酸缺乏症

83. 光敏反应包括光毒反应和光超敏反应，与光超敏反应相比，光毒反应的特点是

A. 任何个体均可发病

B. 有一定的潜伏期

C. 皮损表现为日晒伤症状

D. 皮损不限于日晒部位

E. 病程长，可长期发作

F. 光敏剂浓度高，不发生化学反应

84. 为了明确诊断和排除相关疾病，需要进一步询问的病史及完善的检查包括

A. 家族史及个人史包括饮酒史、饮食情况

B. 个人用药史

C. 斑贴试验

D. 光斑贴试验

E. 尿卟啉检测

F. 血清总 IgE 检测

85. 该例患者为独居老人，以素食为主，长期酗酒，家属诉近期有痴呆症状，否认用药史，否认家族遗传史。对该患者最可能的诊断是

A. 日晒伤

B. 多形性日光疹

C. 气源性接触性皮炎

D. 迟发性皮肤卟啉症

E. 药物光敏性皮炎

F. 烟酸缺乏症

（86~89 共用题干）

患者女，31岁，白带增多、发黄伴外阴瘙痒1周。发病后使用洁尔阴清洗，症状未有改善。患者配偶10天前出现尿道流脓和尿道疼痛，确诊为急性淋病；尿道流脓3天前发生1次婚外性接触，未有安全措施，接触第2天与患者有1次性生活；此外，8个月前和3个月前各发生1次婚外性接触，接触后未有出现不适。查体：

两侧小阴唇内侧隐窝处各见 1 个直径分别为 0.4cm 和 0.6cm 大小的红色鸡冠样新生物，表面粗糙；阴道及宫颈弥漫性潮红，轻度水肿，阴道内及宫颈口有大量黄色脓性分泌物，伴有明显异味。

86. 该患者诊断考虑可能的疾病是
    A. 急性淋病
    B. 非淋菌性宫颈炎
    C. 念珠菌性阴道炎
    D. 阴道毛滴虫病
    E. 假性湿疣
    F. 尖锐湿疣
    G. 细菌性阴道病

87. 为明确诊断，该患者需要完善的实验室检查包括
    A. 取阴道分泌物进行淋病奈瑟菌、支原体、衣原体检查
    B. 取宫颈分泌物进行淋病奈瑟菌、支原体、衣原体检查
    C. 取阴道分泌物进行真菌、滴虫检查
    D. 取阴道分泌物进行涂片革兰染色检查
    E. 醋酸白试验
    F. 梅毒血清学试验
    G. 抗 – HIV 检测

88. 患者宫颈分泌物检查淋病奈瑟菌阳性，衣原体阳性；阴道分泌物检查发现大量假菌丝和孢子；外阴新生物醋酸白试验阳性。梅毒血清学和抗 – HIV 检查结果均呈阴性。该患者目前正确的处理措施包括
    A. 静脉注射头孢曲松钠
    B. 口服左氧氟沙星
    C. 口服甲硝唑
    D. 口服伊曲康唑
    E. 口服克拉霉素
    F. 立即行液氮冷冻去除外阴新生物
    G. 立即行激光去除外阴新生物

89. 患者治疗 1 周后复诊，白带显著减少。查体：两侧小阴唇内侧新生物较前略有增大，阴道黏膜和宫颈红肿明显减轻，阴道后穹隆及宫颈口有少量透明分泌物。该患者进一步的处理措施为
    A. 继续口服左氧氟沙星 1 周
    B. 取宫颈分泌物进行淋病奈瑟菌、衣原体检查
    C. 取阴道分泌物进行真菌镜检
    D. 取阴道分泌物进行真菌培养
    E. HPV DNA 分型检测
    F. 液氮冷冻或 CO_2 激光治疗
    G. 2 ~ 3 个月后复查梅毒血清学试验和抗 – HIV

(90 ~ 92 共用题干)

患者男，27 岁，因唇部红斑脱屑，久治不愈 2 年来诊。查体：全身皮肤正常，唇部黏膜及其周围 1 ~ 3mm 范围皮肤均见红斑、干燥和脱屑。

90. 可能的诊断包括
    A. Netherton 综合征
    B. 刺激性唇炎
    C. 接触性唇炎
    D. Wiskolt – Aldrich 综合征
    E. 特应性皮炎
    F. 高 IgE 复发感染综合征
    G. 脂溢性皮炎
    H. 光线性唇炎

91. 为明确诊断，应追问的病史以及进行的检查有
    A. 特应性病史
    B. 尿常规
    C. 舔唇史
    D. 局部接触物如口红与皮疹的关系
    E. 屈侧皮肤受累史
    F. 组织病理学
    G. 毛发检查
    H. 斑贴试验

92. 患者检查均无异常，可选择的治疗方案有
    A. PUVA
    B. 局部应用糖皮质激素
    C. 系统使用糖皮质激素
    D. 环孢素
    E. 皮肤保湿
    F. 窄谱 UVB
    G. 局部抗生素

(93～100 共用题干)

患者男，25 岁，无明显诱因出现低热，咽痛，伴双小腿双胫前出现对称性数个直径 1cm 大小红色疼痛性结节，略高出皮面，无破溃，表面光亮，境界欠清，压痛明显。

93. 该患者最可能的诊断为
    A. 硬红斑
    B. 变应性皮肤血管炎
    C. 结节性红斑
    D. 过敏性紫癜
    E. 贝赫切特综合征
    F. 结节性多动脉炎

94. 该病病因为
    A. 药物
    B. 真菌感染
    C. 病毒感染
    D. 细菌感染
    E. 结核
    F. 某些免疫异常性疾病

95. 该病主要涉及
    A. 真皮浅层
    B. 基底层
    C. 毛囊
    D. 表皮
    E. 皮下组织
    F. 颗粒层

96. 关于该病，下列说法正确的是
    A. 女性多于男性
    B. 多累及及儿童
    C. 通常数周可自行消退
    D. 好发于冬季
    E. 皮损通常不破溃，不留瘢痕
    F. 皮损部分破溃留下萎缩性瘢痕

97. 该病实验室检查，描述正确的是
    A. 白细胞常增多
    B. 血沉加快
    C. 血小板减少
    D. 结核菌素多呈阳性
    E. 抗链 "O" 值高
    F. γ - 球蛋白高

98. 需与下列疾病鉴别的是
    A. 硬红斑
    B. 硬下疳
    C. 结节性脂膜炎
    D. 变应性皮肤血管炎
    E. 结节性痒疹
    F. 持久隆起性红斑

99. 关于该病的治疗，正确的是
    A. 有感染可用抗生素
    B. 非甾体抗炎药
    C. 碘化钾
    D. 羟氯喹
    E. 抬高患肢
    F. 沙利度胺

100. 重症患者可予泼尼松治疗，剂量为
    A. 20～30mg/d
    B. 10mg/d
    C. 5mg/d
    D. 40～50mg/d
    E. 50～60mg/d
    F. 15mg/d

全真模拟试卷（四）

一、单选题：每道试题由 1 个题干和 5 个备选答案组成，题干在前，选项在后。选项 A、B、C、D、E 中只有 1 个为正确答案，其余均为干扰选项。

1. 主要标记细胞的某种特异性成分，用于肿瘤鉴别诊断的检查方法。
   A. 直接免疫荧光法
   B. 间接免疫荧光法
   C. 皮内试验
   D. 斑贴试验
   E. 免疫酶标法

2. 感受压觉的神经小体是
   A. Meissner 小体
   B. Ruffini 小体
   C. Pacinian 小体
   D. Krause 小体
   E. Pinkus 小体

3. 患者男，56 岁，面部患皮损数年，无明显自觉症状。查体：面部散在扁平丘疹、斑片，呈深褐色，表面光滑，边界清楚，皮损呈对称性。该患者的组织病理学特点不包括
   A. 表皮角化过度
   B. 棘层肥厚
   C. 棘层松解
   D. 乳头瘤样增生
   E. 增生的瘤组织由鳞状细胞和基底样细胞组成

4. 与肠病性肢端皮炎发病相关的电解质是
   A. Ca^{2+} B. K^+
   C. Mg^{2+} D. Na^+
   E. Zn^{2+}

5. 下列关于皮肤组织病理学检查取材的描述，正确的是
   A. 仅取皮损处
   B. 对水疱性、脓疱性与含有病原体的损害，应选择早期损害，应保持疱的完整性
   C. 结节性损害仅取结节部分
   D. 同时存在多种类型皮损时，仅取其中一种皮损即可
   E. 环形损害应在中间取材

6. 下列不适合外用糖皮质激素治疗的疾病是
   A. 斑秃
   B. 白癜风
   C. 体癣
   D. 类脂质渐进性坏死
   E. 银屑病

7. 皮肤的老化分为
   A. 表皮老化和真皮老化
   B. 真皮老化和皮下组织老化
   C. 内源性和外源性老化
   D. 短期老化和长期老化
   E. 纤维老化和脂肪老化

8. 病毒性出血热患者出现的特殊容貌是
   A. 拍红性面颊
   B. 醉酒貌
   C. 面具面容
   D. 苦笑面容
   E. 狮面

9. 患者男，33 岁，右下肢皮损 2 周，皮损无瘙痒和疼痛。既往有食未煮熟的猪肉。查体：右下肢可见多个黄豆至核桃

大小的结节，与皮肤不粘连，质地坚硬而有弹性，表面皮肤正常，无触痛。皮损组织病理显示皮下结节位于皮下组织和肌肉纤维之间，为纤维组织包裹的囊肿，囊内有澄清的液体及虫体，头节呈椭圆形，有 4 个吸盘，顶突上有一圈小钩。该患者诊断可能性大的疾病是

A. 丝虫病

B. 绦虫病

C. 结节性红斑

D. 皮肤囊虫病

E. 皮肤阿米巴病

10. 关于治疗植物日光性皮炎，不正确的是

A. 避免过多服食和接触有关的植物

B. 避免强烈日光曝晒

C. 口服维生素 C、维生素 B_1 和烟酸

D. 局部对症治疗

E. 禁用皮质类固醇激素

11. 患者女，25 岁，有花生过敏史，误食花生酱后立即出现全身风团，伴瘙痒、颜面水肿、胸闷、呼吸困难。此时，应立即采取的抢救治疗措施是

A. 皮下注射或肌内注射 0.1% 肾上腺素 0.5 ~ 1ml

B. 肌内注射或静脉注射地塞米松 0.5 ~ 1mg

C. 支气管痉挛时，予解痉药（硫酸沙丁胺醇）吸入气雾剂雾化

D. 立即气管插管解除喉头水肿和呼吸受阻

E. 口服抗组胺药

12. 患者女，30 岁，染发后 1 天出现面部红斑，弥漫性肿胀伴瘙痒。对该患者最可能的诊断是

A. 日光性皮炎

B. 原发性刺激性接触性皮炎

C. 荨麻疹

D. 变应性接触性皮炎

E. 特应性皮炎

13. 皮肤小血管炎的诊断标准不包括

A. 发作年龄大于 16 岁

B. 在疾病发作前有用药史

C. 可触及性紫癜

D. 皮下疼痛性结节

E. 活检发现包括细动脉和细静脉有血管内和血管外的中性粒细胞浸润

14. 患者女，27 岁，孕 25 周。全身红斑、脓疱伴瘙痒半个月余。体格检查：躯干、腹股沟、乳房下泛发红斑，红斑上见密集针头至绿豆大小的脓疱，部分脓疱融合成片，既往无皮肤病史。实验室检查无异常，患者分娩后皮疹逐渐缓解。对该患者最可能的诊断为

A. 泛发性脓疱型银屑病

B. 妊娠疱疹

C. 疱疹样脓疱病

D. 角层下脓疱病

E. 急性泛发性发疹型脓疱病

15. 患者女，45 岁，患者出生后发现左侧肩部、颈侧、上臂、锁骨上区起灰蓝色或灰褐色色素沉着斑片，几十年来，未见自然消退。查体：左侧肩部、颈侧、上臂、锁骨上区见大片灰褐色或灰蓝色色素沉着斑片。对该患者诊断可能性大的疾病是

A. 太田痣　　　B. Becker 痣

C. 蒙古斑　　　D. 伊藤痣

E. 咖啡斑

16. 患者女，18 岁，12 岁起额部出现细小丘疹，后发展至面部、颈部、躯干、腋窝、四肢，丘疹表面出现油腻性黑痂，且皮疹逐渐融合成片，伴有恶臭味，夏重冬轻。其姐姐及母亲有类似

皮疹。对该患者诊断可能性最大的疾病是

A. 毛周角化病

B. 黑棘皮病

C. 毛囊角化病

D. 脂溢性角化病

E. 遗传性大疱性表皮松解症

17. 下列不累及顶泌汗腺的疾病是

A. 原发性多汗症

B. 色汗症

C. 臭汗症

D. 腋臭

E. 血汗症

18. 患者男，47 岁，双眼睑紫红色水肿斑 2 个月余，四肢肌无力 2 个月，近 1 个月伴有咳嗽及吞咽困难。最有可能的诊断是

A. 皮肌炎

B. 系统性硬皮病

C. 重症肌无力

D. 类风湿关节炎

E. SLE

19. 下列关于异物肉芽肿的描述，错误的是

A. 有皮肤外伤史

B. 皮疹部位与受伤部位一致

C. 手、足及暴露部位多见

D. 急性发病，通常伴发全身反应

E. 皮疹常为单发，分布不对称

20. 早期梅毒推荐普鲁卡因青霉素 G 疗程总剂量为

A. 600 万 U

B. 800 万 ~1200 万 U

C. 1200 万 ~1800 万 U

D. 1500 万 U

E. 2400 万 U

21. 下列关于尖锐湿疣的组织病理表现，

描述错误的是

A. 表皮乳头瘤样增生伴角化不全

B. 表皮中、上部可见空泡细胞

C. 空泡细胞胞质着色深，核浓缩深染

D. 空泡细胞为特征性改变

E. 真皮浅层毛细血管扩张，周围淋巴细胞浸润

22. 盐裂皮肤直接免疫荧光检查显示，获得性大疱性表皮松解症的 IgG 抗体沉积的部位是

A. 表皮棘细胞间

B. 角质层

C. 真皮乳头层

D. 表皮、真皮连接处的表皮侧

E. 表皮、真皮连接处的真皮侧

23. 患者男，17 岁，口周皮疹伴烧灼感 2 个月。喜食辛辣刺激性食物，常舔嘴唇。皮损为距离口周边缘 5mm 处散在红斑、丘疹、脓疱，表面脱屑。对该患者最可能的诊断是

A. 湿疹   B. 唇炎

C. 接触性皮炎   D. 口周皮炎

E. 特应性皮炎

24. 重症型银屑病体表受累面积（BSA）为

A. ≥3%   B. ≥5%

C. ≥10%   D. ≥15%

E. ≥20%

25. 寻常型银屑病组织病理改变主要为

A. 角化过度   B. 角化不全

C. 角化不良   D. 棘细胞变薄

E. 颗粒层增厚

二、多选题：每道试题由 1 个题干和 5 个备选答案组成，题干在前，选项在后。选项 A、B、C、D、E 中至少有 2 个正确答案。

26. 下列关于淋病的实验室检查，描述正

确的是

- A. 分泌物培养阳性有助于淋病的确诊
- B. 尿道分泌物涂片镜检可见多形核白细胞和肾形排列的革兰阴性双球菌
- C. 慢性淋病患者尿道分泌物涂片镜检通常不易见到细胞内双球菌
- D. 宫颈分泌物涂片镜检对女性淋病患者的临床诊断价值不大
- E. 急性淋病分泌物涂片镜检阳性率：女性为90%~95%，男性为50%~60%

27. 下列关于维A酸的描述，错误的是
- A. 有时糖尿病患者使用维A酸药物后，血糖变得很难控制
- B. 与多西环素合用有发生假脑瘤的危险
- C. 与大剂量的阿司匹林合用有导致黏膜损害的潜在危险性
- D. 维A酸类药影响口服避孕药的疗效，不可同时服用
- E. 苯妥英钠使维A酸药的血药浓度升高

28. 下列说法正确的有
- A. 急性甲沟炎最常见的诱发因素是拇指吮吸和咬指甲的习惯
- B. 下疳样脓皮病多可引起发热等全身中毒症状
- C. 红斑丹毒丝菌革兰染色和咽拭子物培养通常阳性
- D. 皮肤炭疽胸部X线的特征性表现为纵隔对称性增宽和肺门淋巴结肿大
- E. 外伤后细菌性致死性肉芽肿在治疗上主要以抗生素为主，严禁使用糖皮质激素

29. 化脓性汗腺炎的诊断标准包括
- A. 发病年龄：青年和中年
- B. 好发部位：腋窝、会阴部
- C. 遗传因素：可能有常染色体显性遗传
- D. 典型皮损：硬性结节、潜行性溃疡、交通性瘘管
- E. 细菌学检查

30. 皮肤结核的治疗，抗结核药的应用原则包括
- A. 早期
- B. 足量
- C. 规则
- D. 联合及全程
- E. 适量

31. 下列关于真菌性足菌肿的治疗，描述正确的是
- A. 若用伊曲康唑，需要连续用药1年以上
- B. 两性霉素B是针对顽固病例最有效的药物
- C. 氟尿嘧啶对暗色真菌感染治疗有效
- D. 可口服碘化钾治疗
- E. 可外科手术治疗

32. 关于光毒性接触性皮炎的叙述，正确的是
- A. 皮肤接触光感物质后，在日光照射后发生日晒伤样损害
- B. 是一种T细胞介导的免疫反应
- C. 皮疹可延及非暴露部位
- D. 伴有烧灼及刺痛感
- E. 常见于接触沥青、焦油的工人

33. 光毒反应与光超敏反应的鉴别点有
- A. 前者可发生于任何个体，后者发生于少数过敏体质人群
- B. 前者发病急、病程短，后者病程长、可长期发作
- C. 前者发病限于日晒部位，后者不限于日晒部位
- D. 前者是免疫反应，后者不是
- E. 前者发病不限于日晒部位，后者限于日晒部位

34. 在皮肌炎的诊断中，特异性较高的血清肌酶有
    A. AST
    B. CK
    C. LBT
    D. LDH
    E. ALD

35. 下列关于老年性紫癜的描述，正确的是
    A. 长期日光照射可能是其发病的诱发因素
    B. 皮肤及皮下组织血管脆性增加导致红细胞外渗
    C. 皮肤及皮下组织中毛细血管炎症是其发病的根本原因
    D. 皮损区可出现肿胀、皮温升高、疼痛等炎症反应
    E. 压脉带试验阳性

36. 提示白癜风处于进展期的依据包括
    A. 不断出现新发白斑
    B. 同形反应
    C. 近期白斑处毛发变白
    D. 色素脱失斑无进一步扩大
    E. Wood 灯检查呈高亮的蓝白色荧光

37. 关于遗传性掌跖角化症的治疗，正确的方法是
    A. 局部外用20%尿素霜
    B. 严重者可口服异维A酸
    C. 局部外用0.1%~0.5%维A酸霜
    D. 外用钙泊三醇软膏
    E. 可用糖皮质激素软膏封包

38. 关于皮脂腺痣的描述，正确的是
    A. 常发生于青少年期
    B. 可单发亦可多发
    C. 又称为皮脂腺增生
    D. 可继发于其他皮肤附属器肿瘤
    E. 出生即有

39. DLE 的狼疮带试验结果示在 DLE 皮损表皮—真皮交界处可见颗粒状哪些的线性沉积
    A. IgA
    B. IgG
    C. IgM
    D. C3
    E. IgD

40. 结节病的皮损类型包括
    A. 丘疹型
    B. 结节性红斑型
    C. 斑块型
    D. 瘢痕型
    E. 冻疮样狼疮型

41. 皮肌炎做肌肉活检时，应取材于
    A. 疼痛最明显肌肉
    B. 肌力中等减弱肌肉
    C. 压痛最明显肌肉
    D. 肿胀肌肉
    E. 疼痛缓解肌肉

42. 寻常痤疮可累及的皮肤附属器包括
    A. 皮脂腺
    B. 毛发
    C. 毛囊
    D. 汗腺
    E. 指甲

43. 疱疹样天疱疮的特点是
    A. 皮损呈多形性
    B. 瘙痒明显
    C. 尼氏征阳性
    D. 多见于中老年人
    E. 预后较好

44. 慢性光化性皮炎的临床特征包括
    A. 好发于青少年女性
    B. 面、颈及双手背红色丘疹、结节和斑块
    C. 非日光暴露部位也可受累
    D. 皮损常持续多年不愈
    E. 患者对 UVB 异常敏感

45. 红皮病的特征性炎症表现是
    A. 全身皮肤潮红

B. 瘙痒

C. 湿疹

D. 脱屑

E. 浸润

三、共用题干单选题：以叙述一个以单一病人或家庭为中心的临床情景，提出2～6个相互独立的问题，问题可随病情的发展逐步增加部分新信息，每个问题只有1个正确答案，以考查临床综合能力。答题过程是不可逆的，即进入下一问后不能再返回修改所有前面的答案。

（46～49 共用题干）

患者男，67岁，右侧腋窝红色皮疹伴酸胀3天。查体：右侧腋窝和胸部多处红斑基础上有簇集或散在、粟粒大至绿豆大的丘疱疹和小水疱，呈带状分布。

46. 对该患者最可能的诊断是

　　A. 湿疹　　　　B. 单纯疱疹

　　C. 肋间神经痛　D. 隐翅虫皮炎

　　E. 带状疱疹

47. 该病的病原体是

　　A. HSV　　　　B. RV

　　C. EBV　　　　D. RNA 病毒

　　E. VZV

48. 该病好发部位的顺序依次为

　　A. 腰骶神经、三叉神经、面神经支配区域

　　B. 肋间神经、三叉神经、腰骶神经支配区域

　　C. 三叉神经、腰骶神经、肋间神经支配区域

　　D. 颈神经、三叉神经、肋间神经支配区域

　　E. 肋间神经、颈神经、三叉神经支配区域

49. 如患者水疱破裂或继发脓疱，宜选择

的处理方法是

　　A. 外用硼酸软膏

　　B. 外用阿昔洛韦乳膏

　　C. 外用干扰素乳膏

　　D. 清创换药

　　E. 照射 UVB

（50～53 共用题干）

患者男，35岁，双侧腹股沟处环状红斑伴瘙痒3个月。

50. 如果患者皮损表现为双侧腹股沟处环状红斑，边缘隆起，界限清楚，其上有丘疹、丘疱疹和鳞屑，中央部位遗留色素沉着。真菌镜检阳性。对该患者最可能的诊断是

　　A. 股癣

　　B. 湿疹

　　C. 银屑病

　　D. 增殖性天疱疮

　　E. 念珠菌间擦疹

51. 引起该病常见的致病真菌不包括

　　A. 红色毛癣菌

　　B. 毛癣菌

　　C. 犬小孢子菌

　　D. 絮状表皮癣菌

　　E. 石膏样小孢子菌

52. 如果患者确诊为股癣，下列治疗方案中不正确的是

　　A. 若有肉芽肿形成，可延长系统治疗至6周甚至更长

　　B. 外涂酮康唑软膏，症状消失后，再用药2周

　　C. 口服伊曲康唑胶囊，0.2g/d，连续7天

　　D. 外用地奈德乳膏

　　E. 口服特比萘芬片，0.25g/d，连续1～2周

53. 如果患者右足部第3、4趾缝间表现为

局部皮肤浸渍糜烂伴痒，同时右下肢皮肤水肿性红斑，界限清楚，表面紧张，皮温高，触痛明显。血常规：白细胞计数 $12.8 \times 10^9/L$，中性粒细胞比例 81%。该患者的最佳治疗方案是

A. 口服伊曲康唑 200mg/次，b.i.d.，疗程 1 周

B. 青霉素 G，480 万 U/d，静脉滴注，至少 2 周；同时足部外用联苯苄唑溶液，q.d.，连续 2 周

C. 口服伊曲康唑 200mg/次，b.i.d.，疗程 1 周，同时外用夫西地酸乳膏，b.i.d.

D. 甲泼尼龙 40mg/d，静脉滴注

E. 25% 的硫酸镁湿敷，酮康唑乳膏外用

（54~55 共用题干）

患者男，老年，冬夜外出饮酒后昏迷，醒来发现面部手足苍白、冰冷、麻木、疼痛。查体：面部及双手暴露部位苍白、皮温低。

54. 对该患者可能的诊断是
A. 寒冷性荨麻疹 　B. 冻疮
C. 冷球蛋白血症 　D. 冻伤
E. 挤压伤

55. 该患者治疗上首先应采取的措施是
A. 尽快热水浸泡或烘烤
B. 浸泡 35℃~38℃温水中，10~15 分钟
C. 浸泡 38℃~42℃温水中至皮温达 36℃左右
D. 浸泡 42℃~45℃温水中，5~7 分钟
E. 浸泡 38℃~42℃温水中，15~30 分钟

（56~59 共用题干）

患儿女，3 岁，双下肢皮疹伴剧烈瘙痒 10 天。患儿 10 天前回农村老家，有接触猫、狗史，后腰部、背部、四肢出现成群的红色皮疹，伴瘙痒，且皮疹逐渐增多。

56. 如查体发现以四肢为主、成群分布的纺锤形坚实丘疹，部分顶端张力性水疱，无糜烂。对该患儿诊断考虑为
A. 急性荨麻疹
B. 玫瑰糠疹
C. 多形红斑
D. 水痘
E. 丘疹性荨麻疹

57. 该病最常见的发病原因是
A. 食物过敏　　　B. 病毒感染
C. 昆虫叮咬　　　D. 气候因素
E. 搔抓、摩擦刺激

58. 若该病反复发作，病程 6 个月，查体：四肢伸侧及背部成群分布绿豆至黄豆大小的、坚实褐色结节，伴色素沉着及抓痕。诊断应首先考虑的疾病是
A. 慢性苔藓样糠疹
B. Hebra 痒疹
C. 神经性皮炎
D. 慢性荨麻疹
E. 特应性皮炎

59. 对该患儿的下列措施中，处理不正确的是
A. 外用糖皮质激素软膏
B. 避免接触花草动物
C. 口服抗组胺药
D. 口服抗生素
E. 皮损破溃继发感染时，外用抗生素软膏

（60~62 共用题干）

患者女，55 岁。面部、四肢散在分布红色皮疹伴发热 5 天。查体：体温 38.5℃，面部、四肢散在分布边界清楚的水肿性鲜红色结节、斑块，上覆假性水疱，触痛。

60. 对该患者诊断可能性大的疾病是
    A. 结节性红斑
    B. 多形红斑
    C. 变应性皮肤血管炎
    D. 硬红斑
    E. Sweet 综合征

61. 该疾病的诊断标准不包括
    A. 发热，体温 >38℃
    B. 急性发作的典型皮损
    C. 组织病理学表现
    D. 红细胞沉降率 >20mm/h，白细胞 >8.0×10⁹/L，中性粒细胞比例 >70%，C-反应蛋白升高
    E. 伴发自身免疫性疾病

62. 该患者首选的治疗药物为
    A. 糖皮质激素
    B. 丙种球蛋白
    C. 环孢素
    D. 氨苯砜
    E. 秋水仙碱

(63~65 共用题干)

患者男，23岁，龟头皮疹1个月。近期有不洁性交史。洗澡时偶尔发现龟头皮疹，无明显疼、痒等症状。查体：冠状沟处多发针尖大小的淡红色丘疹，呈线状排列。

63. 对该患者最可能的诊断是
    A. 尖锐湿疣
    B. 鲍恩样丘疹病
    C. 皮脂腺异位症
    D. 梅毒
    E. 珍珠状阴茎丘疹

64. 为了明确诊断，该患者最应选择的检查是
    A. 梅毒抗体检查
    B. 组织病理检查
    C. 醋酸白试验

D. 真菌检查
E. 皮肤镜检查

65. 目前对该患者的主要处理措施是
    A. 冷冻治疗   B. 无需处理
    C. 激光治疗   D. 光动力治疗
    E. 外用抗病毒药膏

四、案例分析题：每道案例分析题至少 3~12 问。每问的备选答案至少 6 个，最多 12 个，正确答案及错误答案的个数不定。考生每选对一个正确答案给 1 个得分点，选错一个扣 1 个得分点，直至扣至本问得分为 0，即不含得负分。案例分析题的答题过程是不可逆的，即进入下一问后不能再返回修改所有前面的答案。

(66~69 共用题干)

患儿女，12岁，因发热5天、全身皮疹2天来诊。患儿2周前有上呼吸道感染史，5天前出现发热，体温38.5℃，2天前耳后出现玫瑰色斑丘疹，逐渐向面部、颈部、躯干、四肢扩展，疹间可见正常皮肤，体温升至39.2℃。

66. 最可能的诊断是
    A. 风疹   B. 麻疹
    C. 幼儿急疹   D. 猩红热
    E. 埃可病毒疹 F. 手足口病

67. 发病2~3天时最常见的体征是
    A. Koplik 斑
    B. Forscheimer 征
    C. 口周苍白圈
    D. 帕氏线
    E. 全身淋巴结肿大
    F. 杨梅舌

68. 处理原则包括
    A. 卧床休息
    B. 注意口腔、鼻腔黏膜清洁
    C. 口服板蓝根

47

D. 退热

E. 隔离

F. 勤洗澡

69. 该患儿最常见的并发症是

    A. 支气管肺炎

    B. 脑炎

    C. 心功能不全

    D. 结核病变播散

    E. 肾炎

    F. 关节痛

(70 ~ 74 共用题干)

    患者女，42 岁，养猪场工人。右手指斑块伴痒痛 1 天。患者 3 天前清理猪粪时，手不慎被划伤，未处理，后于当地卫生院包扎处理，1 天前患者受伤部位出现边界清楚的水肿性紫红色斑，逐渐增大，伴肿胀感，无畏寒、发热等症状。既往体健，否认其他疾病史。家族中无类似患者。查体：生命体征平稳，一般状况良好，各系统检查无异常。全身浅表淋巴结未触及。肢体各关节无肿胀，活动好。皮肤科检查：右手示指、中指近端掌指关节处见 1.0cm × 1.5cm 的紫红色水肿性斑块，边界清楚、中央透明、边界隆起，伴明显触痛，表面无水疱和破溃。

70. 对该患者目前可能的诊断是

    A. 丹毒   B. 蜂窝织炎

    C. 类丹毒   D. 接触性皮炎

    E. 血管性水肿   F. 癣菌疹

71. 为进一步明确诊断，该患者需完善的辅助检查包括

    A. 血常规

    B. 红细胞沉降率测定

    C. 抗链球菌溶血素 O 试验

    D. 细菌培养

    E. 尿常规

    F. X 线胸片

G. 斑贴试验

72. 若患者的血常规结果正常，抗链球菌溶血素 O 试验（抗 "O" 试验）阴性，则最可能的诊断为

    A. 丹毒   B. 蜂窝织炎

    C. 类丹毒   D. 接触性皮炎

    E. 血管性水肿   F. 癣菌疹

73. 关于类丹毒治疗的描述，正确的是

    A. 首选青霉素

    B. 青霉素过敏者，可选择四环素、红霉素、磺胺类药

    C. 治疗量和疗程应充足

    D. 首选大剂量糖皮质激素治疗

    E. 早期应切开引流

    F. 弥漫型首选喹诺酮类药物治疗

74. 可选择的治疗方法是

    A. 局限型：青霉素，80 万 U/d，肌内注射

    B. 局部使用 10% 鱼石脂软膏敷包

    C. 氦氖激光局部照射

    D. 局部使用青霉素 G 20 万 U 与 1% 普鲁卡因溶液环状封闭

    E. 局部应该多用热水烫洗，加快红肿消退

    F. 多活动患处

(75 ~ 78 共用题干)

    患者男，28 岁，林业局森林调查队员。发热、头晕、头部胀痛 4 个月，伴畏寒及四肢关节肿胀酸痛、乏力，持续约半个月，随之双膝关节周围出现散在小红色丘疹，并逐渐扩大形成环状红斑，1 周后红斑消退，但仍有游走性关节肿痛，以肩、膝、踝关节为重，呈游走性间歇发作。

75. 该患者诊断需要考虑的疾病是

    A. 离心性环状红斑

    B. 风湿热

    C. 成人 Still 病

D. 莱姆病

E. 匐行性回状红斑

F. 结核

G. 荨麻疹样血管炎

76. 为了明确诊断，需要进一步询问的病史及完善的检查项目包括

A. 询问上呼吸道感染病史、蚊虫叮咬史

B. 抗链球菌溶血素 O 试验

C. 血清抗伯氏疏螺旋体抗体 IgM 及 IgG 检查

D. Kelly 培养基培养

E. 神经系统检查

F. 心脏结构功能检查

77. 患者起病前 10 天曾有蜱叮咬史，查血常规：WBC 10.2×10^9/L，N 82.0%，ESR 30mm/h，ASO < 500U/L，抗伯氏疏螺旋体抗体 IgG 1 : 128。对该患者的诊断考虑为

A. 离心性环状红斑

B. 风湿热

C. 成人 Still 病

D. 莱姆病

E. 匐行性回状红斑

F. 结核

G. 荨麻疹样血管炎

78. 该患者优先选择的治疗方案是

A. 阿莫西林 500mg，p.o.，t.i.d.，28 天

B. 多西环素 100mg，p.o.，b.i.d.，28 天

C. 头孢呋辛酯 500mg，p.o.，b.i.d.，28 天

D. 阿奇霉素 500mg，p.o.，q.d.，7 ~ 10 天

E. 头孢曲松 2g，1.V.，q.d.，14 ~ 28 天

F. 青霉素 G 300 万 ~ 400 万 IU，i.v.，q.4h.，28 天

G. 阿莫西林 500mg，p.o.，t.i.d.，14 ~ 21 天

H. 多西环素 100mg，p.o.，b.i.d.，14 ~ 21 天

(79 ~ 83 共用题干)

患者男，48 岁。口服磺胺甲噁唑 3 周后，面部、躯干、四肢出现密集的、深红色、粟粒大小的红斑、斑丘疹伴瘙痒，面部稍肿胀。肝、脾及浅表淋巴结肿大。检查提示：嗜酸性粒细胞计数 2.5×10^9/L，丙氨酸转氨酶 850U/L，天冬氨酸转氨酶 770U/L。

79. 对该患者最可能的诊断是

A. 多形红斑型药疹

B. 固定型药疹

C. 出疹型药疹

D. 紫癜型药疹

E. 药物超敏反应综合征

F. 荨麻疹型药疹

80. 引起该病最常见的药物是

A. 抗癫痫药　　B. 磺胺类药

C. 糖皮质激素　D. 抗生素

E. 抗肿瘤药　　F. 钙剂

81. 关于药疹的发病机制，描述不正确的是

A. Ⅰ型变态反应可引起荨麻疹型药疹

B. Ⅱ型变态反应可引起紫癜型药疹

C. Ⅳ型变态反应可引起湿疹型药疹

D. Ⅲ型变态反应可引起血管炎型药疹

E. 阿司匹林引起的药疹为非变态反应机制

F. Ⅱ型变态反应可引起麻疹型药疹

82. 药疹诊断的主要依据是

A. 淋巴细胞转化试验

B. 划破试验

C. 皮内试验

D. 药物激发试验

E. 服药史及临床表现

F. 嗜碱性粒细胞脱颗粒试验

83. 药疹处理首要的措施是

A. 积极抗过敏

B. 防止交叉过敏

C. 促进药物的排泄

D. 停用致敏药物

E. 加强支持治疗

F. 积极防治感染

(84~87 共用题干)

患者男，32 岁，自 2 周前肛周出现红色、高出皮面的皮疹，表面潮湿不适，无明显瘙痒。体格检查：肛周见 4~5 枚肉红的花生大小的扁平状丘疹，不融合，表面湿润。

84. 为明确诊断，该患者首先需要进行的辅助检查是

A. 病理活检

B. 血 HIV 抗体检测

C. 血 RPR 和 TPPA 检测

D. ANA 检测

E. 真菌镜检

F. 血清 IgE 检测

85. 对该患者可能的诊断为

A. 肛周湿疹

B. 艾滋病窗口期

C. 传染性软疣

D. 扁平湿疣

E. 尖锐湿疣

F. 一期梅毒

86. 如患者查 RPR（－），TPPA（＋）。则处理措施正确的是

A. 对患者血清进行稀释几个滴度后再进行 RPR 检查

B. 口服左氧氟沙星

C. 液氮冷冻

D. CO$_2$ 高能激光

E. 醋酸白试验

F. HPV DNA 检测

87. 如患者查 RPR（－），TPPA（－），醋酸白试验（－），HPV－DNA（－），则进一步的处理措施是

A. 皮损组织病理检查

B. 抗 Dsg3 抗体和抗 Dsg1 抗体检测

C. 直接免疫荧光检查

D. 间接免疫荧光检查

E. 血常规

F. 尿常规

(88~92 共用题干)

患者男，46 岁，包皮溃烂 2 周。发病 5 天后到一所医院就诊，TRUST 检查结果呈阴性，予以罗红霉素口服和 1∶5000 高锰酸钾溶液浸泡 1 周，病情未有好转。查体：包皮内板及冠状沟处见 3 个直径为 0.5~1.2cm 大小不等的糜烂，表面少量浆液性分泌物。

88. 对该患者可能的诊断是

A. 固定型药疹　　B. 硬下疳

C. 软下疳　　　　D. 生殖器疱疹

E. 白塞病　　　　F. 二期梅毒

89. 为明确诊断，需要补充询问的病史及检查包括

A. 发病前 2 周内有无患病及用药史

B. 近半年内有无不洁的性接触史

C. 包皮糜烂处是否伴有疼痛及触痛

D. 两侧腹股沟淋巴结有无肿大和触痛

E. 患者既往有无类似情况

F. 配偶的健康情况

G. 既往有无经常性口腔溃疡

90. 患者包皮糜烂疼痛轻微，发病前 2 周内未患有其他疾病和用药史，既往身体健康，无类似情况发生，否认婚外

性接触史。查体：患者包皮糜烂处触痛不明显，右侧腹股沟可触及直径约2cm的肿大淋巴结，无触痛，表面皮肤正常。该患者首选的实验室检查是

A. 腹股沟淋巴结穿刺细胞学检查

B. 分泌物细菌培养

C. 分泌物真菌镜检

D. 血清抗 HSV‐2 检测

E. 腹股沟淋巴结活检

F. TRUST 和 TPPA

G. 分泌物 HSV DNA 检测

91. 患者 TRUST 阳性，滴度为 1：16，TPPA 阳性。患者既往有青霉素过敏（药物性皮炎）史。该患者优先选择的治疗方案是

A. 红霉素 500mg，口服，q. i. d. ，连续 2 周

B. 阿奇霉素 500mg，口服，q. d. ，连续 2 周

C. 米诺环素 100mg，口服，b. i. d. ，连续 2 周

D. 苄星青霉素 240 万 U，肌内注射，q. w. ，连续 3 次

E. 苄星青霉素 240 万 U，肌内注射，q. w. ，连续 3 次；泼尼松 10mg，口服，t. i. d. ，连续 3 天

F. 头孢曲松钠 1g，静脉注射，q. d. ，连续 2 周

G. 头孢曲松钠 1g，静脉注射，q. d. ，连续 2 周；泼尼松 10mg，口服，t. i. d. ，连续 3 天

92. 若患者口服米诺环素 2 周后包皮糜烂痊愈，此后未有复诊，平时酗酒和熬夜较多。半年后两侧腹股沟及股内侧出现红色皮疹，瘙痒。查体：两侧腹股沟及股内侧较多群集环状暗红色斑片、斑块，表面少量灰白色鳞屑。目前对该诊断考虑可能的疾病是

A. 环状肉芽肿　　　B. 股癣

C. 扁平苔藓　　　　D. 银屑病

E. 二期梅毒　　　　F. 急性湿疹

（93～100 共用题干）

患者男，29 岁，反复头皮、双肘膝伸侧，皮肤出现红色斑块及银白色鳞屑 1 年余，每年冬季发作。近半年出现双手指掌关节疼痛，最近 2 个月左示指及右拇指关节红肿明显。X 线检查示肿胀的骨关节边缘被侵蚀，血沉：60mm/h。查 RF（‐）。

93. 该患者最可能的诊断为

A. 关节病型银屑病

B. SLE 伴关节炎

C. 风湿性关节炎

D. 银屑病伴类风湿关节炎

E. 类风湿关节炎

F. Reiter 病

94. 为进一步明确诊断，需要做的检查是

A. 真菌培养

B. 抗核抗体检查

C. 查抗双链 DNA 抗体

D. 皮损直接免疫荧光检查

E. 皮损组织病理检查

F. 微量元素检查

95. 该患者皮损组织病理检查结果：符合银屑病改变。下列符合银屑病的组织病理特征的是

A. 角化不全

B. 真皮乳头上顶，其上方表皮变薄

C. Pautrier 微脓肿

D. Munro 微脓肿

E. 角化不良

F. 基底细胞液化变性

96. 银屑病皮损的表皮更替时间为

A. 3～4 天　　　　B. 5～7 天

C. 8～12 天　　　 D. 36～42 天

E. 60 天   F. 30 天

97. 下列关于关节病型银屑病，正确的是
    A. 没有银屑病史和皮疹，根据关节病
       症状亦可确诊
    B. 不发生关节畸形
    C. 关节损害主要为非对称性外周多关
       节炎
    D. 类风湿因子阳性
    E. 受累关节可红肿疼痛，晨僵，畸形
       变，甚至强直
    F. 损害不累及大关节

98. 为防止病情发展，最适宜的治疗药
    物为
    A. 抗组胺药物
    B. 抗生素
    C. 钙剂
    D. 免疫抑制剂

E. 中药
F. 糖皮质激素

99. 甲氨蝶呤治疗银屑病的禁忌证为
    A. 脓疱型银屑病
    B. 妊娠
    C. 关节病型银屑病
    D. 红皮病型银屑病
    E. 肝肾功能异常
    F. 寻常型银屑病
    G. 贫血

100. 局部外用药物可选择
    A. 1% 蒽林软膏
    B. 皮质激素霜剂
    C. 0.05% 维 A 酸膏
    D. 5% 是黑豆馏油
    E. 煤焦油
    F. 中药膏

全真模拟试卷（五）

一、单选题：每道试题由 1 个题干和 5 个备选答案组成，题干在前，选项在后。选项 A、B、C、D、E 中只有 1 个为正确答案，其余均为干扰选项。

1. 患者男，17 岁，左侧躯干见长约 20cm 的褐色斑块，表面角化、粗糙。自幼发病，近期发展较快。该患者皮损的组织病理学特点不包括
   A. 表皮角化过度
   B. 表皮角化不全
   C. 棘层肥厚
   D. 乳头瘤样增生
   E. 基底细胞液化变性

2. 患者男，50 岁，头面、四肢出现皮疹伴痒 1 个月余，加重 1 周。易反复，瘙痒剧烈，自用激素药膏可缓解。查体：头面、四肢、手部有对称性红斑、丘疹、丘疱疹、抓痕，手部大量渗液。对该患者最先考虑的疾病是
   A. 脓疱疮
   B. 急性湿疹
   C. 寻常型银屑病
   D. 急性苔藓痘疮样糠疹
   E. 多形红斑

3. 关于氦氖激光作用原理，描述错误的是
   A. 扩张血管、加快血流
   B. 改善皮肤微循环
   C. 增加细胞和体液免疫
   D. 促进组织代谢
   E. 降低细胞膜的通透性和酶的活性

4. 不属于带状疱疹的临床特点的是
   A. 神经痛

   B. 易复发
   C. 沿单侧神经分布
   D. 红斑基础上簇集性的小水疱
   E. 愈后可获得较持久免疫

5. 患者男，54 岁，额顶部红斑半年。无不适主诉，无明显外伤史，曾于外院多次就诊，均按皮炎湿疹治疗无效。体格检查：右侧额顶部 4cm×3cm 大小的红色斑块，表面少许鳞屑，感觉迟钝。对该患者最可能的诊断是
   A. 麻风
   B. 梅毒
   C. 脂溢性皮炎
   D. 扁平苔藓
   E. 盘状红斑狼疮

6. 患儿男，6 个月。外阴、臀部及大腿内侧可见大片红斑，边缘有叶状鳞屑附着，并可见针尖至粟粒大小的水疱，疱壁破后形成环状鳞屑。真菌镜检可见大量孢子及假菌丝。对该患儿最可能的诊断是
   A. 尿布皮炎
   B. 增殖性天疱疮
   C. 念珠菌性间擦疹
   D. 葡萄球菌性烫伤样皮肤综合征
   E. 尿布银屑病

7. 关于人工皮炎的特点，叙述正确的是
   A. 皮损形态较单一，多数患者皮疹以抓痕为主
   B. 患者多能配合医师，使医师能得到真实病情
   C. 多在身体对称部位出现皮损

D. 可造成皮下气肿，表现为皮肤捻发音

E. 人工性淋巴水肿不属于人工皮炎的范畴

8. 患者女，22岁，其母亲陪同就诊。双大腿皮肤红斑、瘀青伴疼痛10余天。患者神情淡漠，不配合问诊。查体：双大腿伸侧皮肤散在红斑、青紫瘀斑，可见数条长短不一的皮肤细小划痕，局部血痂。血常规及凝血四项正常。追问病史，其母诉患者在外院诊断为抑郁症。对该患者诊断可能性大的疾病是

A. 瘙痒症

B. 过敏性紫癜

C. 人工皮炎

D. 脂膜炎

E. 皮肤外伤性感染

9. 下列关于汗疱疹的典型皮损，描述最恰当的是

A. 边界清楚的红斑，其上有丘疹及丘疱疹，形态单一

B. 表皮深处针尖至粟粒大小圆形小水疱，后期干涸形成领圈样脱屑

C. 红斑基础上的薄壁松弛性水疱、脓疱，易破溃形成糜烂面及结痂

D. 足癣基础上出现足背成群的水疱，鳞屑样改变，伴剧烈瘙痒

E. 呈环状分布的针尖大小的丘疹、丘疱疹，伴有鳞屑、浸渍，好发于手足缝

10. 患儿女，5岁，患儿家属2个月前发现患儿颈部有密集的丘疹，逐渐增多，不伴瘙痒。查体：颈部可见片状针尖大小的毛囊性角化丘疹，每个丘疹顶端有一纤细角质丝，触之坚硬。对该患儿最可能的诊断是

A. 小棘苔藓

B. 摩擦性苔藓样疹

C. 毛周角化症

D. 光泽苔藓

E. 线状苔藓

11. 患者女，45岁，体温37.9℃，关节肿痛5年，加重2个月，诊断为类风湿关节炎。其免疫学特征不包括

A. 激活补体的类风湿因子为IgG型和IgM型的类风湿因子

B. 类风湿因子与变性的IgG分子结合形成循环免疫复合物

C. 中性粒细胞吞噬循环免疫复合物，释放活化肽和胶原酶等，致关节组织炎症损伤

D. 致敏的CTL细胞释放穿孔素与颗粒酶，攻击靶细胞

E. 关节局部表现是以中性粒细胞浸润为主的炎症反应

12. 大疱性类天疱疮的水疱特点不包括

A. 疱壁厚

B. 水疱松弛

C. 尼氏征阴性

D. 不易破裂

E. 浆液或血性

13. 疱疹样皮炎外周血中白细胞变化通常表现为

A. 淋巴细胞减少

B. 淋巴细胞增加

C. 嗜酸性粒细胞减少

D. 中性粒白细胞增加

E. 嗜酸性粒细胞增多

14. 患者男，43岁，口腔糜烂1年余，躯干、四肢红斑水疱半年。查体：口腔颊、腭部黏膜可见散在红色糜烂面，胸部、背部、四肢散在钱币大小的红斑及糜烂面，部分表面可见绿豆大小的水疱，疱壁薄，尼氏征阳性。血、

尿常规正常。ECG、胸部 X 线片正常。该患者最不可能出现的实验室检查异常是

A. 间接免疫荧光（ILF）检测到 IgG 型抗表皮棘细胞间成分抗体

B. 组织病理显示棘层松解，表皮内裂隙或水疱

C. 直接免疫荧光（DIF）显示 IgG 和 C3 在基底膜带沉积，表皮棘细胞间无免疫球蛋白和/或补体沉积

D. 低蛋白血症

E. ELISA 检测到抗 Dsg3 抗体

15. 患儿男，5 岁，出生后胸部多处发生皮肤淡白色斑片。查体：胸部可见多处淡白色斑片，圆形或卵圆形或不规则形，边界清楚，多数不规则聚合呈花瓣样外观，以手摩擦局部，淡白色斑片不发红，而周围正常皮肤发红。对该患儿诊断可能性大的疾病是

A. 白癜风

B. 白色糠疹

C. 贫血痣

D. 无色素痣

E. 炎症后色素减退斑

16. 患儿女，13 岁，出生后不久即发现鼻两侧面颊至下颏部散在分布红色毛细血管扩张性丘疹，质地较硬。不久前发现腰背部可见鲨革样斑，下肢可见散在柳叶样色素减退斑，遂来医院就诊。对该患儿诊断可能性大的疾病是

A. 湿疹

B. 血管瘤

C. 结节性硬化症

D. 痤疮

E. 扁平疣

17. 下列不具有抑制皮脂分泌功效的药物是

A. 异维 A 酸

B. 炔雌醇环丙孕酮（达英 -35）

C. 螺内酯

D. 5% 过氧化苯甲酰凝胶

E. 1% 克林霉素溶液

18. 治疗变应性皮肤血管炎溃疡性皮损的首选药物是

A. 秋水仙碱　　　B. 糖皮质激素

C. 阿司匹林　　　D. 环磷酰胺

E. 沙利度胺

19. 患者男，33 岁。左上肢多发性结节伴破溃 2 年余。近半年来有感觉异常并渐向近端发展。组织病理：瘤细胞团由上皮样细胞和梭形细胞组成，细胞核异形性明显，但无核分裂象。免疫组织化学染色：波形蛋白（＋）、CD34（＋）、角蛋白（＋）。对该患者最可能的诊断是

A. 上皮样肉瘤

B. 恶性纤维组织细胞瘤

C. 上皮样血管内皮瘤

D. 血管肉瘤

E. 隆突性皮肤纤维肉瘤

20. 患者女，37 岁，右下肢斑块 10 年，破溃伴疼痛 1 个月。合并 1 型糖尿病且控制不佳。查体：右侧胫前见 18cm×8cm 大小的黄红色斑块，中央溃疡。组织病理：真皮内边界不清楚的渐进性坏死灶，间有上皮样细胞、组织细胞及多形核白细胞浸润。对该患者最可能的诊断是

A. 坏疽性脓皮病

B. 丹毒

C. 类脂质渐进性坏死

D. 寻常型狼疮

E. 结节性红斑

21. 下列关于非淋菌性尿道炎的实验检查，

描述不正确的是

A. 男性尿道分泌物中革兰氏染色涂片检查中性粒细胞在油镜下平均每个视野≥5 个为阳性

B. 临床实验室诊断中只需要见到达到阳性标准的中性粒细胞并排除淋病奈瑟菌感染即可作出初步诊断

C. 女性宫颈分泌物在油镜下平均每视野多形核白细胞 >5 个有诊断意义

D. 男性晨起首次尿的沉渣在高倍镜下平均每视野多形核白细胞≥15 个有诊断意义

E. 首先需要用直接涂片、细菌培养确证无淋病奈瑟菌感染

22. 关于腹股沟肉芽肿的临床表现，描述错误是

A. 该病潜伏期为 1 周 ~ 3 个月

B. 可表现为肛周生殖器部位的无痛性溃疡

C. 也可表现为腹股沟横痃

D. 增殖型溃疡是该病最常见的一种临床表现

E. 干燥的溃疡进展为瘢痕斑块

23. 关于阴道毛滴虫病的临床表现，描述错误的是

A. 女性可表现为黄绿色或泡沫状阴道分泌物，带有臭味，有时可有血性

B. 可伴有外阴瘙痒、刺痒、灼烧感或蚁行感

C. 阴道检查可见阴道和宫颈黏膜充血、水肿，去除分泌物后可见点状出血和草莓状突起

D. 累及尿道者可出现尿路刺激症状，甚至引起上行感染

E. 男性患者表现轻微，无其他不适症状

24. 下列生物制剂中作用靶点为 IL – 17

的是

A. 益赛普

B. 阿达木单抗

C. 苏金单抗

D. 英夫利西单抗

E. 乌司奴单抗

25. 患者女，40 岁，双下肢红斑、结节伴压痛 3 天，1 周前有咽痛、咳嗽病史。查体：T 36.2℃；双小腿伸侧可见散在分布黄豆至钱币大小的水肿性红色结节，局部皮温升高，压痛阳性。对该患者诊断可能性大的疾病是

A. 皮肤小血管炎

B. 白塞病

C. 疖肿

D. 结节性红斑

E. 丹毒

二、多选题：每道试题由 1 个题干和 5 个备选答案组成，题干在前，选项在后。选项 A、B、C、D、E 中至少有 2 个正确答案。

26. 生殖道沙眼衣原体检测方法包括

A. 外周血抗体检测

B. 直接涂片染色

C. 细胞培养

D. 衣原体抗原检测

E. 直接免疫荧光

27. 乌司奴单抗是全球首个获批治疗银屑病的白介素生物制剂，下列说法中正确的是

A. 通过抑制 IL – 12/IL – 23 共有的 P40 亚单位发挥作用，阻断 Th23 细胞产生 IL – 23

B. 不会增加感染和再度激活潜伏性感染的风险

C. 不会增加恶性肿瘤的风险

D. 如果出现速发型超敏反应或者其他

严重超敏反应，应立即停用

E. 在治疗期间及治疗后至少 15 周内，育龄期女性应进行避孕

28. 关于疾病的潜伏期，下列描述正确的是

A. 水痘的潜伏期为 9 ~ 23 天，一般为 14 ~ 17 天

B. 单纯疱疹的潜伏期为 2 ~ 12 天，平均 6 天

C. 麻疹的潜伏期为 2 ~ 3 天

D. 风疹的潜伏期为 7 ~ 10 天

E. 传染性红斑的潜伏期通常为 4 ~ 14 天

29. 下列关于非结核分枝杆菌感染的描述，正确的是

A. 游泳池肉芽肿为海鱼分枝杆菌感染所致

B. 布鲁里溃疡好发于成年人，女性多见

C. 嗜血分枝杆菌对 HIV、器官移植、白血病及淋巴瘤等患者易感

D. 快速生长分枝杆菌感染好发于四肢、臀部及三角肌肌内注射部位或外伤后，可以引起寒性脓肿

E. 堪萨斯分枝杆菌偶尔可以引起孢子丝菌病样皮肤损害，也可出现局限性肉芽肿或蜂窝织炎样损害

30. 口服治疗花斑糠疹疗效差的药物是

A. 伊曲康唑

B. 酮康唑

C. 特比萘芬

D. 氟康唑

E. 灰黄霉素

31. 关于慢性光化性皮炎的描述，错误的是

A. 是一组以慢性光敏感为特征的病谱性疾病

B. 致病光谱为 UVA 和 UVB

C. 皮疹可累及暴露部位和非暴露部位

D. 极少数可发展为红皮病

E. 需与光线性类网织细胞增生症鉴别

32. 下列关于尿布皮炎的描述，正确的是

A. 尿布皮炎的发生与局部水分过多、摩擦、pH 增高、粪便细菌产生的蛋白酶和脂肪酶损伤皮肤屏障有关

B. 皮损累及尿布覆盖区域

C. 尿布皮炎本质是一种接触性皮炎

D. 尿布皮炎的护理包括：及时更换尿布、空气暴露、清洗、选择合适尿布等

E. 外用屏障保护剂、外用糖皮质激素和抗菌药物是尿布皮炎的一线治疗

33. 血栓性静脉炎患者必要的辅助检查包括

A. 止凝血六项检测

B. 胸部 CT

C. 肿瘤标志物检测

D. 组织病理学检查

E. 静脉彩超

34. 下列关于疱疹样天疱疮的临床特征，描述错误的是

A. 皮损只累及躯干

B. 瘙痒明显

C. 尼氏征阳性

D. 多见于妊娠期的妇女

E. 皮损为红斑基础上小水疱或丘疱疹

35. 关于慢性荨麻疹的治疗，正确的是

A. 应积极寻求发病因素

B. 给药时间通常应根据风团发生的时间予以调整

C. 一种抗组胺药物无效时，可 2 ~ 3 种同时给药

D. H_1 受体阻断剂合并 H_2 受体阻断剂

E. 首选第一代 H_1 受体阻断剂

36. 表皮囊肿的组织病理变化包括
    A. 真皮内的单发性囊肿
    B. 囊壁上皮与表皮或毛囊漏斗部的上皮相似
    C. 囊壁无颗粒层存在
    D. 囊内充满疏松的角质
    E. 如果囊壁破裂，则可引起局部异物肉芽肿反应

37. SLE 累及呼吸系统时，不常出现的病变是
    A. 双侧湿性胸膜炎
    B. 胸腔积液
    C. 肺癌
    D. 肺间质纤维化
    E. 食管癌

38. 对尖锐湿疣诊断具有意义的依据是
    A. 有不洁性交史或配偶感染史
    B. 氧化酶试验阳性
    C. 肛门外生殖器部位的良性皮肤黏膜赘生物
    D. 醋酸白试验阳性
    E. 表面粗糙易出血

39. 艾滋病常见皮肤病变包括
    A. 单纯疱疹
    B. 口腔念珠菌感染
    C. Kaposi 肉瘤
    D. 玫瑰糠疹
    E. 荨麻疹

40. 表皮痣的临床分型包括
    A. 腺样型
    B. 局限型
    C. 炎症型线状表皮痣
    D. 泛发型
    E. 增生型

41. 关于黑变病的临床特点描述，正确的是
    A. 皮损常开始于前额
    B. 自觉症状不明显
    C. 典型皮损为网状排列的色素沉着斑
    D. 皮损境界不清
    E. 女性多见

42. 患者女，48 岁，发现腰部、腹部皮下包块 3 个月。3 个月前无意中发现腹部有皮下包块，包块逐渐增多，无自觉症状。查体：腰部、腹部散在多个直径为 0.5~1.5cm 的类圆形皮下结节，表面皮肤正常，无触痛。对该患者可能的诊断是
    A. 脂肪瘤
    B. 皮肤纤维瘤
    C. 绦虫病
    D. 皮肤囊虫病
    E. 隆突性皮肤纤维肉瘤

43. 慢性放射性皮炎的临床特征是
    A. 皮肤变硬
    B. 皮肤萎缩
    C. 色素异常
    D. 皮肤干燥
    E. 可继发基底细胞癌或鳞状细胞癌

44. 下列可见掌跖角化病表现的是
    A. 角化型手足癣
    B. 慢性湿疹
    C. 银屑病
    D. 毛发红糠疹
    E. 皮肤角化呈淡黄色

45. 下列关于丘疹的皮损特点不正确的是
    A. 病变常达真皮深层
    B. 直径小于 1cm
    C. 其表面可扁平
    D. 触之有弹性感
    E. 呈扁平、尖形、圆形及多角形

三、共用题干单选题：以叙述一个以单一病人或家庭为中心的临床情景，提出2~6个相互独立的问题，问题可随病情的发展逐步增加部分新信息，每个问题只有1个正确答案，以考查临床综合能力。答题过程是不可逆的，即进入下一问后不能再返回修改所有前面的答案。

（46~48 共用题干）

患儿女，8岁，面部红斑3天。自觉面部轻度灼热，晨起减轻，午后及活动后加重。查体：两侧面颊对称分布轻度水肿性红色斑片，表面无鳞屑，局部温度略高，无触痛；咽部轻度充血。

46. 对该患儿最可能的诊断是
    A. 丹毒
    B. 传染性红斑
    C. 蜂窝织炎
    D. 风疹
    E. 盘状红斑狼疮

47. 该病的病原体为
    A. HSV-1　　　B. CV
    C. PV-B19　　 D. EBV
    E. HHV-6

48. 关于该病的描述，错误的是
    A. 又称第五病或拍红性面颊病
    B. 好发于4~12岁儿童
    C. 是一种病毒性传染病
    D. 感染后易再发
    E. 可出现小规模流行

（49~52 共用题干）

患儿男，12岁，头部脓肿20天。20天前患儿头皮发痒，脱发，头皮出现结节，并形成脓肿，伴耳后和枕后的淋巴结肿大和触痛。

49. 如果患儿之前曾口服青霉素治疗7天无效，诊断应考虑的疾病是

A. 细菌性毛囊炎
B. 脂溢性皮炎
C. 脓癣
D. 盘状红斑狼疮
E. 脓疱疮

50. 如果真菌镜检阳性，下列描述不正确的是
    A. 病发可见发内或发外孢子以及菌丝
    B. 主要病原菌为犬小孢子菌
    C. 亲动物性皮肤癣菌常引起该病
    D. 亲土性皮肤癣菌常引起该病
    E. 发病机制为对真菌抗原产生迟发型超敏反应

51. 如果患儿体重为40kg，下列治疗方案不正确的是
    A. 伊曲康唑200mg/d，每天晚饭后用牛奶送服
    B. 同时服用头孢克洛125mg/次，b.i.d.
    C. 外用2%酮康唑乳膏
    D. 口服灰黄霉素10~15mg/（kg·d），疗程6~8周
    E. 2%酮康唑洗剂清洗头发

52. 关于脓癣的治疗，描述错误的是
    A. 口服抗真菌药物
    B. 脓肿应切开引流
    C. 可配合口服小剂量糖皮质激素
    D. 消毒个人用品
    E. 外用抗真菌药物

（53~55 共用题干）

患者女，39岁，左侧腹股沟皮疹8个月。皮疹初为少数淡红色斑丘疹，逐渐增多、增大。近2个月出现局部胀痛，全身乏力，食欲减退，偶有不规则低热。查体：左侧腹股沟多个大小不等的红色结节。

53. 若患者腹股沟结节的病理组织切片中找到无鞭毛体，可能诊断为
    A. 皮肤黑热病

B. 腹股沟肉芽肿

C. 寄生虫感染

D. 结核分枝杆菌感染

E. 自身免疫性疾病

54. 如果局部穿刺组织液涂片检查除淋巴细胞外，亦可见原淋细胞、幼淋巴细胞及网状细胞，并见有少量的杜氏利什曼小体，诊断上应首先考虑的疾病是

A. 腹股沟肉芽肿

B. 组织胞浆菌病

C. 腹股沟淋巴结核

D. 皮肤黑热病

E. 慢性血吸虫病

55. 下列对皮肤黑热病确诊价值较小的依据是

A. 抗体检测呈阳性

B. 肝、脾进行性肿大

C. 涂片检查见杜氏利什曼小体

D. 长期不规则发热

E. 外周血白细胞升高

（56～57 共用题干）

患者女，35 岁，躯干及四肢近端鳞屑性红斑 3 周。患者 3 周前右腹部无明显诱因出现一个红斑伴鳞屑，不伴瘙痒，未予以重视。1 周前红斑增多并延及躯干、四肢近端。查体：躯干及四肢近端散在分布指尖到钱币大小的红色椭圆形斑疹，部分表面有白色糠状鳞屑，其长轴与皮纹平行。右下腹可见一个直径约为 3cm 的椭圆形斑片，表面有白色糠状鳞屑，长轴与皮纹平行。

56. 对该患者最可能的诊断是

A. 副银屑病　　B. 银屑病

C. 玫瑰糠疹　　D. 蕈样肉芽肿

E. 二期梅毒

57. 该患者皮损的组织学表现不包括

A. 角化不全

B. 棘层肥厚

C. 细胞内水肿

D. 海绵形成

E. 真皮中下部血管周围有边界清楚、呈袖套状分布的炎症细胞浸润

（58～61 共用题干）

患者男，56 岁，鼻部 1.0cm×0.5cm 大小的界清、周边不规整的黑素斑块，黑色不均匀，略高于皮面，近 2 个月来逐渐增大，无明显主观不适。

58. 对该患者诊断首先应考虑

A. 色素痣　　　B. 基底细胞癌

C. 日光性角化病　D. 恶性黑素瘤

E. 鳞状细胞癌

59. 该病的临床类型不包括

A. 浅表扩散性

B. 肢端雀斑样痣样

C. 溃疡性

D. 结节性

E. 恶性雀斑样痣样

60. 病理显示黑素瘤细胞已侵入真皮乳头层下血管丛，瘤细胞呈扩大结节状，但未侵入真皮网状层；患者的 Clark 分级是

A. Ⅰ级　　　　B. Ⅱ级

C. Ⅲ级　　　　D. Ⅳ级

E. Ⅴ级

61. 与该病发病无关的因素是

A. 种族与遗传　B. 过敏

C. 创伤与刺激　D. 曝光

E. 色素痣

（62～65 共用题干）

患者女，45 岁，面部、颈部、双上肢皮肤肿胀硬化 8 个月。8 个月前无明显诱因面部出现红斑、肿胀，自觉瘙痒。后颈

部及双上肢皮肤相继出现类似红斑、水肿，对称分布，并逐渐变硬。个人史、家族史无特殊。

62. 如果查体发现患者面部皮肤表面光滑呈蜡黄色，皮肤硬化，不易捏起，鼻尖、唇薄，口周放射状沟纹，张口伸舌受限，颈部皮肤硬化，表面可见色素减退斑，双手硬化呈腊肠样改变，双手屈曲，手指末端硬化变短。对该患者诊断上应首先考虑的疾病是
    A. 硬斑病
    B. 系统性硬皮病
    C. 硬化萎缩性苔藓
    D. 硬化性黏液水肿
    E. 硬肿病

63. 如果查体发现患者面部皮肤增厚，质硬，闭口不能，两眉间有一纵形、质硬隆起及沟状纹；耳廓质硬，耳垂肥厚变大；双侧耳后皮肤质硬，伴扁平丘疹；颈部及双上肢皮肤对称性增厚变硬，此时最可能的诊断是
    A. 硬斑病
    B. 系统性硬皮病
    C. 硬化萎缩性苔藓
    D. 硬化性黏液水肿
    E. 硬肿病

64. 若患者诊断为硬化性黏液水肿，则下列不符合其病理改变的是
    A. 真皮上部胶原束间有大量黏蛋白沉积
    B. 阿新蓝染色阳性
    C. 真皮中下层胶原纤维肿胀，血管内膜增生，管壁增厚，管腔狭窄甚至闭塞
    D. 成纤维细胞显著增生
    E. 胶原增多纤维化

65. 如患者最终确诊为硬化性黏液水肿，

此病常有多个系统受累，下列描述不正确的是
    A. 雷诺现象为最常见的首发症状
    B. 以副球蛋白血症发生率最高
    C. 消化道受累最为常见，有食管蠕动消失、吞咽困难等
    D. 呼吸系统受累可出现呼吸困难、肺动脉高压
    E. 如肌肉受累可发生炎性肌病，有四肢无力

四、案例分析题：每道案例分析题至少 3～12 问。每问的备选答案至少 6 个，最多 12 个，正确答案及错误答案的个数不定。考生每选对一个正确答案给 1 个得分点，选错一个扣 1 个得分点，直至扣至本问得分为 0，即不含得负分。案例分析题的答题过程是不可逆的，即进入下一问后不能再返回修改所有前面的答案

(66～73 共用题干)

患者女，50 岁，双手肘皮疹 2 年，伴严重瘙痒。查体：双手肘可见 0.5～1.0cm 的扁平丘疹，表面覆盖白色角质薄膜，液状石蜡擦拭皮损表面后可见灰白色细纹。

66. 诊断首先考虑
    A. 银屑病
    B. 光泽苔藓
    C. 硬化萎缩性苔藓
    D. 扁平苔藓
    E. 神经性皮炎
    F. 线状苔藓

67. 根据发布情况形态，临床上扁平苔藓亚型可分为
    A. 红斑鳞屑型扁平苔藓
    B. 色素性扁平苔藓
    C. 大疱性扁平苔藓
    D. 肥厚性扁平苔藓

E. 落叶性扁平苔藓

F. 线状扁平苔藓

68. 此病还好发于

 A. 四肢伸侧 B. 颈后

 C. 掌跖部   D. 口腔黏膜

 E. 前额发际部 F. 大小腿内侧

69. 如出现指甲损害，最常见的指甲改变是

 A. 甲顶针样改变 B. 甲胬肉样改变

 C. 黑甲   D. 反甲

 E. 白甲   F. 甲板增厚

70. 支持本病的组织病理表现是

 A. 角化过度

 B. 基底细胞液化变性

 C. 真皮浅层带状淋巴细胞浸润

 D. 真皮全层致密组织细胞增生

 E. 颗粒层楔形增厚

 F. 棘层萎缩变薄

71. 下列关于扁平苔藓正确的是

 A. 常无瘙痒

 B. 急性期可出现同形反应

 C. 头皮损害可造成永久性脱发

 D. 与病毒感染有关

 E. 约半数患者发生黏膜损害

 F. 多见于青年人

72. 常用的治疗方法有

 A. 抗组胺

 B. 外用及口服皮质激素

 C. 氨苯砜

 D. 中医治疗

 E. PUVA

 F. 氯喹

 G. 激光冷冻

73. 若患者病情发展，皮疹泛发并伴剧烈瘙痒，可首选下列哪种方法治疗

 A. 系统给予皮质类固醇激素

B. 口服大剂量维生素 E

C. 口服左旋咪唑

D. 全身抗生素

E. 聚肌胞

F. 口服维 A 酸

（74～80 共用题干）

 患儿女，8 岁，因头皮瘙痒并发现脱发斑 2 周就诊，家中养猫。查体：头皮散在 5～6 处 1～2cm 直径大小脱发斑，表面少许鳞屑，其上可见断发 2～4mm 长。

74. 最可能的诊断是

 A. 黄癣

 B. 黑点癣

 C. 白癣

 D. 石棉癣

 E. 脓癣

 F. 头皮脂溢性皮炎

75. 病发镜检最可能的发现是

 A. 发内菌丝

 B. 发内关节孢子

 C. 发外菌丝

 D. 发内链状大孢子

 E. 发外密集镶嵌的小孢子

 F. 可出现气泡

76. 白癣由下列哪些真菌感染引起

 A. 紫色毛癣菌

 B. 石膏样小孢子菌

 C. 断发毛癣菌

 D. 许兰毛癣菌

 E. 犬小孢子菌

 F. 马拉色菌

77. 下列关于白癣说法，正确的是

 A. 常并发脓癣

 B. 无自愈倾向

 C. 不破坏毛囊

 D. 城市儿童多见

 E. 愈后不遗留瘢痕

F. 可有耳后和枕后的淋巴结肿大和触痛

78. 快速鉴别头癣类型的方法是
    A. 镜检
    B. 真菌培养
    C. 是否伴发脓癣
    D. 病理
    E. Woods 灯检查
    F. 皮肤试验

79. 白癣至青春期可自愈的原因是受到皮脂中哪种成分的抑制
    A. 饱和脂肪酸
    B. 不饱和脂肪酸
    C. 三酰甘油
    D. 胆固醇
    E. 甘油酸
    F. 神经酰胺

80. 头癣治疗是口服
    A. 酮康唑   B. 灰黄霉素
    C. 特比奈芬   D. 两性霉素
    E. 氟康唑   F. 依曲康唑

（81~84 共用题干）

患者男，42 岁，全身反复丘疹、结节 8 年余。病初双上肢出现绿豆大小的淡红色丘疹，渐增大，其顶部逐渐形成黑色痂，无痛和瘙痒，数周后自行消退，局部留下色素沉着。近来躯干和四肢成批出现丘疹。既往体健。体格检查：系统检查无异常。皮肤科检查：面、颈及四肢散在 2~10mm 大小的淡红色丘疹、结节，部分结节顶端有淡褐色痂，除痂后可见小的凹陷。实验室检查：WBC 7×10^9/L，N 65%，L 20%，EOS 3%；RBC 4.3×10^{12}/L，ESR 20mm/h。

81. 根据患者的病情特点，最可能的诊断是
    A. 湿疹
    B. 白血病

C. 淋巴瘤样丘疹病
D. 皮肤结核
E. 皮肤 B 细胞淋巴瘤
F. 淋巴瘤

82. 与该病发病有关的因素包括
    A. 过表达 CD30
    B. TCR 基因克隆性重排
    C. 病毒感染
    D. 非整倍体和染色体畸变
    E. 转化生长因子 β 的细胞表面受体失活突变
    F. 药物过敏

83. 该病确诊后，可选择治疗方法是
    A. 低剂量使用甲氨蝶呤
    B. 光疗（PUVA 或 NB - UVB）
    C. 保护肝、肾功能
    D. 口服或局部用维 A 酸类
    E. 使用干扰素
    F. 使用抗 CD30 单克隆抗体药物

84. 该病的组织病理学特征为
    A. 出现非典型性 $CD30^+$T 细胞
    B. 出现典型性 $CD30^+$T 细胞
    C. 出现非典型性 $CD30^-$T 细胞
    D. 出现典型性 $CD30^-$T 细胞
    E. 出现非典型性 $CD20^+$T 细胞
    F. 出现典型性 $CD20^+$T 细胞

（85~92 共用题干）

患者女，48 岁，因面部反复发生红斑、结节、萎缩皮损 3 年，伴发热、双膝关节痛、四肢肌肉疼痛无力 2 周就诊。查体：可见面部蝶形红斑，红斑表明少许鳞屑，和上胸部、手臂暗红色水肿红斑，手指尖可见暗红色丘疹与结痂。颈部与腋下可触及蚕豆大小淋巴结。

85. 为明确诊断需要进行的检查有
    A. 皮肤病理组织学检查
    B. 血、尿常规检查

C. 自身抗体检查

D. 直接免疫荧光检查

E. 心电图

F. X 线检查

86. 尿蛋白（＋＋＋＋），管型 2 个/HP，ANA（＋），血小板计数 80×10^9/L，白细胞计数 4×10^9/L。该患者诊断为

A. 慢性湿疹

B. 系统性红斑狼疮

C. 皮肌炎

D. 硬皮病

E. 多形性红斑

F. 风湿热

G. Sweet 综合征

87. 筛选诊断 SLE 的最佳试验是

A. 狼疮细胞试验

B. 抗核糖核酸蛋白抗体

C. 抗 Sm 抗体

D. 抗 dsDNA 抗体

E. 抗核抗体试验

F. 抗心磷脂抗体

88. 下列是 SLE 的标志性抗体的是

A. 抗 Sm 抗体

B. 抗心磷脂抗体

C. 抗 Ro/SS - A 抗体

D. 抗 Jo - 1 抗体

E. 抗 RNP 抗体

F. 抗 MDA5 抗体

89. 红斑狼疮的组织病理包括

A. 血管周围淋巴细胞浸润

B. 棘层肥厚，表皮突延长

C. 基底细胞液化变性

D. 表皮角化过度，毛孔有角质栓

E. 真皮乳头水肿

F. 结缔组织发生纤维蛋白样变性

90. 狼疮带试验中免疫球蛋白和补体沉积在

A. 角质形成细胞

B. 真皮浅层

C. 表皮底层

D. 真皮 - 表皮交界处

E. 皮下组织

F. 真皮深层

91. SLE 患者如果出现抗 dsDNA 抗体阳性，则多伴

A. 心肌受累

B. 肾脏损害

C. 贫血

D. 中枢神经系统受累

E. 关节炎

F. 合并肺炎

92. 该患者诊断符合 SLE（活动期），治疗的首选方案为

A. 单独外用糖皮质激素

B. 全身应用免疫抑制剂

C. 超大剂量激素冲击治疗

D. 免疫调节剂

E. 全身应用中等至大剂量皮质类固醇激素

F. 钙调磷酸酶抑制剂

（93 ~ 100 共用题干）

患者男，54 岁，5 天前曾患上感，近日来出现发热、全身不适、肌痛及不对称性关节痛，左膝关节较重，血尿。同时面颈部出现红色斑块。查体：皮疹仅限于上半身，为红色斑块及结节，界清边缘有水疱状粗大颗粒，伴触痛；血象：WBC 15×10^9/L，中性粒细胞占 90%。

93. 最可能的诊断为

A. 持久性隆起性红斑

B. 多形性红斑

C. Sweet 综合征

D. 面部肉芽肿

E. 系统性红斑狼疮

F. 单纯疱疹

94. 确诊的首选检查为

A. 肾活检

B. 查抗核抗体

C. 查狼疮细胞

D. 病变皮肤的组织病理

E. 白细胞形态学检查

F. 疱液涂片检查

95. 下列关于 Sweet 综合征的组织病理改变，正确的是

A. 真皮浅层显著水肿

B. 中性粒细胞浸润为主

C. 可见核破碎

D. 可有表皮下水疱

E. 部分患者可检出抗中性粒细胞胞质抗体

F. 嗜酸性粒细胞和少量红细胞外渗

96. 该病的诊断标准包括

A. 伴发热，关节痛

B. 组织病理特征

C. 白细胞增多

D. 典型皮损

E. 潜在的恶性肿瘤

F. γ - 球蛋白升高

97. 下列关于 Sweet 综合征的病因和发病机制，正确的是

A. 本病与感染有密切关联

B. 部分患者与恶性肿瘤有关

C. 可能与食物过敏有关

D. 患者血管壁有免疫球蛋白和补体沉积

E. 本病可能与Ⅲ型变态反应有关

F. HIV 感染

98. Sweet 综合征常见的临床表现为

A. 假水疱

B. 同形反应

C. 不易反复

D. 可自行消退

E. 发热及关节痛不易缓解

F. 皮疹消退后可有萎缩性瘢痕

99. 通常不选的治疗药物有

A. 泼尼松

B. 抗生素

C. 碘化钾

D. 氯法齐明（氯苯吩嗪）

E. 抗组胺药

F. 氨苯砜

100. 治疗 Sweet 综合征，泼尼松用量通常为

A. 0.5 ~ 1mg/（kg·d）

B. 10mg/d

C. 0.25mg/（kg·d）

D. 1 ~ 1.5mg/（kg·d）

E. 20mg/d

F. 15mg/d

全真模拟试卷（六）

一、单选题：每道试题由 1 个题干和 5 个备选答案组成，题干在前，选项在后。选项 A、B、C、D、E 中只有 1 个为正确答案，其余均为干扰选项。

1. 对诊断结节病有特异性的是
   A. 血管紧张素转换酶活性测定
   B. 血清碱性磷酸酶测定
   C. 胸片
   D. Kveim 试验
   E. 细胞免疫功能检查

2. 评判健康皮肤最主要的参数是
   A. 滋润度　　　　B. 光泽度
   C. 弹性　　　　　D. 抗老化性
   E. 细腻度

3. 引起大疱性脓皮病最常见的致病菌是
   A. 链球菌
   B. 大肠埃希菌
   C. 金黄色葡萄球菌
   D. 表皮葡萄球菌
   E. 乙型溶血性链球菌

4. 真菌的特点不包括
   A. 为原核细胞型微生物
   B. 形态有单细胞及丝状体
   C. 能进行有性生殖和（或）无性生殖
   D. 都有细胞壁
   E. 寄生或腐生

5. 患者男，17 岁，四肢伸侧、肩背等处苔藓样变，肘窝、腘窝处同样皮损，瘙痒剧烈，自幼湿疹史。应诊断为
   A. 特应性皮炎
   B. 泛发性神经性皮炎
   C. 泛发性湿疹

   D. 皮肤淀粉样变
   E. 体癣

6. 从世界范围看银屑病在自然人群中的患病率为
   A. 0.1% ～ 2.0%
   B. 0.123%
   C. 0.1% ～ 0.3%
   D. 0.1% ～ 3.0%
   E. 1% ～ 3%

7. 营养不良性大疱性表皮松解症的水疱位于
   A. 真皮内　　　　B. 透明板内
   C. 致密板下层　　D. 角质层内
   E. 颗粒层

8. 鼻翼两侧散在分布乳白色针头大小坚实丘疹，上覆极薄表皮，无自觉症状，临床考虑为
   A. 汗管瘤　　　　B. 粟丘疹
   C. 脂溢性皮炎　　D. 毛囊角化病
   E. 扁平疣

9. 川崎病的死亡原因主要为
   A. 关节炎
   B. 无菌性脑膜炎
   C. 肝炎
   D. 全身表皮剥脱
   E. 冠状动脉栓塞和（或）冠状动脉瘤破裂

10. 关于淋病性结膜炎，叙述正确的是
    A. 成人多因自我接种导致双侧受累
    B. 新生儿多为母亲产道传染，多为双侧受累

C. 表现为眼结膜充血水肿，无脓性分泌物

D. 角膜一般不发生溃疡

E. 潜伏期 7～10 天

11. HIV 特异性侵犯的主要细胞是

    A. $CD8^+$ 细胞

    B. $CD4^+$ 细胞

    C. B 淋巴细胞

    D. 单核细胞

    E. 嗜酸性粒细胞

12. 关于皮肤组织病理学检查的适应证及取材，叙述错误的是

    A. 皮肤肿瘤的诊断需有组织病理学检查依据

    B. 皮肤组织病理学检查取材应尽可能用环钻，以减轻患者的痛苦

    C. 大疱病的组织病理学确诊还需要有免疫荧光的依据

    D. 仅 HE 染色亦可诊断皮肤淀粉样变病

    E. 细菌、病毒、真菌感染性皮肤病不是组织病理学检查的禁忌

13. 关于皮痛的临床表现，叙述错误的是

    A. 常合并感觉过敏

    B. 疼痛常局限于身体某一处

    C. 好发于头皮、背、掌跖部

    D. 疼痛程度不等

    E. 局部可见皮损

14. 丹毒是由细菌感染引起的皮肤及皮下组织内淋巴管及其周围软组织的急性炎症。这种细菌是

    A. 表皮葡萄球菌

    B. 大肠埃希菌

    C. 金黄色葡萄球菌

    D. A 群乙型溶血性链球菌

    E. 凝固酶阳性金黄色葡萄球菌

15. 浅部真菌病的致病菌不包括

    A. 白念珠菌

    B. 红色毛癣菌

    C. 犬小孢子菌

    D. 红酵母菌

    E. 糠秕马拉色菌

16. 引起全身性瘙痒症的疾病不包括

    A. 糖尿病

    B. 霍奇金淋巴瘤

    C. 妊娠

    D. 甲状腺功能减退

    E. 硬下疳

17. 关于特发性红皮病，叙述正确的是

    A. 包括先天性红皮病样鱼鳞病

    B. 由药物引起

    C. 由恶性肿瘤引起

    D. 病因不明

    E. 包括艾滋病红皮病

18. 关于荨麻疹性血管炎的治疗，以下方法错误的是

    A. 首选抗组胺药物

    B. 严重病例可用糖皮质激素

    C. 非甾体抗炎药

    D. 羟氯喹

    E. 氨苯砜

19. 厚皮性骨膜病的临床表现不包括

    A. 杵状指（趾）

    B. 骨膜新骨形成亢进

    C. 皮肤增厚

    D. 回状头皮

    E. 胫前黏液水肿

20. 血管角化瘤临床分型中属于真性血管瘤的是

    A. 局限性血管角化瘤

    B. 阴囊血管角化瘤

    C. 孤立性血管角化瘤

D. 肢端血管角化瘤

E. 泛发性系统型－弥漫性躯体性血管角化瘤

21. 关于非淋菌性尿道炎，叙述错误的是
    A. 目前在欧美国家已超过淋病，跃居性病首位
    B. 60% 的非淋菌性尿道炎由支原体引起
    C. 患者有非婚性接触史或配偶感染史
    D. 有相当数量的患者症状轻微或无任何临床症状
    E. 本病尿道症状比淋病轻

22. 以下药物中通过刺激局部产生干扰素及其他细胞因子而达到治疗尖锐湿疣的作用的是
    A. 0.5% 足叶草毒素酊
    B. 10% ~20% 足叶草酯酊
    C. 50% 三氯醋酸
    D. 5% 咪喹莫特
    E. 5% 氟尿嘧啶霜

23. 艾滋病的窗口期一般为
    A. 5 周左右　　　B. 8 周
    C. 10 个月　　　D. 12 周
    E. 5 个月

24. 对于毛发生长速度的影响，下列说法错误的是
    A. 夏季毛发生长最快
    B. 甲状腺功能可影响毛发的生长
    C. 与机体的健康状况平行
    D. 雄激素可促进毛发的生长
    E. 毛囊越粗生长越慢

25. 皮肤猪囊虫病确诊靠
    A. CT　　　　B. 活检
    C. B 超　　　 D. 血常规
    E. MRI

26. 患者男，28 岁，农民。发热 4 天，伴有头晕、头痛、食欲减退。查体：躯干、四肢散在淡红色斑丘疹，脾肋下 1cm，外斐反应变形杆菌 OX_{19} 凝集试验阳性。对该患者诊断可能性大的疾病是
    A. 伤寒
    B. 地方性斑疹伤寒
    C. 恙虫病
    D. 腺热
    E. 猩红热

二、多选题：每道试题由 1 个题干和 5 个备选答案组成，题干在前，选项在后。选项 A、B、C、D、E 中至少有 2 个正确答案。

27. 扁平苔藓可出现的损害包括
    A. 头部永久性脱发
    B. 口腔颊黏膜网状白色细纹
    C. 甲板脱落
    D. 龟头糜烂溃疡
    E. 苔藓样变

28. 关于间擦疹，叙述正确的有
    A. 间擦疹是发生于皮肤皱襞部位以红斑、糜烂为特点的急性浅表性炎症
    B. 皱襞部位因湿热、散热不畅，角质层浸渍，活动时摩擦而发病
    C. 多见于体胖患者，好发于皮肤皱襞部位
    D. 初为红色、暗红色水肿斑片，界清，范围与相互摩擦的皮肤皱襞面一致，伴浸渍、糜烂、溃疡
    E. 皱襞部位应经常清洗，尽量不使皱襞面相互接触是预防的关键

29. 与接触性皮炎相比，丹毒具有的特点包括
    A. 无刺激物或致敏物接触史
    B. 有发热等全身症状
    C. 境界明显的鲜红色水肿性斑片

D. 皮疹为密集成片的红斑、丘疹及水疱

E. 自觉瘙痒而无疼痛

30. 关于大疱性类天疱疮典型皮损，叙述正确的有
    A. 紧张性大疱
    B. 尼氏征（＋）
    C. 口腔黏膜损害严重
    D. 好发于老年人
    E. 少数患者可表现为风团等非特异性皮损

31. 关于鸟疫，叙述错误的有
    A. 病原体是一种衣原体
    B. 可经呼吸道吸入鸟类羽毛或排泄物引起感染
    C. 未发生人传播人的情况
    D. 可出现伤寒样玫瑰疹
    E. 白细胞显著增高

32. 关于色素性化妆品皮炎，叙述正确的有
    A. 变应原主要是化妆品中的香料、防腐剂和乳化剂
    B. 引起的炎症属于Ⅳ型变态反应
    C. 本病主要累及妇女面部，以白种人居多
    D. 停用可疑化妆品后皮损明显好转或消退
    E. 化妆品产品斑贴试验和光斑贴试验有助诊断

33. 关于纤维蛋白样变性，叙述正确的有
    A. 可称为纤维素沉积
    B. 可称为纤维素样坏死
    C. 可以是血管、胶原纤维的变性
    D. 可见于过敏性紫癜
    E. 常见于结节性红斑

34. 关于日光性角化病的临床表现，叙述

正确的有
    A. 角化性丘疹
    B. 可形成皮角
    C. 皮损一般为米粒至蚕豆大小
    D. 50% 可自行消退
    E. 未经治疗，约20%的患者可发展为鳞癌，易发生转移

35. 获得性甲病多见于
    A. 先天性疾病
    B. 药物
    C. 银屑病
    D. 糖尿病
    E. 红斑狼疮

36. 关于尖锐湿疣的亚临床感染，叙述正确的有
    A. 是指临床上肉眼不易辨认的损害
    B. 可表现为微小的无蒂疣、微小的乳头状隆起或外观正常的环状皮损
    C. 用醋酸白试验可以证实亚临床感染的存在
    D. 亚临床感染可单独或与典型损害并存
    E. 亚临床感染不具有传染性

37. 关于鸡眼与跖疣，叙述正确的有
    A. 鸡眼数量较少，跖疣常多发
    B. 鸡眼多限于受压部位，跖疣多泛发，不限于受压部位
    C. 鸡眼为淡黄色角质栓或斑块，境界清楚，跖疣表面去掉角质常见小黑点
    D. 两者可合并存在
    E. 两者可能都与挤压有关

38. 玫瑰糠疹的特殊类型包括
    A. 顿挫型：仅有母斑无子斑
    B. 渗出型：有渗出倾向
    C. 紫癜型：好发于儿童，皮肤出现紫癜样损害

D. 荨麻疹型：初发皮疹似荨麻疹

E. 水疱型：除典型玫瑰糠疹皮疹外，尚有水疱渗出

39. 下列菌为双相真菌的有
    A. 申克孢子丝菌
    B. 马尔尼菲青霉
    C. 荚膜组织胞浆菌
    D. 皮炎芽生菌
    E. 粗球孢子菌

40. 梅毒治疗的一般原则包括
    A. 及早发现，及时治疗
    B. 剂量足够，疗程规则
    C. 梅毒治疗后均做临床、血清学及脑脊液检查
    D. 治疗后要经过足够时间的追踪观察
    E. 对所有传染源及性伴应同时进行检查和治疗

41. 关于性病性淋巴肉芽肿的原发皮损，叙述正确的有
    A. 也称初疮
    B. 可以表现为丘疹、溃疡或糜烂、小的疱疹样损害及非特异性尿道炎
    C. 其潜伏期一般为 10～14 天，也可长达 6 周
    D. 部分患者可无自觉症状
    E. 初疮可迅速愈合而不遗留瘢痕

42. 关于掌跖脓疱病和连续性肢端皮炎，叙述正确的有
    A. 掌跖脓疱病可伴有手、足及指、趾的畸形
    B. 连续性肢端皮炎常伴有手、足及指、趾的畸形
    C. 两者脓疱皆为无菌性脓疱
    D. 掌跖脓疱病常有外伤史
    E. 两者皆可用阿维A治疗

43. 在人血吸虫感染过程中，可对皮肤造成损害的有
    A. 尾蚴   B. 童虫
    C. 成虫   D. 虫卵
    E. 毛蚴

44. 下列疾病中可引起同形反应的有
    A. 贝赫切特综合征（白塞病）
    B. 扁平苔藓
    C. 白癜风
    D. 扁平疣
    E. 寻常狼疮

45. 患者男，38 岁，因反复双膝、双腕、近端指间关节、双踝关节肿痛伴乏力、低热、晨僵半年余来诊。实验室检查：RF 106 KU/L，ESR 69 mm/h。拟诊类风湿关节炎。可能出现的 X 线表现为
    A. 关节端骨质疏松
    B. 关节间隙狭窄
    C. 关节面穿凿样破坏
    D. 软骨下骨质硬化
    E. 关节骨性强直

46. 蜈蚣蜇伤的临床处理措施包括
    A. 局部外用 5% 碳酸氢钠溶液
    B. 用 3% 硼酸溶液湿敷
    C. 注射 2% 利多卡因溶液
    D. 蒲公英捣烂后敷于患处
    E. 注射抗过敏药物

三、共用题干单选题：以叙述一个以单一病人或家庭为中心的临床情景，提出 2～6 个相互独立的问题，问题可随病情的发展逐步增加部分新信息，每个问题只有 1 个正确答案，以考查临床综合能力。答题过程是不可逆的，即进入下一问后不能再返回修改所有前面的答案。

（47～49 共用题干）

患者女，45 岁，阵发性两足烧灼、疼痛及皮肤、皮温升高，晚间入睡时常因足

部温暖而发生剧痛。

47. 最可能的诊断是
    A. 肢端青紫症
    B. 红斑性肢痛症
    C. Raynaud 病
    D. 痛风
    E. 以上都不是

48. 可进行治疗试验的药物为
    A. 秋水仙碱
    B. 止痛剂
    C. 泼尼松（强的松）
    D. 阿司匹林
    E. 布洛芬

49. 对患者的治疗应包括
    A. 将患肢抬高
    B. 施行冷敷
    C. 避免受热
    D. 阿司匹林内服
    E. 以上都是

（50~51 共用题干）

患者女，69 岁，面部皮疹 2 年。查体：左颞部有一个笋状损害，直径约3mm，高 7mm，主要为黄色角化物，质地硬，基底暗红色。患者面部多发 3~8mm 的褐色斑疹，粗糙，境界清楚。

50. 该皮损的组织病理表现除了
    A. 表皮高度角化过度
    B. 真皮浅层中性粒细胞为主浸润
    C. 棘细胞层不规则增厚
    D. 可见角化不良细胞
    E. 局灶性角化不全

51. 颞部的损害首先考虑
    A. 指状疣   B. 皮赘
    C. 丝状疣   D. 纤维瘤
    E. 皮角

（52~53 共用题干）

患者男，50 岁，2 个月来经常自觉四肢疼痛，行走无力，下蹲困难。面部、眼睑、颈部出现浮肿性红斑，发紫黑。近日发热、关节疼痛。

52. 进一步寻找特征性皮疹应该找
    A. Darier 征   B. Gottron 征
    C. Nikosky 征   D. Auspitz 征
    E. Raynaud 征

53. 可能性最大的诊断应该是
    A. 硬皮病   B. MCTD
    C. SLE   D. 皮肌炎
    E. 类风湿关节炎

（54~55 共用题干）

患者男，43 岁，体重68kg，因皮肤红斑、水疱 3 个月就诊。查体：四肢躯干散在红斑、水疱，尼氏征（＋），病理检查发现表皮内基底层上方水疱形成。

54. 临床诊断是
    A. 大疱性类大疱疮
    B. 寻常型天疱疮
    C. 重症多形红斑
    D. 疱疹样皮炎
    E. 成人线状 IgA 大疱性皮病

55. 最佳初始治疗方案是
    A. 泼尼松 15mg/d
    B. 泼尼松 60mg/d
    C. 甲基强的松龙1g/d 冲击治疗
    D. 环孢素 A 200mg/d
    E. 雷公藤多苷 60mg/d

（56~57 共用题干）

患者女，30 岁，白带增多伴阴道瘙痒 3 天。体格检查：阴道壁充血明显，表面覆有较多大量豆腐渣样分泌物，宫颈口见少量浆液性分泌物。

56. 该患者诊断首先考虑
    A. 急性淋病
    B. 非淋菌性尿道炎
    C. 细菌性阴道病

D. 念珠菌性阴道炎

E. 滴虫性阴道炎

57. 该患者处理上采取下列哪种方法比较合适

    A. 头孢曲松钠 1g，静脉滴注一次

    B. 阿奇霉素 1g，一次性顿服

    C. 米诺环素 100mg，每日 2 次，连服 1 周

    D. 甲硝唑 500mg，每日 2 次，连服 1 周

    E. 伊曲康唑 200mg，每日 2 次，服用 1 天；联合咪康唑阴道栓剂 200mg，每晚一次，连续 3 天

（58 ~ 60 共用题干）

患儿男，5 岁，口周在红斑基础上出现薄壁水疱，迅速转变为脓疱，周围红晕，结黄痂。

58. 最可能的诊断为

    A. 湿疹感染

    B. 水痘

    C. 寻常型脓疱疮

    D. Kaposi 水痘样疹

    E. 毛囊炎

59. 本病最常合并的系统疾病为

    A. 脑炎   B. 肺炎

    C. 肾炎   D. 肝炎

    E. 尿路感染

60. 其病原体最常见的是

    A. 绿脓杆菌

    B. 水痘 – 带状疱疹病毒

    C. 白色葡萄球菌

    D. 溶血性链球菌

    E. 柯萨奇病毒

（61 ~ 65 共用题干）

患者男，46 岁，鼻根部皮疹 2 年。皮疹初为黄豆大小的淡红斑，逐渐扩大增厚。无发热、关节肿痛和脱发。查体：患者鼻背部及左下眼睑见直径为 6cm 暗红色浸润性斑块，表面光滑，无压痛。

61. 关于该患者的诊断，可能性最小的疾病是

    A. 皮肤淋巴细胞浸润症

    B. 盘状狼疮

    C. 结节病

    D. 环状肉芽肿

    E. 皮肌炎

62. 该患者组织病理表现为表皮大致正常，真皮浅、深层弥漫性片状淋巴样细胞浸润，无细胞异形性，以血管和附属器周围为著，胶原间未见黏蛋白沉积。抗核抗体谱正常。对该患者最可能的诊断是

    A. 皮肤淋巴细胞浸润症

    B. 红斑狼疮

    C. 结节病

    D. 环状肉芽肿

    E. 皮肌炎

63. 下列适合于该病治疗的方法是

    A. 外用或系统应用糖皮质激素

    B. 口服沙利度胺

    C. 外用他克莫司软膏

    D. 口服羟氯喹

    E. 化疗

64. 该病的临床特点不包括

    A. 多见于中年男性

    B. 发病初期伴有明显的全身症状

    C. 好发于面部，其次背部、胸部

    D. 皮疹为单发或多发性浸润性斑块

    E. 组织病理以真皮内片状淋巴样细胞为主，无细胞异形性

65. 下列疾病不属于皮肤假性淋巴瘤范畴的是

    A. 皮肤淋巴细胞浸润症

    B. 虫咬反应

    C. 皮肤炎性假瘤

D. 光线性类网织细胞增生症

E. 急性苔藓痘疮样糠疹

四、案例分析题：每道案例分析题至少
3~12问。每问的备选答案至少6个，
最多12个，正确答案及错误答案的个
数不定。考生每选对一个正确答案给
1个得分点，选错一个扣1个得分点，
直至扣至本问得分为0，即不含得负
分。案例分析题的答题过程是不可逆
的，即进入下一问后不能再返回修改
所有前面的答案。

（66~68 共用题干）

患者男，16岁，因左侧躯干及肢体渐
进性色素沉着斑16年来诊。出生后数月即
发现，但数目不多，分布于左上臂，随年
龄增大皮疹逐渐增多，且向左胸背及肩颈
部发展。查体：左胸背、肩颈和上臂可见
3~6 mm 褐色斑疹，较密集而不融合，排
列成线状或漩涡状。

66. 患者最有可能的诊断是

A. 扁平苔藓　　B. 雀斑

C. 银屑病　　D. 汗孔角化症

E. 神经性皮炎　　F. 雀斑样痣

G. 蒙古斑　　H. 咖啡斑

67. 本病可见于（提示：此类患者大多健
康，但也可伴有其他发育方面的异常，
需详细询问病史或查体。）

A. 多发性雀斑样痣综合征

B. 着色性干皮症

C. Peutz-Jegher 综合征

D. 色素血管性斑痣性错构瘤综合征

E. 面中部雀斑样痣病

F. 神经皮肤成黑素细胞增多综合征

G. LAMB 综合征

H. Naegeli 综合征

68. 最适合该患者的治疗手段是（提示：
患者家庭经济条件好，要求治疗安全
性高，疗效好且不留瘢痕。）

A. 外用 3% 的氢醌霜

B. 普通 CO_2 激光

C. 整形外科手术

D. 波长 694 nm 的红宝石激光

E. Q 开关的翠绿宝石激光

F. 三氯醋酸点涂

G. Er：YAG 激光

H. 强脉冲光治疗

（69~71 共用题干）

患者女，24岁，主诉全身反复出现风
团瘙痒6个月。患者6个月前全身不明原
因地起风团，色红，时隐时现，伴剧痒，
不伴有腹痛、腹泻、呼吸困难等不适。专
科检查：全身红色风团，午后或夜间加重，
伴心烦、易怒，影响正常生活。

69. 该患者所患疾病诊断为

A. 急性荨麻疹

B. 慢性荨麻疹

C. 丘疹型荨麻疹

D. 血管炎性荨麻疹

E. 血管性水肿

F. 胆碱能性荨麻疹

70. 患者除作血、尿常规检查，还应该完
善下列哪项检查

A. ENA 多肽抗体谱

B. 肝、肾功能

C. 血电解质

D. 肿瘤指标

E. 血脂检测

F. 过敏原检测

71. 对于此病的治疗

A. 抗组胺药物

B. 钙剂

C. 维生素 C

D. 足量应用糖皮质激素

E. 积极治疗原发病

F. 脱敏治疗

(72~74 共用题干)

患儿男，62 天，足月顺产，母亲妊娠期间和产后无用药史。躯干部红斑、脱屑 30 天。患儿出生后 1 个月时无明显诱因出现臀部散在性粟粒至绿豆大小的红丘疹，逐渐扩大为红色斑片，境界清楚，上覆银白色鳞屑，脱屑后局部红色。继之胸腹部出现类似皮疹。家族中无类似疾病。皮损为大量的白色厚积鳞屑，可见薄膜现象。实验室检查，血、尿常规和肝、肾功能正常。皮损组织病理提示角层增厚，角化不全，颗粒层变薄，棘层增厚，表皮突向下延长，末端增宽呈棒状，真皮乳头层内毛细血管迂曲扩张，血管周围有少许淋巴细胞及组织细胞浸润。

72. 请你根据以上资料给患儿作出初步诊断

    A. 湿疹

    B. 药疹

    C. 发疹性脓疱病

    D. 婴儿寻常性银屑病

    E. 脂溢性皮炎

    F. 红皮病

73. 如诊断上述疾病，患儿最典型的皮损特点

    A. Nikolsky 征 （+）

    B. Auspits 征 （+）

    C. Dermatographic test （+）

    D. Patchtest （+）

    E. Ramasay – Hunt 综合征 （+）

    F. Wickham （+）

74. 导致此病发生的可能诱因是

    A. 基因遗传

    B. 环境因素刺激

    C. 感染

    D. 免疫功能紊乱

    E. 传染

    F. 胎传

(75~77 共用题干)

患者男，20 岁，反复出现面部、胸部皮疹伴有疼痛不适感 2 年余，且皮疹夏季和在进食刺激性食物后症状明显。体检面部和胸部多发油性皮脂溢出，密集的粉刺、丘疹、脓疱、脓肿、囊肿及窦道、瘢痕、瘢痕疙瘩集簇发生。损害的大小深浅不等，触痛明显。

75. 根据临床表现，初步诊断考虑

    A. 痤疮   B. 脂溢性皮炎

    C. 面部湿疹   D. 寻常型狼疮

    E. 毛囊炎   F. 聚合型痤疮

76. 导致此病的发生，其可能的病因为

    A. 内分泌紊乱

    B. 皮脂腺分泌过旺

    C. 微生物感染

    D. 毛囊口角化过度

    E. 出汗过多

    F. 接触碘、溴

77. 上述疾病诊断明确后，此时可作哪些处理

    A. 只用外用药物处理

    B. 外用药＋口服抗生素

    C. 可以选用性激素治疗

    D. 小剂量糖皮质激素

    E. 维 A 酸治疗

    F. 早期手术处理

(78~80 共用题干)

患者女，26 岁，近 2 个月来出现发热、关节痛，近 1 周发生全身水肿、少尿。入院后胸部 X 线检查显示心包和胸腔积液，实验室检查显示尿蛋白 （+++），血浆白蛋白 24 g/L，Hb 83g/L，血小板 60×10^9/L、抗 dsDNA 抗体 （+）、血沉 110mm/h。

78. 该患者最可能的诊断是

    A. 风湿性关节炎

    B. 类风湿关节炎

    C. 慢性肾炎

D. 贫血

E. 红斑狼疮

F. 结核性胸膜炎

79. 此患者首选治疗是

A. 大量利尿剂

B. 氯喹 500mg/d，口服

C. 泼尼松 60mg/d，口服

D. CTX 200mg 隔日静脉注射

E. 吲哚美辛 75mg/d，口服

F. 大剂量丙种球蛋白静脉注射

80. 1 周后患者出现黑便、隐血（＋＋＋＋），治疗首选是

A. 继续上述治疗加止血药

B. 停用原来用药，给予环磷酰胺＋止血药

C. 停用原来用药，给予环孢素 A＋止血药

D. 停用原来用药，只给止血剂

E. 中草药＋止血剂

F. 使用黏膜保护剂

（81~86 共用题干）

患者男，26 岁，学生，因躯干、四肢红斑，黏膜糜烂，指（趾）甲脱失 5 年加重 2 个月来诊。患者于 5 年前无明显诱因舌面出现白膜，无糜烂及疼痛等不适，未重视。继而出现指（趾）甲变形、缺损，并逐渐脱落，躯干、腹股沟等处相继出现暗红色斑块，伴有明显瘙痒。曾就诊于外院，考虑湿疹，经治疗无明显好转。5 年来，上述症状反复发作，时轻时重。2 个月前，无明显诱因口腔、龟头黏膜糜烂，并斑状脱发，遂来诊。发病以来患者一般情况好，无发热、咳嗽、腹痛、腹泻等全身症状，精神好，尿、便正常。既往史、个人史、家族史无特殊。查体：身体消瘦，营养不良，意识清楚，对答切题，吐字清楚，自动体位。皮肤科查体：头颈部有 5 处直径约 1 cm 的圆形斑秃区；口腔黏膜和舌分布大小不一的白色细纹状斑和浅表糜烂面，糜烂表面覆盖较多黏稠性分泌物，张口受限；下腹部、腰骶、左侧腹股沟处可见直径 4~10 mm 的紫红色丘疹及斑块；指（趾）甲全部缺损、脱失，甲床和甲周部分糜烂，伴少量黄色分泌物；双手掌可见不规则皮肤角化、增厚、皲裂；龟头及包皮前缘皮肤红肿、糜烂，有少量黄色分泌物。

81. 应考虑的诊断是

A. Bechet 综合征

B. Reiters 综合征

C. 扁平苔藓

D. Tourain 多角化症

E. 皮肤－口腔炎综合征

F. 玫瑰糠疹

82. 扁平苔藓 Wickham 纹形成的原因是［提示：实验室检查示血、尿、便常规正常；血生化正常；ANA（－）；IgG、C3 正常；口腔黏膜分泌物细菌、真菌培养（－）。皮肤组织病理学示表皮角化过度，颗粒层增厚，棘层不规则增厚，基底细胞液化变性，真皮上部淋巴细胞呈带状浸润。］

A. 表皮角化过度

B. 颗粒层楔形增厚

C. 基层不规则增厚

D. 真皮上部淋巴细胞为主的致密带状浸润

E. 基底细胞液化变性

F. 角化不良伴角化过度

83. 扁平苔藓的特殊类型包括

A. 肥厚性扁平苔藓

B. 线状扁平苔藓

C. 毛发扁平苔藓

D. 小棘苔藓

E. 光泽苔藓

F. 大疱性扁平苔藓

84. 扁平苔藓的诱发因素包括

    A. 内分泌紊乱   B. 精神紧张

    C. 药物   D. 病毒感染

    E. 吸烟   F. 遗传

85. 扁平苔藓的治疗措施包括

    A. 维 A 酸制剂

    B. PUVA

    C. 免疫抑制剂

    D. 抗生素

    E. 中医药治疗

    F. 外用糖皮质激素

86. 影响 PUVA 治疗效果的因素包括

    A. 波长   B. 剂量

    C. 作用时间   D. 个人的敏感性

    E. 光波频率   F. 患者年龄

(87 ~ 96 共用题干)

    患者女，19 岁，未婚，因阴道疼痛、白带多，呈黄色带臭味 3 天，发热 1 天，上午 10 时到门诊诊治。患者 1 周前有不洁性交史。未作过诊治，否认有梅毒等其他性病史。体检：体温 38℃，呼吸、脉搏、血压正常，心肺未发现异常。右侧大阴唇下 1/3 处有一核桃大结节，压痛明显，稍有波动感。宫颈轻度糜烂，白带多，呈黄色，部分为脓样并有臭味。右侧腹股沟淋巴结约鸽蛋大，有压痛。

87. 接诊病人后，应马上作哪些检查

    A. 宫颈内分泌物涂片检查

    B. 淋菌培养

    C. USR 检查

    D. HIV 抗体检查

    E. 支原体培养

    F. 沙眼衣原体培养或抗原检查

    G. 霉菌培养

    H. 细菌培养并作药敏试验

    I. 血、尿常现

    J. 肝、肾功能检查

88. 根据临床表现和所得的化验结果，下列哪些诊断是正确的〔提示：半小时后，部分检查结果已报告，宫颈分泌物涂片，革兰染色，发现细胞内有革兰阴性双球菌。未发现滴虫、霉菌。血 WBC $8.9 \times 10^9/L$（8900mm^3），N 0.82，L 0.18，尿常规正常。其余项目结果未回。〕

    A. 淋菌性阴道（宫颈）炎

    B. 淋菌性尿道炎

    C. 非淋菌性阴道（宫颈）炎待排除

    D. 淋菌性巴氏腺脓肿待排除

    E. 非淋菌性巴氏腺脓肿待排除

    F. 梅毒

    G. 软下疳

    H. 生殖器疱疹

89. 由于培养结果未回，一时尚难确诊，此时可作哪些处理?

    A. 青霉素 G480 万 U，分两侧臀部肌内注射，同时口服丙磺舒 1g

    B. 淋必治（大观霉素）2g，肌内注射

    C. 菌必治（头孢曲松钠）500mg，肌内注射

    D. 氟哌酸（诺氟沙星）片 800mg，一次口服

    E. 丁胺卡那霉素 0.2g，肌内注射，每日 2 次，连续 10 天

    F. 暂不作处理，待结果出来后再作对症治疗

    G. 复方氨基比林注射液 2ml 肌内注射

    H. （索米痛）1g 口服

    I. 冲洗阴道后，用达克宁栓置入阴道，每晚 1 次，连续 7 天

90. 下列哪些是正确的（提示：经用青霉素和丙磺舒治疗后，当晚病人已无发热，疼痛也明显减轻，分泌物随之减少，第 2 天仅有轻微疼痛，右侧大阴唇红肿也明显消退，右腹股沟淋巴结

明显消肿。宫颈和脓肿内分泌物培养结果均有淋菌生长，其余结果未回。）

A. 确诊为淋菌性阴道（宫颈）炎

B. 可排除非淋菌性阴道（宫颈）炎

C. 确诊为淋菌性巴氏腺脓肿

D. 排除了非淋菌性巴氏腺脓肿

E. 可排除梅毒

F. 病情好转主要是青霉素的治疗作用

G. 病情好转主要是丙磺舒的治疗作用

H. 病情好转主要是青霉素和丙磺舒的抗菌协同作用

I. 巴氏腺脓肿处切开排脓

91. 临床症状未完全消失的原因可能有哪些〔提示：患者经治疗（连续 3 天青霉素治疗）后，第 4 天复诊，巴氏腺脓肿已完全消退，无留疤痕，也无压痛，但阴道仍有微痛及发痒感，白带仍较多，且还有少许分泌物，血常规已正常。余项培养结果未报。今再作宫颈内拭子培养淋菌。〕

A. 神经过敏症

B. PPNG 菌株存在

C. 青霉素耐药的淋菌菌株存在

D. 非淋菌性阴道（宫颈）炎

E. 治疗期间仍有不洁性交

F. 用药剂量不足

G. 没有用联合抗生素疗法

H. 合并霉菌感染

I. 合并滴虫感染

J. HIV 感染

92. 根据目前病情，最好选择哪种处理方法〔提示：患者经治疗（连续 3 天青霉素治疗）后，第 4 天复诊，巴氏腺脓肿已完全消退无留疤痕，也无压痛，但阴道仍有微痛及发痒感，白带仍较多，且过有少许分泌物。血常规已正常。余项培养结果未报。经详细询问，

患者否认在治疗期间有不洁性交史。〕

A. 因原因未明，故待培养结果全部报告后再作治疗

B. 告诫病人治疗期间不要饮酒、吃辣椒和性交

C. 应用对淋菌和非淋菌性阴道炎都有效的抗生素继续治疗

D. 加大青霉素剂量，继续坚持治疗 1 周

E. 由于有霉菌感染的可能性，从防治出发应用酮康唑 0.29g，每日 4 次，连服 7 天

F. 注意多休息、多饮水

G. 阴道冲洗后坐盆

H. He - Ne 激光治疗

I. 冷冻治疗

93. 下列哪些诊断是正确的〔提示：患者经服美满霉素（0.1g，每 12 小时一次，首次 0.2g）3 天后，症状体征已基本消失，仅自觉阴道微痒。余项检查结果为：支原体培养阴性，霉菌培养阴性，沙眼衣原体培养阳性。该淋菌菌株经鉴定为非 PPNG，且对青霉素敏感。细菌培养阴性。第二次淋菌培养阴性。〕

A. 淋菌性阴道（宫颈）炎

B. 非淋菌性阴道（宫颈）炎（沙眼衣原体感染）

C. 病毒性阴道（宫颈）炎

D. 混合性阴道（宫颈）炎

E. 梅毒

F. 软下疳

94. 下列哪些判断是正确的（提示：患者再经美满霉素治疗 2 周后来复诊。阴道、宫颈症状消失。但主诉 3 天前，会阴部起红斑，灼热，第 2 天红斑上出现大疱，灼痛，无发热。同时服药

后第 3 天开始出现头晕、恶心、全身
乏力、口干苦、纳差。体检：阴道宫
颈未见异常，会阴部可见两处起直径
1.0～2.0cm 的圆形暗红斑，其上疱壁
已破，局部糜烂，少许渗液。)

A. 生殖器疱疹

B. 固定性药疹

C. 二期梅毒疹

D. 接触性皮炎

E. 皮肤念珠菌病

F. 患者出现头晕、恶心、全身乏力是
美满霉素的作用

G. 患者出现上述症状是青霉素的副
反应

H. 患者出现上述症状是原有 STD 复发
或病情加重所致

I. 患者出现上述症状是梅毒所致

J. 患者出现上述症状是性病恐惧症所致

95. 下列哪些处理是对的（提示：患者再
经美满霉素治疗 2 周后来复诊。阴道、
宫颈症状消失。但主诉 3 天前，会阴
部起红斑，灼热，第 2 天红斑上出现
大疱，灼痛，无发热。同时服药后第 3
天开始出现头晕、恶心、全身乏力，
口干苦，纳差。查阴道宫颈未见异常，
会阴部可见两处直径 1.0～2.0cm 的圆
形暗红斑，其上疱壁已破，局部糜烂，
少许渗液。)

A. 患者原患 STD 已痊愈，无须复查和
治疗

B. 在复查沙眼衣原体同时，继续用美
满霉素 1 周

C. 在复查沙眼衣原体结果未报前，暂
停治疗，待结果回来后再作处理

D. 使用葡萄糖酸钙

E. 选用扑尔敏（氯苯那敏）等抗组胺
类药

F. 维生素 C、B₂ 等口服

G. 泼尼松 10mg，3 次/日口服

H. 选择酊剂外用会阴患处

I. 选择溶液外用会阴患处

J. 复查沙眼衣原作的同时，改服悉
复欢

96. 还须作哪些处理？（提示：固定性药疹
经对症治疗 7 天后痊愈，沙眼衣原体
培养阴性，病人 STD 已痊愈。)

A. 为防止 STD 复发，改服悉复欢

B. 为防止再感染，嘱病人每天服美满
霉素

C. 追诊性伴侣

D. 抽血查肝、肾功能

E. 为了排除梅毒应作一次 USR 检查

F. 为了排除乙肝、丙肝，抽血作相应
的检查

G. 忌用美满霉素

(97～100 共用题干)

患儿男，18 个月，反复皮疹 6 个月，
加重伴发热 6 天。患儿半年前无明显诱因
下自脐周开始出现皮疹，为细小硬结，中
央有白点，高出皮面。之后逐渐蔓延至全
身，伴抓痕。先后于当地多家医院就诊，
诊断为皮炎、传染性软疣、疣状囊性结构
不良、疣状表皮发育不良等，给予外用药
膏及中药外用治疗，皮疹无好转。6 天前
出现发热，体温最高 38.5℃，无咳嗽、流
涕，且皮疹较前增多。查体：T 37℃，HR
130 次/分，R 33 次/分。一般情况可，头
部、面部、颈部、躯干部可见暗红色丘疹，
压之不褪色，伴有抓痕。浅表淋巴结未及
肿大，前囟平软、张力不高，心肺查体无
异常体征。腹软，肝、脾触诊不满意。皮
肤活组织病理检查：表皮及真皮见大量单
一核细胞浸润，核多为肾形。组织免疫组
化检查：CD1a 阳性、HLA - DR 阳性、
S100 阳性及 CD207 阳性。

97. 根据患者病情特点，最可能的诊断是
    A. 病毒疹
    B. 白血病
    C. 色素性荨麻疹
    D. 勒 – 雪病
    E. 湿疹
    F. 淋巴瘤

98. 与该病发病有关的因素包括
    A. 朗格汉斯细胞存在单克隆增生、细胞周期调控异常及端粒缩短的现象
    B. 免疫刺激
    C. 反复 HPV 感染
    D. 细胞因子水平的异常
    E. 原癌基因 BRAF 的体细胞突变
    F. 病毒感染

99. 该病确诊后，可选择治疗方法是
    A. 手术切除
    B. 使用抗生素
    C. 保护肝、肾功能
    D. 使用糖皮质激素
    E. 骨髓移植
    F. 应用长春新碱

100. 该病患儿发生突变的基因是
    A. P53
    B. U2AF1
    C. PICK1
    D. PIK3R2
    E. PIK3CA
    F. 融合基因 PLEKHA6 – NTRK3

皮肤性病学全真模拟试卷与解析

（副主任医师/主任医师）

答案解析

英腾教育高级职称教研组　编写

中国健康传媒集团

中国医药科技出版社

内 容 提 要

根据人力资源和社会保障部、卫健委《关于深化卫生事业单位人事制度改革的实施意见》和《加强卫生专业技术职务评聘工作的通知》，高级卫生专业技术资格采取考试和评审结合的办法取得。本书是"高级卫生专业技术资格考试用书"系列之一，紧扣高级卫生专业技术资格考试前沿与新版考纲，包括两个分册："全真模拟试卷"包含题型说明与 6 套高度仿真模拟试卷，其所设题目数量、题型比例分配、难易程度、考核知识点构架均严格模拟真题；"答案解析"为 6 套模拟试卷的全解析版，有助于考生及时检验复习效果，有的放矢地归纳、梳理并记忆考试重点、难点与易错点，主要适用于参加卫生专业技术资格高级职称考试（副高、正高）评审申报人员在最后阶段冲刺备考，高分通过考核。

图书在版编目（CIP）数据

皮肤性病学全真模拟试卷与解析/英腾教育高级职称教研组编写 . —北京：中国医药科技出版社，2022.12

高级卫生专业技术资格考试用书

ISBN 978 - 7 - 5214 - 3488 - 0

Ⅰ.①皮… Ⅱ.①英… Ⅲ.①皮肤病学 - 资格考试 - 习题集 ②性病学 - 资格考试 - 习题集

Ⅳ.①R75 - 44

中国版本图书馆 CIP 数据核字（2022）第 202946 号

美术编辑　陈君杞
责任编辑　高一鹭　高延芳
版式设计　友全图文

出版　**中国健康传媒集团** │ 中国医药科技出版社
地址　北京市海淀区文慧园北路甲 22 号
邮编　100082
电话　发行：010 - 62227427　邮购：010 - 62236938
网址　www.cmstp.com
规格　787 × 1092 mm $\frac{1}{16}$
印张　10 $\frac{1}{2}$
字数　213 千字
版次　2022 年 12 月第 1 版
印次　2022 年 12 月第 1 次印刷
印刷　北京紫瑞利印刷有限公司
经销　全国各地新华书店
书号　ISBN 978 - 7 - 5214 - 3488 - 0
定价　**48.00 元**

获取新书信息、投稿、为图书纠错，请扫码联系我们。

目 录

全真模拟试卷（一）答案解析

一、单选题

1. D 原发性多汗症的治疗主要是对症治疗，继发性多汗症的治疗主要是积极查找及处理病因。①外用药物有外用抗胆碱能制剂、硼酸、鞣酸溶液、间苯二酚、高锰酸钾、戊二醛溶液、乌洛托品等。对苯磺酸吡咯烷酮是一种抗胆碱能药物，可以抑制乙酰胆碱作用于汗腺；②局部注射肉毒素，在神经－肌肉接头处和交感神经的胆碱能神经节后纤维处具有抗胆碱能作用，因此对多汗症有效；③系统性药物如抗胆碱能药物、镇静安定药物、吲哚美辛、钙通道阻滞剂等。

2. D 治疗疣主要采用的方法：①药物治疗，外用氟尿嘧啶软膏、5%咪喹莫特霜等；②光动力学疗法；③物理疗法；④手术切除。

3. A 皮肤及软组织上常见的化脓性感染主要有毛囊炎、疖、痈、急性蜂窝织炎、脓肿、丹毒、急性淋巴管炎。毛囊炎的常见致病菌为葡萄球菌；疖、痈的最常见致病菌为金黄色葡萄球菌；急性蜂窝织炎的常见致病菌为金黄色葡萄球菌，有时为溶血性链球菌，少数由厌氧菌和大肠埃希菌引起；脓肿常见的致病菌为金黄色葡萄球菌；丹毒的主要致病菌为 A 群 β 溶血性链球菌；急性淋巴管炎多数是由于金黄色葡萄球菌和溶血性链球菌引起。因此，最常见的致病菌为金黄色葡萄球菌。

4. E Sweet 综合征（Sweet syndrome）主要表现为四肢、面颈部急性发作的非瘙痒性、疼痛性红色丘疹、结节或斑块，伴发热，组织病理表现为真皮水肿伴致密中性粒细胞浸润。患者症状和组织病理与之符合，故诊断为 Sweet 综合征。

5. B 甲癣口服药有肝功能损害的不良反应。

6. A 急性蜂窝织炎表现为大片鲜红色水肿性浸润性斑块，表面可见水肿及血疱，附近淋巴结肿大。

7. C ①早期梅毒：苄星青霉素 240 万 U，分为两侧臀部肌内注射，1 次/周，连续 3 次；或普鲁卡因青霉素 G 80 万 U/d，肌内注射，连续 10～15 天。对青霉素过敏用以下药物：头孢曲松钠 1g/d，静脉滴注，连续 10～14 天。或多西环素 100mg，每日 2 次，连服 15 天；或米诺环素 100mg，每日 2 次，连服 15 天；或口服大环内酯类；②晚期梅毒及二期复发梅毒：苄星青霉素，1 次/周，3～4 次；或普鲁卡因青霉素，同上，连续 20 天，也可考虑给第 2 个疗程，疗程间停药 2 周。对青霉素过敏用以下药物：多西环素或大环内酯类连服 30 天，剂量同上。

8. E 梅毒螺旋体耐寒能力强，4℃环境下可存活 3 天，78℃环境下保存数年仍具有传染性。

9. C 尖锐湿疣在诊断时不依据血液病毒抗体检测。

10. E 根据临床表现和实验室检查示 HSV DNA 阳性，该病最可能为生殖器疱疹。

11. C 表浅扩散性黑色素瘤指的是表浅黑色素瘤不往皮肤的深处生长，而是沿着皮肤的水平面蔓延。

12. E 心血管梅毒：对于并发心力衰

竭者，应控制心力衰竭后再进行驱梅治疗。首先选用苄星青霉素 240 万 U，分两侧臀部肌内注射，1 次/周，连续 3 次。或建议按照神经梅毒处理。次日 20 万 U，分 2 次肌内注射。

13. C 硬肿病患处皮肤平滑、苍白，皮温低，真皮肿胀似木板样硬，表面非可凹性。

14. C 钱币状湿疹：①好发于双下肢；②湿疹皮损是类圆形的密集小丘疹和丘疱疹，形成斑片，境界清楚，有时渗出，剧痒。

15. C 痈初期脓肿未成熟时没有脓头或仅有一个脓头，后期可有多个脓头。蜂窝织炎为皮肤和皮下组织弥漫性化脓性炎症，无脓头。

16. D 蕈样肉芽肿（MF）是皮肤恶性肿瘤，斑块型副银屑病有的可演变为蕈样肉芽肿（MF）。MF 组织病理特性改变是皮肤异型 T 淋巴细胞浸润。

17. C 结节性红斑是皮下组织急性非特异性炎性结节性皮肤病，属于反应性嗜中性皮肤病的一种，其特征是好发于小腿前部的红色痛性结节。

18. B 化脓性肉芽肿为鲜红色、褐色或深蓝色轻微高起的肿块。一般在皮肤外伤后出现，发展很快，化脓性肉芽肿容易出血。

19. C 颜面有浮肿性紫红斑皮损，掌指关节和近端指关节伸侧有萎缩性鳞屑斑，是皮肌炎的典型皮损，但患者无肌无力，肌酶正常，肌电图正常，血、尿常规正常，故为无肌病性皮肌炎。

20. C 此患儿颊黏膜处出现细小灰白色小点，绕以红晕，称麻疹黏膜斑。

21. D 湿疹特点是瘙痒剧烈，糜烂，部分皮疹呈苔藓样变，反复发作。

22. D 晒斑：春夏季多见，妇女、儿童及浅肤色人群易发病。一般日晒后 6 小时左右，暴露部位出现弥漫性红斑，成鲜红色，边界清楚，峰值在 12～24 小时，后红斑渐淡和消退，脱屑，并留有色素沉着。皮损较重时可出现水肿、水疱，可破溃结痂。局部可自觉灼痛。皮损泛发时可有不适、寒战和发热等全身症状。

23. C 营养不良型大疱性表皮松解症表皮变薄而扁平，或可正常。在 PAS 阳性基底膜带上发生分裂而成大疱，由此形成大疱之顶。常有乳头血管扩张，真皮上部胶原明显减少而弹性纤维则可增多。

24. E 尾蚴皮炎的病原十分相似，因为鸟类和哺乳动物的血吸虫种类繁多，均可引起尾蚴皮炎。在我国南方广泛流行的稻田皮炎的病原主要是寄生于家鸭的毛毕属血吸虫，其中尤其是包氏毛毕吸虫（T. paoi）。成虫寄生在家鸭门静脉内。中间宿主为椎实螺属（Lymnea）。鸭感染毛毕虫后经过 10～12 天发育成熟，即能产卵。

25. C 接触性皮炎皮疹多首发于直接接触部位，亦可波及其他部位。损害表现依反应程度而定，从红斑、丘疹、疱疹、大疱直至溃疡、坏死。损害较一致，边缘较清楚。病久时可有浸润增厚；局部常伴瘙痒或灼痛感，重者可伴低热等全身反应。

二、多选题

26. ACD 丹毒一般临床表现是起病急剧，可伴有不同程度全身中毒症状，如畏寒、发热、头痛、恶心、关节酸痛，常常先于皮损发生前数小时出现。皮疹开始为水肿性红斑，界限清楚，表面紧张、灼热，有压痛。短时间可迅速向四周扩大。向外蔓延时皮损中间的红色可渐消退，留有轻微脱屑。附近淋巴结肿大。可发生在任何部位，常见于小腿、面部、头皮和婴儿的腹部。当伴有全身中毒症状时，血白细胞总数增高，中性粒细胞比例为 0.80 ~ 0.95。

27. ABCD 第一线抗结核药：异烟肼、利福平、乙胺丁醇、吡嗪酰胺、链霉素。特点是疗效好，毒性低；主要应用是能有效治疗大部分结核病人。第二线抗结核药：对氨基水杨酸钠、乙硫异烟胺、卷曲霉素、利福定等。特点是或疗效较差，或毒性较大；应用是用于对一线抗结核药产生抗药性或不能耐受的患者。

28. ABCE 银屑病及扁平苔藓有同形反应，可在疾病急性期搔抓或外伤后出现线状典型皮疹。表皮痣为皮肤良性肿物，线状表皮痣为其一种，线状表皮痣是一种以先天性局限性表皮发育异常，表皮呈疣状增生为特点的疾病。神经性皮炎又称慢性单纯性苔藓，是以阵发性皮肤瘙痒和皮肤苔藓化为特征的慢性皮肤病，常由于不良刺激或过度搔抓引起，可出现由反复外力产生的线状皮疹。环状肉芽肿是一种少见的良性炎症性皮肤病，常见正常肤色或红斑丘疹及环形损伤，无明显的瘙痒，常通过局部或病灶内注射糖皮质激素进行治疗，严重者可使用氨苯砜治疗。环状肉芽肿典型皮疹为环状皮疹，非线性皮疹。

29. BCDE 日光角化病的组织病理学特点有表皮有广泛性角化过度伴境界明显的角化不全，基底层非典型细胞常呈芽状增生，伸向真皮上部；真皮呈明显的弹力纤维变性，并有较多的淋巴细胞浸润；异常表皮与邻近正常表皮相互交替存在，界限清楚。

30. ABCD 该患者诊断考虑为皮肌炎的可能性大。皮肌炎的诊断依据主要包括：①典型皮损；②对称性四肢近端肌群和颈部肌无力；③血清肌酶升高；④肌电图为肌源性损害；⑤肌肉活检符合肌炎病理改变。确诊为皮肌炎需具有上述 3 ~ 4 项标准

加上典型皮损，确诊为多发性肌炎需上述 4 项标准且无皮损。部分皮肌炎患者 ANA 阳性，少数患者抗 Jo - 1 抗体、抗 Mi - 2 抗体和抗 MDA5 抗体阳性。

31. DE 可以增加糖皮质激素血清水平或毒性的药物有酮康唑、红霉素、克拉霉素、雌激素和口服避孕药。通过诱导肝脏微粒体酶的活性，增加糖皮质激素的代谢，降低糖皮质激素血清水平或活性的药物有抗酸药、格鲁米特、苯妥英、苯巴比妥、利福平、考来烯胺、麻黄碱。考来烯胺、降脂宁和抗酸剂可干扰糖皮质激素的吸收。

32. ABCDE 干性皮肤，又称干燥型皮肤。其角质层含水量低于 10%，pH > 6.5，皮脂分泌量少，皮肤干燥，缺少油脂，皮纹细，毛孔不明显，洗脸后有紧绷感，对外界刺激（如气候、温度变化）敏感，易出现皮肤皲裂、脱屑和皱纹。干性皮肤既与先天性因素有关，也与经常风吹日晒及过多使用碱性洗涤剂有关。

33. AB 流行性斑疹伤寒及地方性斑疹伤寒患者主要表现为变形杆菌 OX_{19} 抗原的外斐反应呈阳性；恙虫病患者主要表现为变形杆菌 OX_K 抗原的外斐反应呈阳性；蜱斑疹伤寒患者可表现为变形杆菌 OX_2、OX_{19} 及 OX_K 抗原的外斐反应呈阳性；战壕热患者外斐反应通常为阴性。

34. CD 丝虫与疟原虫可随着血液循环进入人体，其余寄生虫只要局部生长。

35. ABCD 蜂蜇伤的治疗原则：①蜇伤后立即设法拔除毒刺和毒腺囊。局部可用肥皂水、5% 碳酸氢钠溶液清洗；②伤口周围使用硼酸清洗；③用 0.25% ~ 0.5% 普鲁卡因行伤口周围封闭；④重症者住院治疗，依病情使用抗组织胺药物，疼痛者口服非甾体类镇痛药。过敏反应明显者可使用肾上腺毒或 10% 葡萄糖酸钙等；⑤适

当使用止痛、镇静剂，严重时应密切监测生命体征。而局部热敷易导致病情扩散。

36. AD 日晒伤的作用光谱主要是UVB，其引起的红斑呈现鲜红色，UVA引起的红斑呈现深红色，UVC可引起皮肤粉红色红斑。日晒处可出现边界清楚的鲜红色红斑，严重者可出现水疱破裂、糜烂。随后，红斑颜色逐渐变暗，通常在3～7日内消退，随后出现脱屑，可留有色素沉着或减退，部分患者日晒后仅出现皮肤色素的变化，呈现即刻或迟发性色素沉着性晒斑。患者可能伴随发热、头疼、畏寒、乏力、恶心和全身不适等症状，也有可能出现心悸、意识障碍甚至休克等表现。

37. ABCDE 红斑肢痛症的诊断目前应用较多的是1979年Thompson诊断标准：①四肢烧灼痛；②温暖加重疼痛；③遇冷缓解疼痛；④皮损为红斑；⑤患处皮温升高。原发性患者可行SCN9A基因突变检测确诊。

38. ABDE 盘状红斑狼疮可有鳞屑、结痂与皲裂等表现，边界清楚，中央萎缩，有鳞屑附着、毛细血管扩张等改变，唇外部位也常见到典型皮疹，容易鉴别。

39. ABCDE Fordyce病又称皮脂腺异位症，由于皮脂腺发育的生理性变形和皮脂腺增生所致，为唇部、口腔黏膜及外生殖器部位皮脂腺增生性病变。多在青春期后发生，病因不明，可能与青春发育期的内分泌刺激有关，该部位病变特征为无明显隆起皮肤的粟粒大小扁平丘疹状损害，群集分布，多呈淡黄色或少数为淡白色，直径1～3mm，一般不恶变，群集分布，损害多无自觉症状，一般不需要治疗。

40. ABCDE Fox-Fordyce病（福克斯-福代斯病）又称大汗腺痒疹或汗腺毛囊角化病，只发生在顶泌汗腺分布部位的皮肤。好发于青少年女性或刚成年的女性，瘙痒剧烈，慢性病程。部分月经期症状加重，妊娠期减轻。

41. ABCD Sézary综合征的不典型表现是网状青斑样、类似毛周角化病的皮损，皮肤红肿、硬化可造成睑外翻，面部可呈"狮面"；甲皱襞受累可造成甲肥大或甲营养不良；部分患者出现白癜风样损害。淋巴结肿大是其典型临床表现。

42. ABD 非淋菌性尿道炎是一种多病因的综合征，病原体多为衣原体、支原体、滴虫、疱疹病毒、念珠菌等，男性主要并发附睾丸炎、前列腺炎及Reiter综合征等；女性主要为输卵管炎、盆腔炎、异位妊娠及不育症等。

43. ABDE 原发性红斑肢痛症是一种由SCN9A基因突变引起的常染色体显性遗传性皮肤病，临床表现为四肢远端阵发性皮肤潮红、肿胀及剧烈灼痛，遇热后病情加重，遇冷后病情缓解。雷诺现象表现为手、足部阵发性苍白、青紫和潮红。

44. ABCDE 根据题干中年女性＋躯干、四肢散在多处红色水肿性斑片＋丘疱疹和小水疱，均可考虑以下疾病：急性湿疹皮损初为多数密集的粟粒大小的丘疹、丘疱疹或小水疱，基底潮红，逐渐融合成片，由于搔抓，丘疹、丘疱疹或水疱顶端抓破后呈明显的点状渗出及小糜烂面，边缘不清；疱疹样天疱疮曾称嗜酸性粒细胞海绵形成，临床表现为环形水肿性红斑损害并可于红斑上发生小水疱或丘疱疹；类天疱疮皮损好发于胸腹、腋下、腹股沟区及四肢屈侧。在红斑的基础上或正常皮肤上出现张力性大疱，蚕豆至核桃大甚至更大些，半球形，疱壁紧张而较厚，疱液呈浆液性，偶呈血性，不易破裂，破后糜烂面亦较易愈合，尼科尔斯基氏征（加压划过皮肤引起上皮剥脱的现象）阴性；线状IgA大疱性皮病成人型多见于中青年，损害为多形性，可呈环形或成群丘疹、水疱和大疱，对称分布四肢伸侧表面，如肘、膝和臀部。自觉瘙痒明显，临床表现与疱疹样皮炎难以鉴别，但瘙痒程度比疱疹样皮炎轻；大疱性系统性红斑狼疮（BSLE）是一种罕见的自身免疫性水疱性疾病，通常发生在已知有系统性红斑狼疮的患者中，表现为急性水疱大疱型皮损，临床表现为曝光部位的单个或成簇水疱或大疱。

45. ACDE 关节病型银屑病 X 线的主要表现为：①周围关节炎，骨质有破坏和增生表现。手和足的小关节呈骨性强直，指间关节破坏伴关节间隙增宽，末节指骨茎突的骨性增生及末节指骨吸收，近端指骨破坏变尖和远端指骨骨性增生的兼有改变，造成"带帽铅笔"样畸形。受累指间关节间隙变窄，融合，强直和畸形。长骨骨干绒毛状骨膜炎；②中轴关节炎，多表现为单侧骶髂关节炎，关节间隙模糊、变窄、融合。椎间隙变窄、强直，不对称性韧带骨赘形成，椎旁骨化，特点是相邻椎体的中部之间的韧带骨化形成骨桥，呈不对称分布。

三、共用题干单选题

46. A 中毒性表皮坏死松解症（TEN）典型发病开始为疼痛性局部红斑，很快蔓延，在红斑上发生松弛性大疱或表皮剥离。若遇轻度触碰或牵拉可导致大面积剥离（Nikolsky 征）。病人在 24～72 小时内发生广泛的糜烂，包括所有黏膜（眼、口、外生殖器）。此时病情极为严重，受累皮肤类似Ⅱ度烫伤，受损面积大于体表面积的 30%。可因液体和电解质失衡和多脏器合并症而导致死亡。该患者使用多种抗生素及退热药物后，躯干部出现红色点状皮疹，迅速增多、增大，伴大小不等水疱、破溃。查体：口腔黏膜糜烂，

躯干、四肢弥漫性暗红色斑片，伴松弛性水疱、大疱，尼氏征（+），部分水疱破溃见表浅糜烂面，水疱及破溃面积约占体表面积的 40%。符合 TEN 的临床表现。

47. C 首要的是精心护理和严密观察。可疑药物应即停用。病人必须隔离以减少外源性感染并按严重烫伤处理。保护皮肤和裸露区面免于受伤和感染。补充液体和丢失的电解质。

48. D 但在疾病的早期开始全身应用皮质类固醇激素还是有成效的，早期联合大剂量丙种球蛋白和糖皮质激素治疗。丙种球蛋白安全性好，可反馈性抑制自身抗体的产生，直接中和致病抗原，对抗炎性因子的产生。早期应用丙种球蛋白治疗有利于促进皮损恢复、缩短病程及减少继发性感染。以上治疗无效时可使用血浆置换。免疫抑制剂（如甲氨蝶呤）不符合药疹的治疗标准。

49. C 结节性硬化症是一种常染色体显性遗传的神经皮肤综合征，也有散发病例，多由外胚叶组织的器官发育异常，可出现脑、皮肤、周围神经、肾等多器官受累，临床特征是面部皮脂腺瘤、癫痫发作和智力减退。该患者频发的四肢抽搐，形式为婴儿痉挛样；查体：前胸见大小不等、散在分布色素脱失斑 5 处，与周边皮肤分界清楚；头颅 CT：侧脑室旁见散在钙化灶。符合结节性硬化症的临床表现。

50. E 该病的皮肤损害主要为口鼻三角区皮脂腺瘤，对称蝶形分布，呈淡红色或红褐色，为针尖至蚕豆大小的坚硬蜡样丘疹，按之稍褪色。85% 患者出生后就有 3 个以上 1mm 长树叶形、卵圆形或不规则形色素脱失斑，20% 可在 10 岁以后出现腰骶区的鲨鱼皮斑，略高出正常皮肤，局部皮肤增厚粗糙，呈灰褐色或微棕色斑块。13% 患者可表现甲床下纤维瘤，又称

Koenen 肿瘤，可为本病唯一皮损。其中 3 个以上的色素脱失斑和甲床下纤维瘤是本病最特征的皮损，其他如咖啡牛奶斑、皮肤纤维瘤等均可见。

51. C 该病为遗传病，遗传方式为常染色体显性遗传，家族性病例约占 1/3，即由父母一方遗传而来突变的 TSC1 或 TSC2 基因；散发病例约占 2/3，即出生时患者携带新突变的 TSC1 或 TSC2 基因，并无家族成员患病。家族性患者 TSC1 突变较为多见，而散发性患者 TSC2 突变较常见。

52. B 接触性唇炎是指口唇因接触外界化学物质而发生的局部刺激性或变应性反应。临床表现为唇黏膜肿胀、水疱、肥厚、白斑等症状。该患者曾换用新品牌口红，查体：上下口唇部红斑、糜烂、结痂，符合接触性唇炎的临床表现。

53. A 该病需去除病因，避免接触刺激物。局部外用糖皮质激素制剂。

54. C 该病需去除病因，避免接触刺激物。局部外用糖皮质激素制剂。

55. D 传染性软疣病毒感染人体后导致皮肤多发丘疹。丘疹表面呈蜡样光泽，疹顶内陷，内含奶酪样物质，称为软疣小体。该患者面、颈部较多粟粒至绿豆大小的珍珠色丘疹，可挤出白色乳酪样物质，属于软疣小体。

56. A 皮肤黏膜隐球菌病的皮肤感染最多见于头颈部，常因原发灶的播散引起。皮疹表现为丘疹、痤疮样脓疱或脓肿，易溃烂。HIV 感染者将发生传染性软疣样皮损，皮肤的原发损害较罕见，表现为孤立的瘢痕。因此需要与皮肤隐球菌病鉴别诊断。

57. E 皮肤黏膜隐球菌病以下方法均能确诊：①墨汁染色法、是迅速、简便、可靠的方法，在显微镜暗视野下找隐球菌，可见圆形菌体，外轴有一圈透明的肥厚荚膜，内有反光孢子，但无菌丝；②真菌培养：取标本少许置于沙氏培养基中，在室温或 37℃ 培养 3~4 天可见菌落长出；③病理学检查：在脑组织内可以无组织反应而仅见胶样黏液性水肿，脑膜呈慢性、非特异性化脓性炎症反应，伴大量淋巴细胞及浆细胞浸润。该病不是病毒感染，故病毒培养无法进行鉴别诊断。

58. A 患者白斑为色素脱失斑，先累及外阴，近期累及面、颈部，不断进展，伴毛发变白，据上述典型的临床表现可诊断为白癜风。

59. C 白癜风用 Wood 灯检查最方便，无创，进展期呈灰白色荧光，稳定期呈高亮的蓝白色荧光。

60. A 患者白斑近期累及面、颈部，不断进展，故属于进展期。

61. A 毛母质瘤主要发生在青少年，半数以上的损害发生于头、面部，其次为上肢，少数发生于躯干及下肢。皮损表现为坚实的皮下结节，直径为 0.3~3cm，偶有较大者，表面皮色正常，也可呈淡红色或淡蓝色。肿瘤虽可与皮肤粘连，但基底可以移动。极少数患者可以破溃，穿通表皮排出内容物。皮损通常为单发，有家族史者可有多发。无自觉症状，可有轻度压痛。

62. D 毛母质瘤的病理学表现有：①肿瘤位于真皮，并可至皮下组织，边界清楚，常有结缔组织包膜，可分叶；②单个肿瘤小叶由嗜碱性细胞和影细胞组成。嗜碱性细胞的核呈圆形，强嗜碱性，胞质少，排列紧密，常位于肿瘤周边，但不呈栅栏状排列。影细胞是由嗜碱性细胞转变而来，位于肿瘤的中央，其胞质呈嗜酸性，仅见核的阴影。两种细胞之间可见过渡型细胞；③肿瘤初期以嗜碱性细胞为主，成熟或陈旧皮损以影细胞为主；④有时早期皮损内可见明显核分裂象，但无病理性核分裂象，表示皮损处于快速生长阶段，并非恶变指征；⑤80%成熟皮损内可见钙化及异物巨细胞反应。

63. B 患者有用药史，有青霉素过敏史，虽然原发病疱疹样皮炎用药经过不详，结合目前皮疹特点，首先考虑多形红斑型药疹。

64. D 氨苯砜综合征：有氨苯砜初次服用史，潜伏期一般为 2 ~ 12 周（多为 5 周左右），皮损多表现为泛发性斑疹，皮疹可融合，亦可出现紫癜样皮损和眶周水肿，除皮疹外，可出现多系统受累。

65. D 除立即停用氨苯砜外，及早应用糖皮质激素最关键。此外应使用保肝、护肝药，如还原型谷胱甘肽等，密切观察病情，预防继发感染，严格护理，高蛋白饮食，适当加用外用药物。

四、案例分析题

66. C 组织病理学检查可协助临床对病变作出诊断或为疾病诊断提供线索。还可了解病变性质、发展趋势，判断疾病的预后。行活检进行病理组织学检查是诊断的金标准。

67. D 鲍温病是一种表皮内原位鳞癌，Paget 样鲍温病是鲍温病的一种组织病理类型。大约 5% 的鲍温病组织病理改变有 Paget 样细胞巢形成，而被诊断为 Paget 样鲍温病。多见于中老年人，典型皮损为逐渐扩大的红色斑块，界限清楚，形状不规则，表面有鳞屑或结痂，直径可达 10cm，单发，少数多发。Paget 样鲍温病组织学上可见到胞质丰富淡染的 Paget 样细胞，巢状分布的 Paget 样细胞还可见到细胞间桥，此外还可见到多核巨细胞，角化不良细胞。结合此患者临床表现及病理学检查，老年女性，背部逐渐扩大的红色斑块，组织学上可见到胞质丰富淡染的 Paget 样细胞，可考虑诊断 Paget 样鲍温病。

68. B Paget 细胞，即体积大的圆形细胞，胞质丰满而淡染，对 PAS 染色呈阳性反应且耐淀粉酶，可见核分裂。PAS 染色。一般用来显示糖原和其他多糖物质。本病表皮可见 Paget 样细胞，而其他表皮内有 Paget 样细胞疾病 PAS 染色多阴性。

69. ABCDE 手术切除是鲍温病的首选治疗，广泛切除比局部切除复发率低。Mohs 显微外科手术优势是可节省组织且复发率较低。冷冻、电灼治疗的疗效确切，但有不适感且愈合时间比光动力疗法慢，放疗对鲍温病有效，外用皮质激素类软膏无效。

70. F 急性发热性嗜中性皮肤病又名 Sweet 综合征或 Sweet 病，病因不明确，多见于中年以上女性，主要表现为发热，四肢、面、颈部有隆起的疼痛性红色斑块，血中性粒细胞增多。

71. DE Sweet 综合征确诊的主要标准包括病理组织学上可见密集的中性粒细胞浸润，而无白细胞破碎性血管炎的证据，故皮肤组织病理检查和皮肤免疫病理检查有助于诊断及鉴别诊断。

72. CDEF 本病抗生素治疗效果欠佳，而糖皮质激素是 Sweet 综合征的一线治疗，碘化钾、秋水仙碱、氨苯砜及吲哚美辛治疗亦可获满意效果。

73. C 白塞病是以口腔、外生殖器溃疡，眼部损害及皮肤血管炎等皮损为特征的三联综合征，也可出现内脏病变。口腔溃疡发生于舌、颊黏膜、牙龈及腭等，为圆形或椭圆形疼痛性溃疡，境界清楚，中心有淡黄色坏死基底，周围为鲜红色晕。一般 7 ~ 14 天后自然消退，隔数天到数月又复发。外生殖器溃疡，男性主要发生于阴囊、阴茎和龟头。

74. ADE 糖皮质激素能迅速控制或减轻症状，用于急性发作的眼病变，伴有中枢神经系统病变、血管炎及口腔、外阴溃疡面积大而深的严重病例。某些重症或顽固病例可用免疫抑制剂，其他如氨苯砜、雷公藤制剂等。

75. ABCDE 荨麻疹是一种常见的皮肤黏膜过敏性疾病，是皮肤黏膜小血管扩张渗出引起的暂时性、局限性皮肤与黏膜水肿，风团存在的时间不等，一般在数分钟或数小时内消退，最长不超过24小时。

76. ACEF 患者未见明显黏膜病变，故不考虑为慢性皮肤、黏膜念珠菌病；家族性良性慢性天疱疮是一种罕见的棘层松解性皮肤病，其临床特征主要为摩擦区域的水疱、红斑、糜烂和浸渍性斑块，故不考虑为此病。

77. E 挪威疥疮又称痂皮性疥疮，是一种严重的疥疮，本型系1848年首先在挪威报告的一种疥疮的异型，故称挪威疥疮。它是一种免疫异常反应，多发于体弱、精神病、免疫缺陷和大量应用皮质类固醇的患者。临床表现主要为皮肤干燥、结痂，出现角化过度的红斑鳞屑性斑块，还可出现糜烂、脓疱、恶臭，毛发干枯脱落、指甲变厚变扭曲、全身淋巴结肿大，鳞屑厚，病情重，传染性极强。

78. C 疥疮在显微镜、皮肤镜、病理活检下发现疥螨均可明确诊断。

79. D 10%硫磺软膏对疥螨、细菌、真菌有杀灭作用，并能除去油脂及软化表皮、溶解角质，其作用机制是硫磺与皮肤及组织分泌物接触后，生成硫化氢等。

80. BCD 根据题干，老年男性＋皮肌炎病史＋应用经大剂量激素史＋肺部呈间质性改变＋白细胞计数 $11.9 \times 10^9/L$，中性粒细胞78%，考虑念珠菌肺炎、肺炎支原体肺炎、病毒性肺炎，因为三种均为间质性肺炎。

81. ABDF 肿瘤标记物检查可排除肿瘤性疾病，PPD试验可排除结核，$\beta-D-$葡聚糖试验（G试验）和半乳甘露聚糖抗原试验（GM试验）对明确真菌感染有作用，痰涂片及培养可明确诊断。

82. B 根据题干，老年男性＋皮肌炎病史＋应用经大剂量激素史＋肺部呈间质性改变＋白细胞计数 $11.9 \times 10^9/L$＋中性粒细胞78%＋血培养结果为阴性＋痰涂片镜检可见成群芽孢和假菌丝，痰涂片镜检可见成群芽孢和假菌丝，提示有念珠菌感染，痰液直接涂片镜检发现芽孢及假菌丝对念珠菌肺炎有诊断价值。因患者大剂量应用激素，所以考虑念珠菌肺炎。

83. A 白念珠菌肺炎病情较重者首选氟康唑200mg/d，静脉滴注，疗程2~4周或视病情而定。对合并菌血症、疑有血行播散者首选两性霉素B每天0.4mg/kg，静脉滴注，总量1~1.5g。

84. E 根据题干，青年女性＋脱发斑＋脱发斑可见低位断发、鳞屑、外观呈小黑点＋病史1个月＋头皮瘙痒，考虑黑点癣。黑点癣：病发多数出头皮后即折断，留下残发在毛囊口，呈黑点状，故又名黑点癣。多数局部炎症反应不明显。典型损害是红斑性、不规则鳞屑斑片（直径0.5~1.0cm），损害边界不清。感染发常在头皮表现为立即折断，导致脱发，在黑头发患者中出现黑点表现，其他发从头皮表面1~2mm处折断，常隐匿在鳞屑层下。

85. B 白癣：镜检为成堆发外密集镶嵌的小孢子；黄癣：可见发内菌丝和关节孢子；黑点癣：真菌镜检病发内有大量孢子呈链状排列；脓癣：病发可见发内或发外孢子以及菌丝。

86. ABCDE 与宠物密切接触时可导致各种癣病，如黄癣、红癣、白癣、黑癣、脓癣、体癣和头癣等真菌感染性疾病，预防均需尽量避免与有癣病的动物（如猫、狗等）密切接触。

87. DF 头癣是头皮和头发的浅部真菌感染，根据病原菌和临床表现的不同可分为黄癣、白癣、黑癣及脓癣。

88. ABE 黑点癣：发病率位于白癣和黄癣之后，主要侵犯儿童，致病菌为紫色毛癣菌或断发毛癣菌，属发内型感染，病发镜检为发内链状孢子。头部损害与白癣相近似，病发多数出头皮后即折断，留下残发在毛囊口，呈黑点状，故又名黑点癣。多数局部炎症反应不明显。典型损害是红斑性、不规则鳞屑斑片（直径0.5～1.0cm），损害边界不清。感染发常在头皮表现为立即折断，导致脱发，在黑头发患者中出现黑点表现，其他发从头皮表面1～2mm处折断，常隐匿在鳞屑层下。传染性较黄癣和白癣为弱。自觉偶痒或无不适感。病程缓慢，痊愈后少数留疤，头发部分秃落，偶见并发脓癣。到青春期部分患者可自愈，也有不愈者，可留下瘢痕。

89. C ①头癣：如黄癣在 Wood 灯下呈暗绿色荧光；白癣呈亮绿色荧光；黑点癣无荧光；而且在头癣治疗过程中观察荧光面积的大小，可以判断治疗效果。②花斑糠疹：在 Wood 灯下呈棕黄色荧光。③红癣：呈珊瑚红色荧光。④腋毛癣：呈暗绿色荧光。⑤皮肤铜绿假单胞菌感染：呈黄绿色荧光。⑥疥疮：可见灰白色隧道。

90. ABCDE 头癣可外用 2% 碘酊、5%～10% 硫磺软膏、0.5% 呋喃西林软膏及抗真菌软膏（如 1% 联苯苄唑霜、1% 特比奈芬霜、2% 酮康唑霜）。皮炎平是糖皮质激素药膏，不能用于头癣。

91. ABCDE 头癣的治疗方案是服药、剪发、洗头、擦药、消毒五步措施联合应用。头癣的治疗应该遵循"脱、洗、擦、服、消"五字方针。"脱"为每周剃头发1次；"洗"为每天用热水肥皂洗头 1～2 次；"擦"为每天外用 5% 的硫磺软膏和其他抗真菌药物涂擦整个头皮 2 次，连用 2 个月；"服"指的是口服抗真菌药（如灰黄霉素，伊曲康唑，特比萘芬等）6～8 周。剂量为灰黄霉素 10～20mg/kg 每天，伊曲康唑或特比萘芬 4～5mg/kg 每天；"消"为定期消毒患者接触的梳子，帽子，枕巾，枕套及玩具等用品，焚烧剃下的头发。

92. ABCDEFGH 对该患者的诊断考虑 SLE 的可能性大。其中血清肌酶检测有助于了解有无肌肉受累；血培养有助于明确发热是否是感染所致。

93. AFGH 患者诊断为 SLE 活动期合并右下肺炎、乙肝、肝功能损害、心电图异常，治疗上首选系统性糖皮质激素治疗，泼尼松剂量至少为 1mg/（kg·d），可以联合 IVIG 治疗，暂时不宜选择免疫抑制剂和羟氯喹治疗。由于青霉素可诱发或加重 SLE 的病情，因此抗感染治疗不宜选择青霉素。由于合并乙肝，系统使用大剂量糖皮质激素治疗的同时需要联合使用抗－HBV 药物如恩替卡韦，预防发生重症肝炎。

94. ABCDEFG 考虑神经精神狼疮可能性大，可发生在 SLE 疾病的任何阶段，头颅 CT、电解质、血糖和血气分析有助于明确引起中枢神经症状的原因，有无脑出血、脑梗死，有无低钠血症、低氧血症、低血糖。目前首要的处理措施是控制血压和癫痫发作。

95. ABCDE 患者确诊为神经精神狼疮，大剂量糖皮质激素冲击治疗、IVIG、羟氯喹、环磷酰胺及鞘内注射甲氨蝶呤、糖皮质激素均有助于病情的缓解。

96. ABCDEFGHI 该女婴诊断考虑新

生儿红斑狼疮的可能性大，行上述检查了解全身脏器受累情况，特别是有无心脏传导阻滞。此外，行 TRUST 和 TPPA 排除胎传梅毒。

97. BCDEF 本例患者主要的临床表现为弥漫性的色素沉着及散在的色素减退，而硬化萎缩性苔藓主要的皮肤损害为瓷白色丘疹、斑块及萎缩性斑片，其上可有黑头粉刺样角栓，质地较坚实。因此除了硬化萎缩性苔藓，其他均可表现为弥漫性色素沉着及散在的色素减退。

98. ABEF 本例患者不考虑免疫复合物沉积或皮肤自身免疫性疾病，故不需行皮肤直接免疫荧光或间接免疫荧光检查，询问家族遗传史有助于明确或排除着色性

干皮病和遗传性对称性色素异常症，皮肤组织病理及皮损组织结晶紫染色有助于明确或排除皮肤淀粉样变。肾上腺皮质功能检测有助于明确或排除慢性肾上腺皮质功能减退症。

99. DE 根据皮损组织病理检查及结晶紫染色，考虑为皮肤淀粉样变，因此需要进一步鉴别皮肤异色病样淀粉样变和色素异常性皮肤淀粉样变。

100. CDEFGH 点状或网状色素沉着和散在的粟粒至豆粒大小的色素减退斑为两种类型的皮肤淀粉样变所共有，色素异常性皮肤淀粉样变不包括以下表现：红斑、丘疹、皮肤萎缩、毛细血管扩张、水疱、掌跖角化、光过敏。

全真模拟试卷（二）答案解析

一、单选题

1. E 该患者诊断为太田痣。太田痣的组织病理改变为充满黑素颗粒的黑素细胞散布于真皮中上部胶原纤维束之间，与蒙古斑相比，黑素细胞数量更多，位置也较表浅，在稍隆起和浸润的色素斑处黑素细胞量更多。选项 A 是雀斑的组织病理改变；选项 B 是黄褐斑的组织病理改变；选项 C 是蒙古斑的组织病理改变；选项 D 是咖啡斑的组织病理改变。

2. D 斑贴试验后受试部位结果：①正常人为阴性（-）；②（±），为可疑，瘙痒或轻度红肿，淡红斑；③（+），弱阳性，单纯红斑、瘙痒；④（++），中阳性，红肿、丘疹；⑤（+++），强阳性，显著红肿、丘疹、小水疱；⑥（++++），极强阳性，显著红肿、水疱、坏死。

3. A 根据题干，青年男性+尿道口红肿、尿痛、有较多黄色脓性分泌物 2 天+1 周前有不洁性生活史+双侧腹股沟淋巴结轻度肿大，考虑淋病。淋病可靠尿道分泌物涂片革兰染色镜检确诊。

4. A 内源性黑素和外源性胡萝卜素是皮肤的主要色素，血液中的氧合血红蛋白和脱氧血红蛋白也是影响皮肤颜色的主要因素之一。

5. D Renbok 现象见于银屑病，或先天性痣合并斑秃，或带状疱疹合并皮肤移植物抗宿主病的病例中，其共同特点是原有皮肤病抵抗另一种免疫性皮肤病的侵犯。Nikolsky 征（尼氏征）见于棘层松解性皮肤病，如天疱疮、中毒性表皮坏死松解症（TEN）、葡萄球菌性烫伤样皮肤综合征（SSSS）等。Darier 征见于色素性荨麻疹。Koebner 又称为同形反应，指患有某种皮肤病的患者外观正常的皮肤在非特异性损伤后出现原皮肤病类似皮损的现象，见于银屑病、白癜风、扁平苔藓、毛囊角化病、小儿丘疹性肢端皮炎等多种疾病。Auspitz 征见于寻常型银屑病。

6. D 根据题干，学龄前儿童+游泳史+特应性皮炎病史+下腹部多个绿豆大小的半球形白色丘疹、表面呈珍珠样光泽，考虑为传染性软疣。传染性软疣皮损表现为特征性、有蜡样光泽的丘疹或结节，顶端凹陷，能挤出乳酪状软疣小体。好发于儿童及青年人，潜伏期 14 天~6 个月，可发生于身体任何部位，多数情况下 6~9 个月后皮损可自行消退，一般不留瘢痕。游泳池肉芽肿皮损为损伤后 3 周出现单发红色丘疹，缓慢长大为结节，偶尔发生溃疡，有叩击痛。尖锐湿疣、扁平湿疣为性传播疾病。丝状疣好发于颈部、额头、眼睑（即眼皮）等处，表现为细长的丝状突起，常伴有顶端角化。

7. C 根据题干，农民+菜园种菜+下肢、前臂红斑、水肿、水疱、脓疱、坏死+痒热痛，考虑隐翅虫皮炎。隐翅虫皮炎皮损常发生于露出部位。搔抓或拍死压碎隐翅虫后，毒液释放，在接触部位出现点、片状或条索状红斑，伴痒，渐有灼热疼痛感。随后红斑上出现密集的丘疹、水疱，后发展为脓疱或呈灰褐色坏死，灼痛明显。在皮疹周围可出现鲜红色丘疹或水疱，搔抓后出现糜烂面。1~2 周后脱痂而愈，留有色素沉着或浅瘢痕。皮疹广泛时可有发热、头疼、恶心、淋巴结肿大等全身症状。

8. A 多形性日光疹临床可分五型：①丘疱疹型，也称湿疹型，集簇分布的丘疱疹和水疱，或有糜烂、渗液、结痂、落屑，或呈苔藓样变；②丘疹型，密集分布的针头至粟粒大丘疹；③痒疹型，米粒至豆大的丘疹、丘疹性风团及小结节，有时伴发紫癜或毛细血管扩张；④红斑水肿型，大小不等的暗红色水肿性红斑，浸润不著，境界明显。有时可见毛细血管扩张；⑤混合型，同时或先后出现两种以上型别皮疹。

9. C 线状苔藓主要发生在 5～15 岁儿童，皮损常沿四肢或躯干呈单侧性、线状排列，以苔藓样小丘疹为特征，可在 4 周～3 年内自行消退。

10. D 75% 的 SLE 患者皮损处或正常皮肤狼疮带试验阳性（沿真皮与表皮交界处有颗粒型免疫球蛋白及补体沉着）。

11. D Sweet 综合征表现为疼痛性的红色丘疹、结节，继而形成斑块，分布在头部、颈部、躯干上部和上肢，上覆假性水疱或假性脓疱。环状肉芽肿的皮损常见于四肢远端伸侧，为环状丘疹或结节性损害，皮损中心消退，周围紧密。扁平苔藓的皮疹为紫红色、多角形扁平丘疹，也可融合成肥厚斑块，可发生于任何部位，但四肢多见，屈侧多于伸侧。结节性多动脉炎的皮损为沿血管分布的皮下结节，表面呈肤色或淡红色，常见于下肢，尤其膝下、小腿伸侧和足背多见，皮损可持续数年。

12. E 天疱疮皮损处见 IgG、IgM、IgA、C3 在角质形成细胞间沉积。

13. E Albright 综合征以性早熟、多发性骨纤维发育不良、皮肤咖啡斑为特点。

14. A 结节性硬化症的色素减退斑的病理检查表现出表皮黑素减少，黑素细胞数量正常。

15. D 根据题干，学龄期女孩＋口唇及周围皮肤干燥、周围皮肤暗红色、灼痛半年，可考虑剥脱性唇炎。剥脱性唇炎好发于女孩和青年妇女。病变以下唇红缘处为显著，轻度时口唇弥漫性潮红，其上附着干燥的糠秕样鳞屑乃至湿润的黄褐色鳞屑痂。严重时有大量黄色痂皮，亦可波及整个口唇。如果剥去鳞屑性痂皮，露出浅的糜烂面，黏膜呈青紫色。局部有针刺感或灼热感，有时疼痛。病程缓慢，可持续数月或数年。

16. B 过敏性紫癜的实验室检查：血小板计数正常或升高。出血时间、凝血时间及血块收缩时间等均正常，部分患者可束臂试验阳性。部分患者白细胞总数增高达 20.0×10^9/L，伴核左移。血沉可增快。嗜酸性粒细胞增加。发病初期红细胞沉降率加快。

17. E Sézary 综合征（SS）患者血常规常见白细胞增多，以外周血出现异形细胞为特征。这些异形细胞的细胞核高度扭曲，呈"脑形核"，称为 Sézary 细胞，数量通常大于等于 1000 个/μl。

18. B 确诊环状肉芽肿的辅助检查是组织病理检查，周围见栅栏状或放射状排列的组织细胞、淋巴细胞、成纤维细胞等浸润是其比较特征性的病理损害。

19. B 斑状萎缩为圆形或椭圆形淡白色斑，局限性皮肤薄、松弛、柔软，表面光亮起皱，指触压有下陷空虚的感觉，如疝样。

20. C 三期梅毒主要为肉芽肿性损害，为上皮样细胞及巨噬细胞组成的肉芽肿，中间可有干酪样坏死，也可见多核巨细胞、血管周围大量的淋巴细胞与浆细胞浸润。

21. A HIV 可存在于患者多种体液中，但目前证实具有传播作用的仅为血液、精液、阴道子宫分泌物和乳汁。

22. E 根据题干，青年男性＋无疼痛＋冠状沟见浅溃疡、基底软骨样硬度、表面有少量稀薄分泌物＋3 周前有不洁性交史，可考虑硬下疳。硬下疳为类圆形或圆形的溃疡，直径常为 1～2cm，与周边的分界清楚，边缘整齐，呈堤状隆起，触之有软骨样硬度，无疼痛或触痛，溃疡基底光滑、平坦，肉红色表面上有少许浆液渗出物。

23. C 该患者发病前长期用红外线照射。皮疹为网状暗紫红斑，伴网状色素沉着及毛细血管扩张，因此该患者诊断为热激红斑。

24. C 糖尿病性皮肤病是糖尿病患者最常见的皮肤病，有 1/3～1/2 的糖尿病患者出现糖尿病性皮肤病。

二、多选题

25. ABDE 基质（matrix）为无定形物质，充满于真皮胶原纤维和细胞之间，主要成分为蛋白多糖。蛋白多糖以透明质酸长链为骨架，通过连接蛋白结合许多蛋白质分子形成支链，后者又连有许多硫酸软骨素等多糖侧链，使基质形成具有许多微孔隙的分子筛立体构型，具有很强的吸水性，影响细胞的增殖分化、组织修复和结构重建。

26. ABCD 滤过紫外线检查又称伍德灯检查，即用高压水银灯发射出的 320～400nm 的长波紫外线照射皮损或尿液，根据皮损或尿液呈现不同颜色的荧光辅助疾病的诊断。可用于头癣的诊断，也可用于其他真菌、细菌感染的诊断。黄癣呈暗绿色荧光；白癣呈亮绿色荧光；红癣呈珊瑚红色荧光；花斑癣呈棕黄色荧光；铜绿假单胞菌感染因有绿脓青素而呈黄绿色。

27. ABCD 麻风杆菌查菌阳性，结合临床可以确诊为麻风病。但是结核样型麻

风查菌可阴性，所以查菌阴性尚不能排除麻风病。

28. ABCD 抗 dsDNA 抗体与抗 Sm 抗体是 SLE 的标记抗体。SLE 患者还存在抗 ENA 抗体（包括抗 U1RNP 抗体、抗 SSA 抗体、抗 SSB 抗体等）、抗心磷脂抗体等。抗 Dsg3 抗体是寻常型天疱疮的标记抗体。

29. ACE 皮肌炎和多发性肌炎患者不宜系统使用含卤素的糖皮质激素，如地塞米松、倍他米松、曲安奈德等，以免加重肌炎，引起激素性肌病。

30. BCDE 外伤后细菌性致死性肉芽肿的治疗严禁使用糖皮质激素。

31. ABCD 毛囊炎（folliculitis）系局限于毛囊口的化脓性炎症。好发于头面部、颈部、臀部及外阴。疖（furuncle）系毛囊深部及周围组织的急性化脓性炎症。好发于头面部、颈部和臀部。痈（carbuncle）系多个聚集的疖组成，可深达皮下组织。好发于颈、背、臀和大腿等处。皮损初起为弥漫性炎性硬结，表面紧张发亮，界限不清，迅速向四周及皮肤深部蔓延，继而化脓、中心软化坏死，表面出现多个脓栓，脓栓脱落后留下多个带有脓性基底的深在性溃疡，外观如蜂窝状。可伴局部淋巴结肿大和全身中毒症状，亦可并发败血症。

32. ADE 暗色丝孢霉病是一组暗色真菌引起的皮肤、皮下组织或系统性感染，多流行于热带和亚热带地区。任何年龄均可发病，40 岁以下的青壮年为主要发病人群。男性的发病率略高于女性，可能与环境和职业的暴露有关。临床表现为浅溃疡、瘀斑、褐黑色斑或疣状增生，自觉微痒或轻度胀痛，有的可无自觉症状。靠真菌学检查和组织病理检查确诊，分子生物学检查可以确定致病菌种及分类，对于局限性皮肤、皮下的损害以及角膜炎和鼻窦炎宜手术切除，但要完整，避免再次植入菌体。

取脓液和组织液镜下可见棕色和黑褐色菌丝与酵母样孢子。培养可生长出褐色和黑色绒毛样或酵母样菌落。组织病理可见多数分隔、黑色壁的菌丝，直径为 1.5 ~ 3μm，偶可见分枝或酵母样芽生孢子，菌丝周围有炎性细胞或多核巨细胞浸润，无厚壁孢子。

33. BDE 皮疹为多形性，如红斑、斑丘疹、丘疱疹、水疱、斑块或苔藓化等。①丘疱疹型：皮疹以丘疱疹和水疱为主，成簇分布，伴有糜烂、渗液、结痂，或呈苔藓样变，又称湿疹型；②丘疹型：皮疹为密集分布的针头至粟粒大小的丘疹；③痒疹型：皮疹为米粒至豆大的丘疹或小结节，较丘疹型大；④红斑水肿型：皮疹为边界清楚的鲜红或暗红色、片状、水肿性斑，浸润不明显；⑤混合型：有两种或两种以上的皮疹，可同时或先后出现。其他尚有水疱型、多形红斑型、出血型、风团型、斑块型、虫咬样型等，但患者皮疹的形态比较单一，常以某一型为主，且每次发作时同一部位皮疹的形态也基本相同。最常见的是丘疹型和丘疱疹型（各占1/3），其次是痒疹型、红斑水肿型。

34. ABCDE 遗传性血管性水肿（HAE）为常染色体显性遗传，是由于 C1INH、F Ⅻ、ANGPTI、PLG 基因突变，导致相应的蛋白质水平和/或功能异常，进而引起缓激肽等水平增高，毛细血管扩张，最终导致水肿的发生。目前国际上将 HAE 分为 C1INH 缺乏型（HAE－C1INH）和非 C1INH 缺乏型（HAE－nC1INH）。遗传性血管性水肿通常在 30 岁前起病，青春期加重，水肿常呈急性发作。临床上以反复发作、难以预测的皮肤和黏膜下水肿为特征。水肿的特点是发作性、自限性，一般 3~5 天自然缓解，呈非对称性、非可凹性。水肿可累及身体任何部位，以四肢、颜面、

生殖器、呼吸道和胃肠道黏膜较为常见。目前我国对于急性 HAE 的治疗主要应用冻干新鲜血浆。急性发作的患者还应给予对症治疗。应密切观察气道阻塞的报警症状（如喘鸣、呼吸困难、呼吸骤停），必要时行气管切开或环状软骨切开术，挽救生命。

35. ABCE 大疱性类天疱疮取新发损害组织可见表皮下张力性水疱，疱顶为完整的表皮，疱液内含嗜酸性粒细胞和中性粒细胞，疱底真皮有炎症细胞（淋巴细胞和嗜酸性粒细胞等）浸润。真皮乳头层中性粒细胞微脓肿为银屑病的病理表现。

36. ABCD 根据不同时期的临床表现，结合患者本人及其家族中有遗传过敏史（哮喘、过敏性鼻炎、特应性皮炎）、嗜酸性粒细胞增高和血清 IgE 升高等特点，应考虑本病的可能。目前国际上常用的特应性皮炎的诊断标准为 Wil－liams 诊断标准，包括主要标准和次要标准。主要标准为皮肤瘙痒。次要标准有：①屈侧皮炎湿疹史，包括肘窝、腘窝、踝前、颈部（10 岁以下儿童包括颊部皮疹）；②哮喘或过敏性鼻炎史（或在 4 岁以下儿童的一级亲属中有特应性疾病史）；③近年来全身皮肤干燥史；④有屈侧湿疹（4 岁以下儿童面颊部/前额和四肢伸侧湿疹）；⑤2 岁前发病（适用于 4 岁以上患者）。患者满足主要标准以及 3 条或 3 条以上次要标准可确定诊断。

37. ABCDE 光线性唇炎的治疗原则是祛除病因，避免日晒，减少紫外线对唇部皮肤黏膜的损伤。局部应用奎宁软膏或皮质类固醇软膏或霜剂。内服氯喹、复合维生素 B、对氨基苯甲酸片（PABA）或静脉注射硫代硫酸钠等。肥厚性病变伴有白斑病改变者可考虑手术切除或光动力治疗。

38. ABCE 乳头状汗管囊腺瘤是向汗腺导管或腺体方向分化的一种良性肿瘤。

目前认为此瘤大多数向大汗腺分化，亦可向小汗腺分化。皮损通常发生于出生时或儿童早期，至青春期显著增大。通常表现为单发的红色至棕褐色斑块或结节，表面可呈乳头瘤状、疣状，表面潮湿，容易受刺激出血并形成结痂。偶尔多发，或呈线状、节段性分布。半数以上发生在头皮，头皮损害常见于原有皮脂腺痣基础上，5%~19%的皮脂腺痣合并有乳头状汗管囊腺瘤，头皮损害通常表面无毛发。也可发生于面、颈、躯干。该病可以并发大汗腺囊瘤、大汗腺囊腺瘤、毛发上皮瘤、乳头状汗腺腺瘤、管状大汗腺腺瘤和混合型管状乳头状汗腺瘤。小汗腺螺旋腺瘤是向小汗腺真皮内导管和分泌部分化的良性肿瘤，也有认为部分病例向大汗腺分化。临床较少见，好发于20~40岁成人，皮损通常为单发，无特定好发部位，但多见于上胸部。肿物为绿豆、黄豆大小的皮内或皮下结节，表面呈肤色或淡蓝色，一般柔软如海绵状，但也可质地较韧。肿瘤有明显自发痛或压痛。

39. ABCDE 贝赫切特综合征又称白塞病，是一种全身性免疫系统疾病，属于血管炎的一种。其可侵害人体多个器官，包括口腔、皮肤、关节肌肉、眼睛、血管、心脏、肺和神经系统等，主要表现为反复口腔和会阴部溃疡、假性毛囊炎、下肢结节红斑、葡萄膜炎等眼部损害、食管溃疡、小肠或结肠溃疡及关节肿痛等，针刺反应阳性。

40. ABCDE 原发性免疫缺陷病是一组少见病，与遗传相关，常发生在婴幼儿，出现反复感染，严重威胁生命。我国各类原发性免疫缺陷病的确切发病率尚不清楚，其相对发病百分率大致为体液免疫缺陷占50%，细胞免疫缺陷10%，联合免疫缺陷30%，吞噬细胞功能缺陷6%，补体缺

陷4%。

41. ABC 大剂量静脉丙种免疫球蛋白（IVIG）可阻断巨噬细胞表面的Fc受体、抑制补体损伤作用、中和自身抗体及病原微生物、抑制天疱疮抗体的致病作用和炎症介质的产生、调节细胞因子的产生。可治疗皮肌炎等自身免疫性疾病及重症过敏性疾病如重症药疹等。成人剂量为（0.2~0.4）g/（kg.d），连用3~5天，必要时2~4周重复1次。重症患者可用冲击疗法即1g/（kg.d），连用2天，与其他药物联合使用可提高疗效。不良反应较小，少数患者有一过性头痛、背痛、恶心、低热等。

42. ABCDE 皮肤基底细胞癌（BCC）在皮肤镜下的基本模式特征：①树枝状血管；②短细毛细血管扩张；③叶状结构；④轮辐状结构；⑤蓝灰色卵圆巢；⑥灰蓝色小球；⑦聚集性小点；⑧同心环状结构；⑨溃疡；⑩多发浅表糜烂；⑪亮红白色无结构区；⑫白色条纹、蝶蛹样结构。

43. CE 该患者诊断考虑为水母蜇伤，切勿用淡水或乙醇溶液冲洗，避免刺细胞大量排空释放各种毒素而加重病情。

44. ABCE 根据患者病史，老年男性＋鼻唇沟处见一个直径约1.2cm的半球形肤色结节＋顶端轻度凹陷、结痂、质地硬，考虑角化棘皮瘤。角化棘皮瘤病理表现为表皮凹陷如火山口样，其中充以角栓，底部表皮增生呈条索状向真皮内不规则延伸，增生表皮内可见角化珠。火山口周围表皮呈唇样突出，有嗜酸性淡染胞质大的鳞状细胞伸向真皮，但未脱落入真皮。有核丝分裂象及鳞状旋涡。真皮内明显炎症反应。

三、共用题干单选题

45. B 幼儿急疹潜伏期为10~15天，无前驱症状。患者突发高热，在数小时之

内体温升至 39℃ ~40℃甚至以上，患儿的一般精神状态无大变化。高热持续 3 ~5 天后突然下降，在 24h 内退至正常，出现皮疹，少数病例高热体温将退时就已出疹。皮疹为周围绕以红晕的玫瑰色斑丘疹，散在分布，相近的可以互相融合而成红色斑片，形状和颜色类似风疹和麻疹，偶尔类似猩红热或荨麻疹，根据患儿热退出疹，颈部、躯干见散在较多红色斑疹、斑丘疹，诊断考虑幼儿急疹。

46. E 幼儿急疹也称婴幼儿玫瑰疹，是婴儿期常见的急性发疹性疾病。主要由人类疱疹病毒 6 型（HHV－6）感染引起，人类疱疹病毒 7 型（HHV－7）也是其病因之一。

47. C 幼儿急疹的潜伏期为 10 ~15 天，多见于 2 岁以下幼儿，热退时出现皮疹，偶合并有水疱，常有颈部及枕后淋巴结肿大，颊、肘、膝以下及掌跖等部位多无皮疹。

48. D 阴虱主要寄生在外阴阴毛上，常通过性接触相互传播。查体见阴虱紧贴于皮肤表面、阴毛根部，为棕褐色或灰色斑点，因颜色与皮肤色相似，有时很难被发现；患者的表现不一，自觉轻度不适或瘙痒难忍；伴抓痕、血痂或散在片状蓝色出血瘀斑，内裤上常可见污褐色血迹；过分搔抓则可引起局部继发性细菌感染，导致毛囊炎和疖。根据患者阴阜部位剧烈瘙痒，内裤上有点状污褐色血迹，患者经常出差、住宿宾馆。诊断考虑阴虱病的可能性最大。

49. A 本例患者诊断考虑为阴虱病的可能性大，因此确诊应取阴毛附着物进行镜检，可以在毛干及根部发现虫卵与幼虫。

50. E 感染阴虱时衣、被等物应煮沸消毒，或日晒、清洗等。感染阴虱者须剔除阴毛并烧掉，然后外用 0.5% γ－666 霜，12h 后洗去，可有效地杀死阴虱和虱卵，ABCD 选项均有杀虫作用，而地奈德乳膏为抗炎的糖皮质激素，无杀虫作用，不推荐使用。

51. E 患者诊断斑秃、头癣、拔毛癣等均有可能，心电图对诊断意义不大。

52. E 根据病史和体检，考虑白癣的可能性大，组织病理检查对白癣诊断帮助不大。

53. C 脂溢性脱发或雄激素性脱发多见于青壮年，部分有家族史，表现为额前发际后移或头顶部弥漫性脱发。白癣多见于儿童，其病发高出头皮 2 ~4mm 处折断，残根可见菌鞘，愈后通常不引起永久性脱发。拔毛癣指患者拔除自己的头发造成脱发，其脱发区不规则，拉发试验阴性，皮肤镜特点为黑点征与断发。斑秃为一个或多个边界清楚的脱发区，拉发试验阳性，皮肤镜特点为黄点征和感叹号发。

54. E 目前还没有 FDA 批准的治疗拔毛癣的药物。认知行为治疗（CBT）似乎是最有效的治疗手段，习惯逆转训练的心理治疗已成为一种重要的治疗方式。药物疗法主要包括抗抑郁药物、抗精神病药、苯二氮䓬类抗焦虑药等。

55. B 以患者目前的临床表现和阴性检查只能考虑雷诺现象。雷诺现象是指因受寒冷或紧张刺激后，肢端细动脉痉挛，使手指（足趾）皮肤突然出现苍白，相继出现皮肤变紫、变红，伴局部发冷、感觉异常和疼痛等短暂的临床现象。

56. A 硬皮病（scleroderma）是一种以皮肤及各系统胶原纤维进行性硬化为特征的结缔组织病。临床表现为对称地自手、面开始出现皮肤逐渐变硬紧张，表面有蜡样光泽，不能用手捏起，手部雷诺现象，可有低热，关节酸痛。抗 Scl－70 抗体可作为系统性硬皮病的标志抗体。系统性硬皮病可见血沉增快，血清免疫球蛋白增高，ANA 阳性，蛋白尿等，胸部、食管、骨关节 X 线检查可有异常改变。根据患者雷诺现象、不规则发热、关节疼痛，指/趾末节较硬，面部、鼻部也有轻度硬化。ANA 阳性，抗 Scl-70 抗体阳性，红细胞沉降率升高，诊断考虑硬皮病。

57. D 对有雷诺现象、关节痛或关节炎、肌痛、手肿胀的患者，如果有高滴度斑点型 ANA 及高滴度抗 U1RNP 抗体阳性，而抗 Sm 抗体阴性者，要考虑混合性结缔组织病（MCTD）的可能，高滴度抗 U1RNP 抗体是诊断 MCTD 必不可少的条件。

58. D 多发性脂囊瘤多为青少年时期发病，也可见于出生后不久发病。好发于前胸、腋窝、颈部及上肢屈侧，也可见于面额、头皮、腹部、阴囊、女外阴等。皮损为多发性隆起性结节，表面光滑，呈肤色、淡蓝色，大小较均匀，自数毫米至 2cm，质地中等如橡皮样，无自觉症状，无压痛。往往有家族史，呈常染色体显性遗传。有时伴发先天性厚甲病。

59. A 多发性脂囊瘤为一种向皮脂腺导管开口处分化的潴留性囊肿，属错构瘤，常有家族史，为常染色体显性遗传病。

60. B 多发性脂囊瘤为真正的皮脂腺囊肿，囊壁由复层鳞状上皮组成，无颗粒层，由于囊壁薄，切片中很容易见到塌陷和折返。囊壁内及邻近组织可见皮脂腺小叶，可开口于囊壁。囊壁内面可见一层波浪状角质层，囊内可见皮脂及皮脂腺碎屑，偶见毛发。

61. C 先天性厚甲症的临床表现为掌跖部位明显角化过度，指/趾甲明显增厚、变黄、变形，还可以出现多发性脂囊瘤。

62. A 寻常狼疮皮损初起为鲜红或红褐色粟粒大小的结节，触之质软，稍隆起，

结节表面薄嫩，用探针稍用力即可刺入、容易贯通（探针贯通现象），玻片压诊呈棕黄色，如苹果酱颜色（苹果酱现象）。

63. C 寻常狼疮属于一种皮肤结核，各型皮肤结核的共同特征是真皮内上皮样组织细胞和数量不等的多核巨细胞及淋巴细胞形成的结核结节，中央干酪样坏死，抗酸染色见结核分枝杆菌有助于诊断。

64. A 早期、规范和联合抗结核治疗是该病治疗的基本原则。全身抗结核治疗的一线治疗药物有异烟肼（成人 0.3g/d）、对氨基水杨酸钠（成人 3g/次，每天 3 次）、链霉素（成人 0.5g/次，每天 2 次）、利福平（成人 0.45g/d）、利福定（成人 0.15~0.2g/d）、乙胺丁醇（成人 0.75g/d）、吡嗪酰胺（成人 0.5g/次，每天 3 次），其中异烟肼、利福平、利福定、链霉素和吡嗪酰胺为杀菌药，其余为抑菌药。对寻常狼疮和瘰疬性皮肤结核选用 2 种杀菌药和 1 种抑菌药，称"三联疗法"，对疣状皮肤结核、结核疹可选用 1 种杀菌药和 1 种抑菌药，称"二联疗法"，疗程 2~6 个月。局部治疗可使用抗结核药物软膏如 5% 异烟肼软膏、病灶局部封闭、外科手术切除和物理治疗等，但通常以全身抗结核治疗为主。

65. C 女性滴虫病：潜伏期 4~28 天，将近一半的患者没有临床表现，有症状者常表现为阴道分泌物增多，呈灰黄色或黄白色泡沫样或稀薄脓液，外阴、阴道有瘙痒、灼热、疼痛感，有臭味，阴道检查可见宫颈和阴道黏膜红肿，有点状出血和草莓样外观。该患者为阴道毛滴虫间接感染所致，典型的查体表现可以诊断为阴道毛滴虫病。

66. D 阴道毛滴虫病辅助检查：悬滴法或涂片染色法找到阴道毛滴虫或者培养出阴道毛滴虫都具有诊断价值。阴道毛滴

虫培养选择肝浸汤培养基或蛋黄浸液培养基。

67. A 维持阴道弱酸环境有利于治疗，一般可选 0.5% ~1.0% 的醋酸或乳酸溶液冲洗。

四、案例分析题

68. ABCDFG 该患者反复口腔及颊黏膜糜烂伴疼痛，均不能排除口腔阿弗他溃疡、白塞病、寻常型天疱疮、黏膜类天疱疮、扁平苔藓、红斑狼疮，而红斑型天疱疮与落叶型天疱疮患者口腔一般不受累，暂可排除。

69. E 扁平苔藓组织病理表现为表皮角化过度，颗粒层楔形增厚，棘层不规则肥厚，基底细胞液化变性，真皮上部以淋巴细胞为主的带状浸润。不同亚型的扁平苔藓除上述改变外，还有各自的特征性改变。

70. ACDEF 服用某些药物如链霉素、青霉胺、甲基多巴、氯磺丙脲、氢氯噻嗪、甲苯磺丁脲、阿的平、氯喹、氨苯唑、开博通、奎尼丁等以及某些中药后，或者在口腔内有金属填充体或者修复体时，口腔内可能会出现类似扁平苔藓的改变，或者可以使原有的扁平苔藓的病损加重，在停止使用可疑药物或更换填充体和修复体后病损明显减轻或者消失。

71. E 根据题干，老年男性＋左胸背水疱伴阵发性灼痛＋皮疹沿一侧皮神经呈带状分布、未过体表正中线，考虑带状疱疹，带状疱疹可出现潮红斑，很快出现粟粒至黄豆大小的丘疹，簇状分布而不融合，继之迅速变为水疱，疱壁紧张发亮，疱液澄清，外周绕以红晕，各簇水疱群间皮肤正常；皮损沿某一周围神经呈带状排列，多发生在身体的一侧，一般不超过正中线。神经痛为本病特征之一。

72. D 带状疱疹是由水痘 - 带状疱疹病毒（Varicella - zoster 病毒）引起的急性感染性皮肤病。

73. B 带状疱疹发疹前可有乏力、低热、纳差等症状。患处常先出现潮红斑，在红斑基础上迅速出现簇集性粟粒至黄豆大小的丘疹、丘疱疹或水疱。皮损沿某一周围神经呈带状排列，多发生在身体一侧，不超过正中线。好发部位依次为肋间神经、脑神经和腰骶神经支配区域。神经痛为本病特征之一，可在发病前出现或伴随皮损出现，疼痛程度可为：痛觉敏感、灼痛、刺痛、刀割样疼痛甚至电击样疼痛等。病程一般 1 ~2 周，老年人可达 3 ~4 周。

74. DF 带状疱疹实验室检查有：①疱液涂片检查，疱液涂片在电子显微镜下可见多核气球状细胞；②VZV 抗原检测，疱底组织涂片免疫荧光染色可检测到 VZV 抗原；③核酸检测，疱液、疱底组织刮取物、脑脊液等行 PCR 检测 VZV DNA；④组织培养，疱液组织培养病毒，但耗时长；⑤组织病理，可见水疱处棘细胞气球状变性，棘细胞核内嗜酸性包涵体形成。

75. ABDE 带状疱疹特殊表现：①眼带状疱疹；②耳带状疱疹；③带状疱疹后遗神经痛；④其他不典型带状疱疹；与患者机体抵抗力差异有关。

76. ABCDEFG 不典型带状疱疹：与患者机体抵抗力差异有关，可表现为顿挫型（不出现皮损仅有神经痛）、不全型（仅出现红斑、丘疹而不发生水疱即消退）、大疱型、出血型、坏疽型和泛发型（同时累及 2 个以上神经节产生对侧或同侧多个区域皮损）；病毒偶可经血液播散产生广泛性水痘样疹并侵犯肺和脑等器官，称为播散型带状疱疹。

77. ABCDEF 带状疱疹治疗：（1）抗病毒药物，可选用阿昔洛韦、伐昔洛韦或泛昔洛韦、阿糖腺苷、溴夫定。（2）神痛药物治疗分为①抗抑郁药，主要药物有盐酸帕罗西汀（塞乐特）、氟西汀（百优解）、氟伏沙明、舍曲林等；②抗惊厥药，有卡马西平、丙戊酸钠等；③镇痛药，以吗啡为代表的镇痛药物。可供选择药物有吗啡（美施康定）、羟基吗啡酮（奥施康定）、羟考酮、芬太尼（多瑞吉）、二氢埃托啡、路盖克等。非麻醉性镇痛药包括NSAIDs、曲吗多、乌头生物碱、辣椒碱等；④营养神经药物有 B 族维生素、腺苷钴胺等。（3）红外线治疗带状疱疹主要通过高频段光线，透射组织深部，有消炎、促进体内活性物质生成、抑制交感神经兴奋、阻断疼痛恶性循环的作用。有很好的止疼、促进创面愈合的作用。窄谱中波紫外线照射可促进某些炎症的恢复，具有一定的辅助治疗作用。

78. C 带状疱疹患者局部皮损水疱已破，红肿明显，可考虑用溶液湿敷，减少红肿，减少渗出，因此 3% BAS 湿敷最合适。

79. ABDEG 常规的实验室检查有助于了解患者健康状况，病原学检查、直肠镜活组织检查、免疫学检查有助于疾病的确诊。

80. BCDE 根据题干，青年男性 + 发热、腹痛、黏液血便两个半月 + 游泳史 + 头痛、射状呕吐半个月 + 颈项强直、布氏征阳性、克氏征阳性 + 幼年时曾患中毒性痢疾 + "肠炎"诊断史 + 甲硝唑治疗无效，可考虑血吸虫病、肝硬化、门静脉高压、溃疡性结肠炎，以上四种疾病均可表现为发热、腹痛、黏液血便，血吸虫病、肝硬化、门静脉高压病情较重时可累及神经系统，溃疡性结肠炎部分患者也可有肠道外表现。细菌性脑炎一般仅累及神经系统，无腹痛、黏液血便。患者既往诊断为肠炎，给予甲硝唑治疗无效，急性胃肠炎

病程短。

81. ABF 由病原学检查可确诊为血吸虫病，其特征包括雄虫有抱雌沟，其生活史中包括尾蚴阶段，为叉尾型尾蚴，经皮肤感染宿主。

82. BC 在接触疫水后第 7 天至第 10 天服用蒿甲醚或青蒿琥酯，每周服用 1 次，离开疫水后可加服 1 次，可达到早期治疗的目的。

83. ABCDE 线状 IgA 大疱性皮病、大疱性类天疱疮、先天性大疱性表皮松解症、大疱性肥大细胞增生症、获得性大疱性表皮松解症均可表现为出生不久全身弥漫水疱，需考虑。药疹有明确用药史，且停药后可自行缓解。大疱性丘疹性荨麻疹为虫咬皮炎，好发于夏季，一般病程有自限性。药疹、大疱性丘疹性荨麻疹可除外。

84. CDEFG 直接、间接免疫荧光可排查大疱性类天疱疮可能，基因测序可明确遗传大疱性表皮松解症。皮肤组织病理检查可以看到表皮内或者表皮下水疱，真皮炎症细胞通常较少。电镜检查可以确定皮肤水疱裂隙所在层次，对于 EB 三大亚型的分类的确定具有重要意义。大疱性表皮松解症（epidermolysis bullosa，EB）分为遗传性（先天性）和获得性（epidermolysis bullosa acquisita，EBA）两种。遗传性EB 依据发病部位不同可分为三类：①单纯性大疱性表皮松解症（simplex EB，EBS），水疱在表皮内；②交界性大疱性表皮松解症（junctional EB，JEB），水疱发生于透明层；③营养不良性大疱性表皮松解症（dystrophic EB，DEB），水疱发生在致密下层。透射电镜和免疫组化显示 EBS 的水疱位于表皮内，DEB 的水疱位于致密下层，JEB 的水疱位于透明层内。

85. ABCDEFGH 营养不良型常染色体显性遗传大疱性表皮松解症水疱及大疱

位于四肢伸侧，尤以关节部位，特别是趾、指、踝、肘等关节面上较多见。甲可增厚。尼氏征常阳性。愈后留瘢痕及萎缩。在耳轮、手背、臀及腿伸侧常有表皮囊肿（粟丘疹）。常波及黏膜、口腔黏膜、舌、腭、食管及咽喉部可有糜烂。当喉部被波及时，常引起声嘶；在齿龈口唇沟间可有瘢痕挛缩；因咽喉部结瘢可致吞咽困难。舌尖瘢痕很典型。结合膜常不波及。牙齿正常。其他改变有食道粘连、贫血、营养不良、口腔畸形、并指畸形、继发感染、指甲营养障碍、秃发、体毛缺失、侏儒、爪形手、指骨萎缩及假性并指等。本病可诱致皮肤癌变，多年后发生基底细胞癌及鳞状细胞癌的均有发现。

86. ABCG 该病由基因突变引起，口服糖皮质激素无效，外用糖皮质激素有感染风险，基因编辑技术尚不成熟，植皮可能会让症状加重，外用抗生素建议在有感染时使用，骨髓移植远期效果并不乐观。

87. ABCE 色素痣、色素型脂溢性角化病、色素型基底细胞癌、恶性黑素瘤均可表现为黑色斑块。Bowen 病皮损表现为暗红色斑片或斑块，表面糜烂、结痂。扁平苔藓样角化病表现为红色、红褐色扁平丘疹或斑块，表面轻度脱屑。皮肤纤维瘤通常表现为坚硬皮下结节，表面可略隆起，呈灰褐色。尽管患者左侧腹股沟淋巴结肿大，但是未有进行组织病理检查之前尚无法确定与左大腿皮损之间的相关性。

88. ABCDEF 免疫组化染色有助于确定肿瘤细胞的来源，腹股沟淋巴结活检、PET – CT 和血清乳酸脱氢酶检测有助于评估疾病的分期。

89. E 恶性黑素瘤 TNM 分期：T_{is} 为原位癌，T_1 为肿瘤厚度 ≤1mm；T_2 为肿瘤厚度 1~2mm；T_3 为肿瘤厚度 2~4mm；T_4 为肿瘤厚度 >4mm。各期肿瘤无溃疡为 a，

有溃疡为 b。N_1 为 1 个淋巴结受累，N_2 为 2~3 个淋巴结受累，N_3 为 ≥4 个淋巴结受累，淋巴结组织病理有转移为 a，临床有转移为 b。M_1 为远处皮肤淋巴结转移；M_2 为有肺转移；M_3 为有其他任何全身转移。Clark 分级：Ⅰ级为原位癌；Ⅱ级为侵犯真皮乳头层；Ⅲ级为侵犯真皮乳头层下血管丛；Ⅳ级为侵犯真皮网状层；Ⅴ级为侵犯皮下脂肪层。

90. ADEG 恶性黑素瘤的治疗首选手术切除，根据肿瘤的厚度确定手术切缘，肿瘤厚度 ≤1mm 时安全切缘为 1cm，肿瘤厚度为 1~2mm 时安全切缘为 1~2cm，肿瘤厚度 >2mm 时安全切缘为 2cm。黑素瘤对放射治疗不敏感，如手术切缘阳性无法行第二次手术可考虑行放射治疗。

91. E 鲍温病常见于躯干、四肢，有研究认为与长期日光暴露及理化因素慢性累积性刺激有关。鲍温病皮损通常没有明显症状，临床表现为境界清晰的红褐色斑块，上面可以有少量鳞屑，但其边缘不甚规则。考虑到该患者为农民，长期暴露于日光下，且为暗红色斑疹，边缘略隆起，表面覆着少许细小白色鳞屑，符合鲍温病的诊断。

92. ABC 鲍温病发病机制尚不清楚，可能与以下因素有关。①与接触砷剂有关，部分病例有使用砷剂病史，皮损处含砷量较高；②与病毒感染有关，可在 HPV – 5 引起的疣状皮肤发育不良的基础上发生，目前仅证实 Bowen 病与 HPV 感染密切相关；③与外界刺激有关，部分皮损可在外伤或虫咬处发生；④与日晒和遗传因素也相关。

93. F 由于本病可能发生侵袭性生长，而且一旦侵袭性生长后其转移率可在 37%，故早期诊断、早期治疗尤为重要。皮损面积较小时，手术切除是最有效的治

疗方法。若皮损面积较大、部位特殊或患者不能耐受手术的情况下还可以选择冷冻、电烧、激光等治疗，也可外用咪喹莫特霜或5－氟尿嘧啶软膏。分布广泛的皮损可采用放射疗法。相对于上述传统治疗，光动力疗法是近年来发展迅速的一种新型治疗方法。

94. B 脓疱型银屑病的损害为对称性红斑，上有多数针头至粟粒大脓疱，胞壁较厚，不易破溃，约经十天左右可以干涸，结褐色痂，痂脱落后可出现小片鳞屑，鳞屑下又有新的脓疱出现，可侵及整个掌跖部，经过缓慢，易周期性发作。该患者符合该病诊断。

95. ABCDE 脓疱型银屑病的临床表现有沟纹舌、红皮病、肝肾功能损害、电解质紊乱、甲肥厚。

96. ACF 脓疱型银屑病的病理包括角化不全、Kogoj脓肿、真皮淋巴细胞和组织细胞浸润。

97. ABCDEF 脓疱型银屑病首选阿维A治疗，起始剂量1~2mg/（kg·d）；阿维A可用于所有类型银屑病，可单独服用或

与其他疗法联合应用，但是可引起肝纤维化及骨髓抑制。对于育龄女性及孕妇忌用。

98. ABDF 根据题干，中年女性＋双下肢斑片状群集的针头大小的红色瘀点＋病史3个月，可考虑血管炎性疾病如过敏性紫癜、紫癜样皮炎，尿常规、血浆蛋白电泳、皮损组织病理学、血常规可协助明确诊断。

99. C 根据题干，中年女性＋双下肢斑片状群集的针头大小的红色瘀点＋病史3个月＋皮损似撒的胡椒粉样，逐渐由小腿踝周向下肢近端缓慢发展，可考虑进行性色素性紫癜性皮病。进行性色素性紫癜性皮病常不对称地发于小腿伸面，为针尖至针头大瘀点组成的大小、形状不一的斑片，临床表现初为群集、粟粒至针帽大的淡红色瘀点或瘀斑，皮损似撒的胡椒粉样，逐渐增多后密集成片而成为形状不规则的橘红或棕红色斑片。

100. E 进行性色素性紫癜性皮病一般无需治疗，可积极寻找病因治疗原发基础疾病，局部可外用糖皮质激素。

全真模拟试卷（三）答案解析

一、单选题

1. D 寻常型痤疮好发于颜面部，尤其是前额、双颊，亦见于上胸部、背部及肩部等皮脂腺丰富部位。

2. D 局限性瘙痒症是指瘙痒发生于身体某一部位，称为局限性瘙痒症。常见于肛门、女阴、阴囊，也可见于小腿、掌趾、外耳等处。

3. D 结节性痒疹初期为针帽至米粒大的丘疹，逐渐增大成为绿豆至黄豆大、半球形、坚实隆起皮肤表面的丘疹与结节，顶端角化明显，呈疣状外观，表面粗糙，呈褐色或灰褐色，散在孤立，触之有坚实感。由于剧烈搔抓，发生表皮剥脱、出血及血痂。

4. D 汗腺分泌液有特殊臭味或汗液被分解而放出臭味称为臭汗症。臭汗症多见于多汗、汗液不易蒸发和大汗腺所在的部位，以足部及腋部臭汗症最为常见。足部臭汗症常与足部多汗症伴发。腋部臭汗症称腋臭，常见于青壮年，女性多见，至老年时可减轻，常有家族性，同时伴有色汗症。

5. B 腹部沟肉芽肿的病原体是肉芽肿克雷伯菌，以往称肉芽肿荚膜杆菌，属革兰染色阴性短杆菌，无芽孢。

6. A 桥粒斑蛋白（DP）仅存在于桥粒斑块中，因此是桥粒的特征性标志。

7. B 暗视野显微镜检查是一种检查梅毒螺旋体的方法。暗视野是指显微镜下没有明亮的光线，便于检查苍白的螺旋体。这是一种病原体检查，对早期梅毒的诊断有十分重要的意义。

8. B 尖锐湿疣是由人乳头瘤病毒（HPV）感染所致的以肛门生殖器部位增生性损害为主要表现的性传播疾病。大多发生于 18～50 岁的中青年人。损害初期为细小淡红色丘疹，以后逐渐增大增多，单个或群集分布，湿润柔软，表面凹凸不平，呈乳头样、鸡冠状或菜花样突起。红色或污灰色。根部常有蒂，且易发生糜烂渗液，触之易出血。根据患者有性生活史，菜花样赘生物，易出血，考虑为尖锐湿疣。

9. A 皮肤中的电解质主要储存于皮下组织，其中 Na^+ 和 Cl^- 在细胞间液中含量较高；K^+、Mg^{2+}、Ca^{2+} 主要分布于细胞内，对维持细胞间的晶体渗透压和细胞内外的酸碱平衡起着重要的作用；Ca^{2+} 还可维持细胞膜的通透性和细胞间的黏着。

10. A 真菌免疫荧光镜检是鉴别湿疹与真菌感染而采取的有效的实验室手段。

11. D 硬红斑又称 Bazin 病或硬结性皮肤结核。一般发病于冬、春季，有一定的季节性，多见于青年女性，常与身体其他部位结核（包括内脏结核）并发。结核菌素试验呈阳性，但皮损处很少分离到结核分枝杆菌。初起为豌豆大小的数个皮下结节，多对称发生于小腿下部屈侧，数周后结节逐渐增大，皮肤略微高起，呈暗红色，浸润明显，界限不清，固定而硬。

12. E 寻常型银屑病是不能用免疫抑制剂治疗的。对于寻常型银屑病，症状较轻的可先使用维生素 D3 衍生物，糖皮质激素类药物局部治疗，使用药物后可控制症状。

13. B 黑热病患者血常规的表现为全

血细胞减少；流行性出血热、传染性单核细胞增多症均表现白细胞增加，有异型淋巴细胞；伤寒表现为白细胞减少，嗜酸性粒细胞减少；登革热表现为白细胞减少，血小板减少。

14. D 患者长期卧床、皮疹部位为皮肤皱褶处，皮疹为双腹股沟区红斑、浸渍、糜烂，真菌透明法检测阴性，排除股癣。故最可能的诊断是间擦疹。

15. E 妊娠性瘙痒症是发生于妊娠妇女的瘙痒性皮肤病，好发于妊娠末期。85%的患者是由于雌激素增多引起肝内胆汁淤积所致。多数患者分娩后瘙痒和黄疸可自行缓解或痊愈。该病一般不引起孕妇死亡，但可导致早产、胎儿窘迫，甚至死胎。实验室检查可见碱性磷酸酶、血清胆红素升高，转氨酶正常。

16. D 湿疹的皮损常呈对称性分布，而不是好发于暴露部位。根据临床部位可分为手湿疹、肛周湿疹、阴囊湿疹、乳房湿疹、耳湿疹及眼睑湿疹等。

17. C 严重而持久的低补体血症是荨麻疹性血管炎患者最常见的异常表现，特别是C4降低更明显。除此之外，还有外周血白细胞正常或增加，中性粒细胞比例增加，红细胞沉降率加快。

18. A 各型天疱疮患者血液循环中均存在抗角质形成细胞间成分的抗体，即天疱疮抗体，包括抗Dsg1抗体和抗Dsg3抗体，其滴度与病情活动程度平行。

19. C X连锁隐性遗传外胚叶发育不良的致病基因是EDA基因，主要临床表现为睫毛、眉毛、头发稀疏；乳牙及恒牙完全缺失或部分缺失，牙齿形态异常，排列不齐；汗腺发育不良，少汗甚至无汗；指甲浑浊、变厚、表面粗糙、凹凸不平；特殊的外胚叶发育不良面容。

20. D 营养不良性大疱性表皮松解症的致病基因为COL7A1基因，定位于

3p21.1，编码锚原纤维的主要成分——Ⅶ型胶原。

21. D 穿通性毛囊炎组织病理表现为毛囊口扩张，充满混杂的变性弹力纤维、变性胶原和炎细胞角化物，常见到卷曲毛发。

22. C 该患者有输血史、抗-HIV抗体阳性、CD4$^+$T淋巴细胞计数<200个/μl符合AIDS的诊断标准。播散性带状疱疹表现为典型带状疱疹的基础上，全身出现散在的水痘样的皮疹。

23. E 迟发性皮肤卟啉病患者的尿液在Wood灯下呈粉红-橙黄色荧光。

24. A 患儿2岁以前发病，病程长，病情反复发作，有一级亲属的过敏史，有屈侧湿疹史，现有屈侧湿疹的表现，符合特应性皮炎诊断标准。

25. E 根据男性患者，有痛性肢体感觉异常，弥漫性躯体性血管角化瘤以及角膜和晶状体浑浊，血白细胞α-半乳糖苷酶活性降低，组织病理符合Fabry病。

二、多选题

26. BCDE 隐翅虫皮炎多发于夏秋季节。皮疹常发生于面、颈、胸、背、上肢、下肢等露出部位，当毒虫开始侵犯皮肤时有爬行感或异物感，用手搔抓或翻身压死毒虫，由于毒液的刺激，2~4h后皮肤上出现点状、条索状红肿，发痒，逐渐有灼热疼痛感，约12h后皮肤上出现水疱，多为透明的薄疱，有的发展为脓疱或灰黑色坏死，在皮损周围可出现鲜红色丘疹或水疱，呈点状或片状，常因搔抓引起鲜红色糜烂面。若侵犯眼睑时致眼睑红肿，睁不开眼，若污染毒液的手抓到外阴可出现局部片状红斑。病程1~2周，以后干燥脱痂而愈，留有色素沉着或浅表瘢痕。皮损严重时可出现广泛大面积的糜烂面或浅层的皮肤坏死。皮肤有瘙痒、灼痛，或者出现发热、头痛、头晕、恶心、淋巴结肿大等

全身症状，若继发感染可使病情加重。

27. BCD 泛发型白癜风的类型有面肢端型、混合型、寻常型。

28. ABCD HIV 感染者常见皮肤表现有感染性皮肤损害、非感染性皮肤损害、皮肤肿瘤，包括真菌（口腔念珠菌感染、口腔毛状白斑等）、带状疱疹、病毒疣；脂溢性皮炎、毛发红糠疹、玫瑰糠疹等；Kaposi 肉瘤、鳞状细胞癌、淋巴瘤等。

29. ABCE 疥疮常寄生于皮肤较薄而柔软的部位，如指缝及其两侧、腕屈面、肘窝、腋窝、脐周、腰部、下腹部、外生殖器、腹股沟及股上部内侧。头面部不累及，但儿童例外。

30. ABDE 疥疮为接触性传播，集体宿舍或家庭内易发生流行，同睡床铺、共用衣物、甚至握手等行为均可传染。好发于卫生习惯不良、免疫力低下人群。疥螨多在手指缝及其两侧、腕屈面、肘窝、腋窝、脐周、腰围、下腹部、外生殖器、腹股沟等处活动，以手指缝处最为常见。婴儿、老年人和免疫缺陷人群头皮、面部皮肤均易感。常见皮损为小的红丘疹及不同数量的抓痕，特异体征是雌螨为产卵挖掘的隧道。瘙痒剧烈，常夜间和洗澡后加重。

31. ACD 皮肤受到伤害性刺激时会产生痛觉，痛觉的感受器是游离神经末梢，引起痛觉不需要特殊的适宜刺激，任何形式的刺激只要达到一定的强度而转变为伤害性刺激时，都能引起痛觉。伤害性刺激使组织损伤而释放某些致痛物质（如钾离子、氢离子、组胺、5-羟色胺、缓激肽、前列腺素等），作用于痛觉感受器，产生传入冲动进入中枢神经系统而引起痛觉。

32. ABCE 皮肤的继发性损害包括鳞屑、浸渍、糜烂、溃疡、裂隙、抓痕、痂、瘢痕、苔藓样变、萎缩。

33. ABDE 人类乳头瘤病毒属于 DNA 病毒。麻疹病毒、风疹病毒、埃可病毒、柯萨奇病毒均属于 RNA 病毒。

34. ABCE 急性生物学假阳性反应一般在 6 个月内转阴。当用荧光密螺旋体抗原血清试验（FTA-ABS 试验）或者 TPHA 试验来检测时，血清反应呈阴性。慢性生物学假阳性反应可持续数月或数年，甚至终身。

35. ADE H_1 受体阻断剂大都有与组胺相同的乙基胺结构，能与组胺争夺受体，消除组胺引起的毛细血管扩张、血管通透性增高、平滑肌收缩、呼吸道分泌增加、血压下降等作用。

36. ABCDE 混合性皮肤，是干性、中性或油性混合存在的一种皮肤类型。多表现为面中央部位（即前额、鼻部、鼻唇沟及下颌部）呈油性，而双面颊、双颞部等表现为中性或干性皮肤。躯干部皮肤和毛发性状一般与头面部一致。油性皮肤者毛发亦多油光亮，干性皮肤者毛发亦显干燥。

37. AB 皮肤特异性感染是指由一些特定的病原体（如结核分枝杆菌、破伤风梭菌、炭疽杆菌等）感染引起的，不同于一般的病菌感染，可以导致较为独特病变的皮肤感染病。

38. ABCE 对于药疹，在没有继发感染的高危因素时，不需要积极使用抗生素预防感染，因抗生素本身也是最常见的致敏药物之一。

39. ABE 皮肤小血管炎直接免疫病理可见血管壁有 IgG、IgM 和 C3 沉积。

40. ABCD 连续性肢端皮炎为一种始发于手指、足趾的慢性、无菌性脓疱病，可有外伤史，可有黏膜损害；慢性经过，对治疗抵抗，有人认为与脓疱型银屑病为同一疾病，为无菌性脓疱病，脓液培养阴性。

41. ABCDE 日光性角化病根据组织学特点可分为 6 型，以肥厚型和萎缩型多见。对皮损的组织病理学分型是相对的，各型之间有重叠，主要是根据哪种特点比较突出而确定为某种类型。其共有的组织病理特点包括：①角化过度与角化不全交替；②表皮细胞排列紊乱，可有角化不良细胞及不同程度的非典型性；③基底细胞异常增生，表皮突呈芽蕾状突入真皮；④真皮浅层弹力纤维变性；⑤常伴有界面改变，真皮浅层血管扩张，有带状或灶性淋巴细胞浸润。

42. ABDE 朗格汉斯细胞组织细胞增生症是包括莱特勒 - 西韦病（Letterer - Siwe disease）、韩 - 薛 - 科病（Hand - Schuller - Christian disease）、嗜酸性肉芽肿和先天性自愈性网状组织细胞增生症（Hashimoto - Pritzker disease）4 种相互重叠形成谱系的综合征。

43. BCDE 抗组胺药物、糖皮质激素和肾上腺素对于遗传性血管性水肿均无效。遗传性血管性水肿急性发作时可输注冰冻的新鲜血浆，如果出现喉头梗阻可以行气管切开。口服丹那唑、氨甲环酸和皮下注射抗血浆型激肽释放酶抑制剂的单抗均可预防该病的发作。

44. BCD 本题患儿男性，自幼发病，其母亲有类似病史，考虑为遗传性皮肤病。皮疹主要表现为皮肤粗糙、增厚、脱屑，呈弥漫性，为身体伸侧为主，皮疹呈现地图状，数分钟或数小时可消退，考虑为皮肤角化增生性的遗传性皮肤病中的可变性红斑角化病。可变性红斑角化症由编码缝隙连接通道蛋白的 GJB3（编码连接蛋白 31）、GJB4（编码连接蛋白 30.3）和 GJA1 基因（编码连接蛋白 43）的杂合突变导致。

45. ABCD 苯丙酮尿症患者因苯丙氨酸羟化酶异常导致苯丙氨酸转化为酪氨酸障碍，皮肤和毛发色素合成受损，色素痣减少。

三、共用题干单选题

46. E 患者既往明确银屑病病史，近期有多关节疼痛、变形，首选考虑关节病型银屑病。关节病型银屑病（PsA）是一种与银屑病相关的炎性关节病，有银屑病皮疹并伴有关节和周围软组织疼痛、肿胀、压痛、僵硬和运动障碍。部分患者可有骶髂关节炎和（或）脊柱炎，病程迁延，易复发。

47. B 关节病型银屑病鉴别诊断：①类风湿关节炎，二者均有小关节炎，但关节病型银屑病有银屑病皮损和特殊指甲病变、指（趾）炎、起止点炎，侵犯远端指间关节，类风湿因子常为阴性。特殊的 X 表现，如笔帽样改变，部分患者有脊柱和骶髂关节病变，而类风湿关节炎多为对称性小关节炎，以近端指间关节和掌指关节、腕关节受累常见。可有皮下结节、类风湿因子阳性，X 线以关节侵袭性改变为主；②强直性脊柱炎，侵犯脊柱的关节病型银屑病，脊柱和骶髂关节病变不对称，可为"跳跃"式病变，发病常在年龄大的男性，症状较轻，有银屑病皮损和指甲改变。而强直性脊柱炎发病年龄较轻，无皮肤及指甲病变，脊柱、骶髂关节病变常为对称性；③骨性关节炎，对于仅有远端指间关节受累的银屑病关节炎需与骨性关节炎相鉴别。骨性关节炎无银屑病皮损和指甲病变，可有赫伯登（Heberden）结节、布夏尔（Bouchard）结节，无 PsA 的典型 X 线改变，发病年龄多为 50 岁以上老年人。

48. B 1. 一般治疗适当休息，避免过度疲劳和关节损伤，注意关节功能锻炼，忌烟、酒和刺激性食物。2. 药物治疗药物选择除抗疟药尚有争议外，其他与类风湿关节炎治疗相似。（1）非甾体抗炎药（NSAIDs）。（2）慢作用抗风湿药防止病情恶化及延缓关节组织的破坏。如单用一种慢作用抗风湿药无效时也可联合用药，如甲氨蝶呤作为基本药物，加柳氮磺吡啶。如：①甲氨蝶呤；②柳氮磺吡啶；③青霉胺；④硫唑嘌呤；⑤来氟米特。（3）依曲替酯。（4）糖皮质激素。（5）植物药制剂（雷公藤）。（6）局部用药，如关节腔注射长效皮质激素类药物。3. 外科治疗。当关节病型银屑病有寻常型银屑病皮损时，患者可联合口服维A酸类药物进行治疗。干扰素具有抗病毒、抑制细胞增殖、调节免疫及抗肿瘤作用，一般不用做联合治疗。

49. D 根据患者为绝经期女性，双侧小阴唇部浸润肥厚、皲裂，呈白色，伴剧烈瘙痒，初步诊断为黏膜白斑。和其他病的鉴别，无不洁性交史，不考虑尖锐湿疣；皮脂腺异位症为阴唇部淡黄色针尖大小的丘疹；白癜风为局部色素的脱失，为光滑性白斑，不痛不痒；硬化萎缩性苔藓为瓷白色萎缩性斑片。

50. A 本病的诊断主要依据组织病理学，上皮细胞的不典型性增生为特征表现。

51. C 维生素A缺乏症开始时仅感觉皮肤干燥，易脱屑，有痒感渐至上皮角化增生，汗液减少，角化物充塞毛囊形成毛囊丘疹。检查触摸皮肤时有粗砂样感觉，以四肢伸面、肩部为多，进而发展至颈、背部甚至面部，毛囊角化引起毛发干燥，失去光泽，易脱落，指（趾）甲变脆易折，多纹等。该患者因减肥而导致饮食长期不足，渐渐表现全身皮肤干燥，伴细碎鳞屑，继之出现毛囊角化性丘疹。符合维生素A缺乏症的临床表现。

52. A 眼部的症状和体征是维生素A缺乏症的早期表现。夜盲或暗光中视物不清最早出现，但往往不被重视，婴幼儿也常常不会叙述。上述暗适应力减退的现象持续数周后开始出现干眼症的变化，眼结膜和角膜干燥，失去光泽，自觉痒感，眼泪减少，眼部检查可见结膜近角膜边缘处

干燥起皱褶，角化上皮堆积行程泡沫状白斑，称结膜干燥斑或毕脱斑，继而角膜发生干燥、浑浊、软化、自觉畏光、眼痛、感染，严重时可发生角膜溃疡、坏死以致引起穿孔，虹膜、晶状体脱出，导致失明。这些表现多见于小年龄儿童患消耗性感染性疾病如麻疹、疟疾等之后，多数为双侧同时发病。

53. E 维生素A缺乏症是一种维生素A缺乏所致的营养障碍性疾病，表现为皮肤干燥和粗糙，四肢伸侧圆锥形毛囊角化性丘疹、夜盲、角膜干燥和软化等，维生素A缺乏时，上皮干燥，增生及角化。维生素A促进生长发育，当它缺乏时生殖功能衰退，骨骼生长不良，生长发育受阻。此外，维生素A是构成视觉细胞内感光物质的成分，维生素A缺乏时，对弱光敏感度降低，暗适应障碍，重症者产生夜盲。面部皮脂缺少，干燥。

54. E 盘状红斑狼疮为慢性复发性疾病，皮疹呈持久性盘状红色斑片，多为圆形、类圆形或不规则形，大小有几毫米，边界清楚。皮疹表面有毛细血管扩张和灰褐色黏着性鳞屑覆盖，鳞屑底面有角栓突起，剥除鳞屑可见扩张的毛囊口。该患者面颊、口唇、躯干红斑1个月。查体：面颊、口唇、前胸、上背部见圆形红斑，边界清楚，表面黏着性鳞屑，部分皮损萎缩伴有色素减退。实验室检查：抗核抗体升高。符合播散性盘状红斑狼疮的临床表现。

55. E ①血清免疫学检查：抗核抗体可阳性，类风湿因子可阳性，免疫球蛋白（IgG、IgA、IgM）可同时升高，抗ENA抗体可阳性；②组织活检：真皮浅层、深层血管丛及附属器周围中等至致密的淋巴细胞为主浸润，可见噬黑素细胞；表皮真皮界面及毛囊漏斗部－真皮界面改变，基底细胞液化变性及坏死，有的区域可见基底膜增厚；真皮上部血管扩张，轻度纤维化，

表皮变薄，有时可有局灶性增生；正角化亢进，毛囊角栓，毛囊漏斗部加宽。故行皮肤组织病理学和直接免疫荧光检查可作出明确诊断。

56. E 口服霉酚酸酯预防同种肾移植病人的排斥反应及治疗难治性排斥反应，可与环孢素和肾上腺皮质激素同时应用。

57. C 麻疹通过呼吸道分泌物飞沫传播，临床上以发热、上呼吸道炎症、眼结膜炎及皮肤出现红色斑丘疹和颊黏膜上有麻疹黏膜斑，疹退后遗留色素沉着伴糠麸样脱屑为特征。常并发呼吸道疾病如中耳炎、喉-气管炎、肺炎等，麻疹脑炎、亚急性硬化性全脑炎等严重并发症。该患儿查体：体温高，全身弥漫性红斑疹、斑丘疹，两侧球结膜明显充血。符合麻疹的临床表现。

58. A 皮肤组织病理相对没有特异性，对于诊断意义不大。

59. B 麻疹有自限性，对症支持治疗，一般无需抗生素治疗。

60. B 丘疹性荨麻疹的主要临床表现为风团，中央有丘疹及小水疱形成，病程较短，好发于儿童，可以首先排除。慢性单纯性苔藓为典型的苔藓样变皮损，该患者皮疹以丘疹结节为主，且皮疹相对孤立，也可以排除。单纯性痒疹以较坚实丘疹为主，且丘疹较小、较多，也可排除。结节性类天疱疮除结节外，还可见水疱等，故排除。

61. A 皮损组织病理检查可以将结节性痒疹与结节性类天疱疮、单纯性痒疹相鉴别。

62. D 结节性痒疹一般不主张系统使用糖皮质激素，对于皮疹泛发、病情顽固的患者，采用免疫抑制剂，如沙利度胺或秋水仙碱，联合小剂量泼尼松口服治疗有一定的疗效。

63. E 汗孔角化症是一组临床上表现为边缘隆起的环状角化性丘疹、组织学上有独特的角质样板层的疾病，有以下几种常见类型：Mibelli型（经典斑块型）汗孔角化症、播散性浅表性光线型汗孔角化症、浅表播散型汗孔角化症（DSP）、线状汗孔角化症、播散性掌跖汗孔角化症（PPPD）、点状汗孔角化症；还有一些少见类型：皱褶回旋状汗孔角化症、汗孔角化瘤、瘙痒性丘疹样汗孔角化症等。不包括散发型。

64. B 本病属常染色体显性遗传，研究表明，角质形成细胞发育不良等报道在皮损区角质形成细胞呈非整数倍和常染色体异常，肿瘤抑制蛋白p53有过度表达。已证明该病是表皮细胞不正常的克隆增生，表现为角质形成细胞终末分化异常造成的角质样板层形成。这些增生可受某些刺激而激发，尤其是免疫抑制剂，其他如肾移植、电子束辐射、光化学疗法、日光及慢性皮肤损伤等均可诱发或加剧皮损。而药物不是PK的危险因素。

65. C 表皮痣皮损为淡黄色至棕黑色疣状皮肤损害，常大小、形态及分布各不相同，可位于身体的任何部位。主要表现开始为小的角化性丘疹，逐渐扩大成密集型角化过度性丘疹，触之坚硬粗糙，皱襞处损害常因浸渍而较软。而PK特征性皮损是一个或多个离心性扩散的斑疹或斑块，与表皮痣最不相符。

四、案例分析题

66. DF 吸烟、梅毒、病损局部机械刺激、白色念珠菌感染、唾液pH偏高、糖尿病等均可能有脸颊白色斑块的症状。而DF选项无此症状。

67. BD 黏膜上有很多小白点、片、脆弱易出血，考虑口腔念珠菌感染。口腔黏膜出现乳白色，微高起斑膜，形似奶块，无痛，擦去斑膜后，可见下方不出血的红色创面。考虑诊断为鹅口疮。

68. BCEFG 皮损表面网状或条纹状外观,考虑口腔黏膜扁平苔藓。其组织病理特征为上皮角化过度与角化不全,上皮角化层增厚或变薄,粒层增生明显,棘层肥厚亦可萎缩,上皮钉突呈锯齿状或变平消失,基底细胞液化变性。基底膜下方有大量淋巴细胞浸润带。深层结缔组织可有毛细血管扩张。约 1/2 病例上皮及固有层可见均匀嗜酸性染色小体。

69. ABCDEH 进一步处理措施包括局部使用鱼肝油或维 A 酸溶液涂擦;口服维生素 A;清除口腔内感染灶,注意口腔清洁;局部可使用肾上腺皮质激素外涂或注射;长久不愈者应切取病变组织做组织学检查;大面积的白斑可在切除后行游离皮片移植,覆盖创面。

70. CD 根据题干,儿童 + 全身泛发红色斑丘疹,颈部、腋窝和腹股沟浅表淋巴结肿大 + Koplik 斑 + 腹痛 + 肝、脾肿大 + 抗感染未见缓解 + 结膜充血 + 发热 10天,可考虑为传染性单核细胞增多症、药疹,两者均可表现为全身皮疹、发热。

71. ABCDEFG 根据患儿的病情特点,考虑为传染性单核细胞增多症可能性大,因此需要进行上述相关实验室检查。

72. ABEF 传染性单核细胞增多症诊断依据:①抗 VCA – IgM 初期阳性,以后转阴;②双份血清抗 VCA – IgG 滴度 4 倍以上升高;③EA 抗体一过性升高;④抗 VCA – IgG 初期阳性;EB 病毒核抗原抗体后期阳转;⑤鼻咽拭子 EB 病毒抗原检测阳性;⑥血液 EB 病毒 DNA 阳性。

73. D 传染性单核细胞增多症,是一种单核 – 巨噬细胞系统急性增生性传染病,主要由 EB 病毒引起的,以侵犯淋巴系统为主的急性感染性疾病。血常规:血白细胞总数正常、升高或减少,可先正常或减少,1 周末升高,淋巴细胞增多,血涂片中异型淋巴细胞比例≥10%。

74. ABCDF 皮痛症是以皮肤局限性疼痛而无皮损为特征的神经障碍性皮肤病,常见于神经官能症患者。类风湿关节炎和系统性红斑狼疮均可伴关节疼痛,实验室检查可以鉴别。顿挫型带状疱疹可以是仅有局部疼痛而暂无皮疹。皮肤软组织感染除疼痛以外多有局部红斑肿胀。

75. ABCDEF 首先排除感染性疾病和风湿性疾病导致的关节痛。血常规,红细胞沉降率(ESR)测定,血清 C – 反应蛋白(CRP)测定可以看出是否有炎症。自身免疫抗体全套检查内容:①类风湿因子,这是变性的 IgG 抗体刺激机体产生的一种自身抗体,主要存在于类风湿关节炎患者血清和关节腔内,主要成分是 IgM 型;②抗双链 DNA 抗体,主要见于活动期的系统性红斑狼疮;③抗组蛋白抗体,可见于50% ~ 70% 的系统性红斑狼疮患者和大部分的药物性狼疮患者;④抗 Sm 抗体,主要用于系统性红斑狼疮特异性的诊断,并且能够反映红斑狼疮的活动度;⑤抗 SSA抗体,主要见于干燥综合征的患者;⑥抗SSB 抗体,主要见于干燥综合征和新生儿狼疮的患者;⑦抗着丝点抗体,主要见于局限性的系统性硬化症患者。

76. CF 结合病史、查体和实验室检查结果,可以排除类风湿关节炎、带状疱疹、系统性红斑狼疮及皮肤软组织感染。

77. ABCDF 皮痛症可见于中枢神经和周围神经系统的某些疾病,如神经梅毒、风湿病、糖尿病、子宫功能障碍、闭经及顿挫型带状疱疹等,其治疗首先应积极寻找病因。治疗措施包括使用镇静安定剂、针灸及理疗、服用维生素 B_1 和维生素 B_{12}

等，暗示疗法也有一定疗效，但不主张口服糖皮质激素。

78. E 白塞病的首发症状通常为反复发作的口腔溃疡，皮肤表现指端和面部的无菌性脓疱、紫癜样丘疹，也可出现脂膜炎样皮损。孢子丝菌病表现为四肢远端单个皮下结节，进而皮肤表面呈紫红色，中心坏死形成溃疡，有稀薄脓液或覆有厚痂，数天乃至数周后，沿淋巴管向心性出现新结节。皮肤小血管炎的特征性表现是可触及性紫癜，其上可发生大疱、血疱、坏死及溃疡，可发展为真皮结节；可伴发热及游走性关节疼痛，一般无肌痛表现。结节性多动脉炎为沿血管分布的皮下结节，单个或成群分布，常见于下肢，尤其是膝下、小腿伸侧和足背。坏疽性脓皮病的经典皮损初起为小而软的红蓝色丘疹、斑块或脓疱，进展成具有特征性紫红色、潜行性扩展边缘的疼痛性溃疡，溃疡底可能有肉芽组织、坏死组织或脓性渗出物；可伴发热、肌痛和关节痛等不适。结节性血管炎的皮疹为暗红色的皮下结节或较大浸润性斑块，伴疼痛感和压痛；好发于下肢尤其是小腿屈侧，亦可发生在大腿和其他部位，沿血管走行分布，常不对称；皮疹2～4周后消退，遗留纤维性结节，部分破溃留下萎缩性瘢痕。

79. D 33%～50%的坏疽性脓皮病患者伴有经典的基础疾病，最常见的基础疾病是炎症性肠病，血液系统恶性肿瘤与单克隆丙种球蛋白血病、内脏恶性肿瘤、痤疮等也与其相关，外伤是该病的重要诱因。

80. ABCEFG 坏疽性脓皮病是一种排除性诊断。2018年Delphi国际专家共识提出经典溃疡型坏疽性脓皮病的诊断标准，满足主要标准和4条次要标准可做出诊断。（1）主要标准：溃疡边缘的活检标本显示中性粒细胞浸润。（2）次要标准：①排除感染；②同形反应；③炎症性肠病或炎症性关节炎史；④在4天内出现丘疹、脓疱或水疱溃烂；⑤周围红斑，边缘潜行和溃疡部位有压痛；⑥溃疡多发，至少一处位于胫前；⑦愈合的溃疡部位有筛状瘢痕；⑧在开始免疫抑制药物治疗后1个月内溃疡变小。

81. BCEFG 坏疽性脓皮病的治疗方法包括：①局部治疗，对于较小的皮损可局部外用强效糖皮质激素、糖皮质激素局部封包治疗和局部外用他克莫司；②应用糖皮质激素和免疫抑制剂，对于有更严重的病变或对简单的治疗方法无反应的患者，通常需要系统治疗，糖皮质激素是最常用且最主要的治疗方法。单独应用泼尼松或与环孢素联合应用均可获得较好疗效。其他免疫抑制剂有吗替麦考酚酯、他克莫司、甲氨蝶呤等；③氨苯砜，150～200mg/d口服，适用于慢性病例；④生物制剂，越来越多的证据表明抗肿瘤坏死因子-α疗法优于口服泼尼松。有报道使用英夫利西单抗或阿达木单抗的患者在4～8周后完全治愈。联合英夫利西单抗与硫唑嘌呤可治疗全身性坏疽性脓皮病合并溃疡型结肠炎患者。静脉注射免疫球蛋白也有效。

82. ABCDEF 该患者皮损主要位于曝光部位，因此需要考虑发病机制与光敏相关的皮肤病及皮损主要位于曝光部位的皮肤病。上述疾病均可出现曝光部位的皮疹。

83. ACF 有一定潜伏期；皮损不限于日晒部位；病程长，可长期发作均为光超敏反应的特点。

84. ABCDE 血清总IgE检测主要与速发型超敏反应有关，与光敏反应无关。

85. F 根据患者以素食为主，长期饮酒，皮疹表现为曝光部位紫红色斑，类似日晒斑，双手皮损呈手套样外观，舌炎，伴有精神异常，故首先考虑烟酸缺乏症。

86. ABCDFG 尽管患者配偶确诊为急性淋病，但是患者白带异常可以由多种疾病引起，包括淋病、非淋菌性宫颈炎、念珠菌性阴道炎、滴虫性阴道炎、细菌性阴道病等。细菌性阴道病分泌物性状为米糊状，不伴有阴道黏膜红肿及瘙痒，合并其他感染常掩盖典型表现。假性湿疣的损害表现为小阴唇内侧鱼子样新生物。根据患者外阴新生物的形态，诊断考虑为尖锐湿疣的可能性大。

87. BCDEFG 女性患者进行淋病奈瑟菌、支原体和衣原体检查时应取宫颈分泌物作为标本，真菌、滴虫和阴道加特纳菌检查时取阴道分泌物作为标本。由于患者配偶有多次婚外性接触史，因此患者同时需要进行梅毒血清学检查和抗－HIV检测。

88. ABD 患者诊断为急性淋病、非淋菌性宫颈炎、念珠菌性阴道炎及尖锐湿疣，为多种病原体混合感染。为避免发生深部组织感染，该患者需要首先控制淋病奈瑟菌、衣原体、念珠菌感染之后，再处理尖锐湿疣。大环内酯类抗生素和唑类抗真菌药物不能同时使用。

89. AEFG 患者复查淋病奈瑟菌、衣原体和真菌需要在治疗结束1周后取材进行。由于患者近期与其配偶发生性生活，因此，2~3个月后还需要复查梅毒血清学试验和抗－HIV。

90. BCEH 根据病史，青年男性＋唇部黏膜及其周围1~3mm范围皮肤均见红斑、干燥和脱屑2年，刺激性唇炎、接触性唇炎、特应性皮炎、光线性唇炎均可表现为唇部红斑、干燥和脱屑。竹节状毛发综合征（又称Netherton综合征）是一种罕

见的遗传性疾病，多合并皮肤鱼鳞病和异位性体质。WA综合征：一种原发性免疫缺陷性疾病，患者不能产生针对多糖抗原的抗体，对化脓性细菌感染易感。高IgE复发感染综合征以皮肤为主的复发性葡萄球菌感染、肺炎伴肺大泡形成和骨髓炎，血清IgE浓度显著增高为特征的免疫缺陷综合征。脂溢性皮炎（又称脂溢性湿疹）是发生在皮脂腺丰富部位的一种慢性丘疹鳞屑性炎症性皮肤病。

91. ACDEFH 尿常规、毛发检查对刺激性唇炎、接触性唇炎、特应性皮炎、光线性唇炎无意义。舔唇史、特应性病史、局部接触物如口红与皮疹的关系、屈侧皮肤受累史、组织病理学等均可协助诊断。

92. BE 根据患者病史，考虑唇炎，主要考虑过敏有关，可以局部应用糖皮质激素控制症状、皮肤保湿增加皮肤屏障功能。环孢素、系统使用糖皮质激素适用于全身过敏更合适。抗生素适合感染性疾病。光疗不适合过敏性疾病，可能会加重。

93. C 根据题干，青年男性＋低热、咽痛＋双小腿双胫前出现对称性数个直径1cm大小红色疼痛性结节、压痛明显，可考虑结节性红斑。结节性红斑是一种主要累及皮下脂肪组织的急性炎症性疾病，多常见于小腿伸侧，临床表现为红色或紫红色疼痛性炎性结节，发病前有感染史或服药史，皮损突然发生，为双侧对称的皮下结节，自蚕豆至核桃大不等，数目达10个或更多，自觉疼痛或压痛，中等硬度。早期皮色淡红，表面光滑，轻微隆起，几天后，皮色转暗红或青红，表面变平，病程有局限性，易于复发。

94. ABCDEF 结节性红斑的病因复杂，一般认为与感染（细菌、病毒、真菌、结核等）、药物、雌激素以及某些免

疫异常性疾病有关。

95. E 结节性红斑发生于皮下脂肪小叶间隔。皮下组织又称皮下脂肪层，由脂肪细胞聚集组成小叶，周边由胶原纤维和大血管构成的疏松结缔组织包绕，形成小叶间隔。

96. ACE 结节性红斑是一种主要累及皮下脂肪组织的急性炎症性疾病，多见于中青年女性。一般认为该病与多种因素有关。结节性红斑常见于小腿伸侧，临床表现为红色或紫红色疼痛性炎性结节，好发于冬季，病程有局限性，通常数周可自行消退，皮损通常不破溃，不留瘢痕，易于复发。

97. ABDE 结节性红斑血常规检查：白细胞计数一般正常或轻度升高，但在初期，伴有高热、扁桃体炎或咽炎时，白细胞计数及嗜中性粒细胞计数可明显增高。2/3 的患者血沉增快。类风湿因子亦可为阳性。有人测定患者血清 β_2 - 微球蛋白增高。多与链球菌、结核感染有关，抗链"O"值高，结核菌素多呈阳性。

98. ACD 结节性红斑鉴别诊断：①硬红斑；②回归发热性结节性非化脓性脂膜炎；③亚急性结节性游走性脂膜炎；④结节性痒疹；⑤变应性皮肤血管炎等鉴别。

99. ABCDEF 结节性红斑的治疗：1. 全身治疗。（1）寻找病因，予以相应治疗。急性期可卧床休息，抬高患肢，避免受寒及强劳动。有明显感染灶者，可配合抗生素；（2）疼痛较著者，可口服止痛药和非甾体抗炎药，如吲哚美辛（消炎痛）及布洛芬等。有明显感染者，给抗生素。严重者，给予皮质类固醇激素，如泼尼松（强地松），或倍他米松/二丙酸倍他米松（得宝松）肌内注射，3 周 1 次，可迅速控制病情。另外，可用 10% 碘化钾合剂，每天 3 次，服 2~4 周。该法安全有效，但应注意长期应用可导致甲状腺功能减退。病情顽固者，可应用羟氯喹、氨苯砜，也可服中药雷公藤片或昆明山海素片。全身治疗也可用紫外线、蜡疗，透热或音频电疗。2. 局部治疗。局部治疗原则为消炎、止痛。外用鱼硼软膏，10% 樟脑软膏敷包扎或 75% 酒精局部湿敷，另外外涂皮质激素软膏，有止痛作用。也可皮损内注射去炎松混悬液约 0.3ml + 2% 普鲁卡因溶液中注射，对结节持续剧烈疼痛者有明显作用。

100. A 重症结节性红斑患者可予泼尼松治疗，剂量为一般 0.5~1mg/（kg·d），20~30mg/d，病情控制后递减。

全真模拟试卷（四）答案解析

一、单选题

1. E 免疫酶标法是基于抗原-抗体反应，利用标记的特异性抗体检测组织或细胞中的抗原成分，为肿瘤鉴别诊断的检查方法。

2. C Pacinian 小体、Meissner 小体、Ruffini 小体、Krause 小体等，主要分布在无毛皮肤。这些小体可分别感受压觉、触觉、热觉和冷觉，但目前发现仅有游离神经末梢而无神经小体的部位也能区分这些不同刺激，说明皮肤的感觉神经极为复杂。

3. C 该患者诊断为脂溢性角化病。本病所有类型均有表皮角化过度、棘层肥厚、乳头瘤样增生、增生的瘤组织由鳞状细胞和基底样细胞组成，其特点是瘤组织边界变平坦，且与两侧正常表皮位于同一平面。

4. E 肠病性肢端皮炎病属常染色体隐性遗传，由于编码锌转运体的 SLC39A4 基因突变，导致肠道对锌的吸收功能障碍而发病。

5. B 皮损组织病理学检查取材的注意事项：①选择充分发育、具有代表性的典型损害；②应尽量取原发性损害；③应同时取一部分正常皮肤，以便于病变组织做对比；④对水疱性、脓疱性与含有病原体的损害，应选择早期损害，在取材时应保持疱的完整性；⑤取材时应包括皮下组织，不能过浅；⑥环形损害应在边缘取材；⑦当同时存在不止一种损害时，应同时取材进行检查；⑧为观察疗效，疗后的标本一定要在疗前取材的同一部位采取。

6. C 糖皮质激素的绝对禁忌证：系统性细菌或真菌感染、单纯疱疹、肾上腺皮质功能亢进症、活动期结核病、糖皮质激素高度过敏。相对禁忌证：高血压、心功能或肾功能不全、早期精神病、严重抑郁、消化道溃疡、结核菌素试验阳性、糖尿病、骨质疏松、白内障、青光眼、妊娠等。体癣属于真菌感染故不适合使用糖皮质激素治疗。

7. C 皮肤的老化分为内源性老化和外源性老化，内源性老化指的是皮肤生理性衰老，外源性老化主要是外部暴露刺激。

8. B 拍红性面颊见于传染性红斑患者；面具面容见于帕金森病患者；苦笑面容见于破伤风患者；狮面见于瘤型麻风患者。

9. D 根据题干，青年男性+既往有食未煮熟的猪肉+右下肢结节+皮损无瘙痒和疼痛+皮损组织病理显示皮下结节位于皮下组织和肌肉纤维之间，为纤维组织包裹的囊肿，囊内有澄清的液体及虫体，头节呈椭圆形，有4个吸盘，顶突上有一圈小钩，考虑皮肤囊虫病。皮肤囊虫病临床表现为在皮下组织和肌肉间无痛性深在性结节，好发于躯干和四肢。病变位于皮下组织与肌肉组织之间，为结缔组织增生形成的纤维包膜囊肿，囊内有液体和虫体，囊壁上有一小白点，是头节，呈椭圆形，有4个吸盘，顶突上有一圈小钩。切片中可看到部分虫体结构。

10. E 治疗植物日光性皮炎也可局部外用糖皮质激素乳膏，如糠酸莫米松乳膏、丁酸氢化可的松乳膏等。

11. A 患者已经出现过敏性休克的表

现，应立即皮下注射或肌内注射 0.1% 肾上腺素 0.5～1ml，或地塞米松 5～10mg 肌内注射或静脉注射。口服抗组胺药不是抢救过敏性休克的治疗措施。过敏性休克患者支气管痉挛时，可静脉注射氨茶碱解痉。患者喉头水肿、呼吸受阻时行气管切开术。

12. D 患者有明确染发剂接触史，接触后数小时出现接触部位密切相关的、面部局限的红斑、水肿伴瘙痒，故应考虑诊断为变应性接触性皮炎。

13. D 皮肤小血管炎的诊断标准：①发作年龄大于 16 岁；②在疾病发作前有用药史；③可触及性紫癜；④斑丘疹性皮疹；⑤活检发现包括细动脉和细静脉有血管内和血管外的中性粒细胞浸润。以上 5 条满足 3 条可诊断为皮肤小血管炎。

14. C 根据题干，青年女性＋孕 25 周＋全身红斑、脓疱伴瘙痒半个月余＋患者分娩后皮疹逐渐缓解，考虑为疱疹样脓疱病。疱疹样脓疱病是一种好发于孕妇的严重性皮肤病。基本损害是在红斑基础上出现无菌性脓疱，常伴有严重的全身症状。分娩后逐渐缓解，再孕可复发。

15. D 据单侧锁骨上后支和皮肤臂神经侧支分布区发生的褐色、青灰色、蓝色、黑色或紫色斑片，不会自然消退，诊断为伊藤痣。

16. C 毛囊角化病是以一种常染色体显性遗传的皮肤病，常开始于 10～20 岁，男女发病率相等，夏季加重。典型部位为皮脂溢出部位，如面部、前额头皮和胸背等出现细小、坚实、正常肤色的小丘疹，逐渐有油腻性、灰棕色、黑色的痂覆盖在丘疹顶端凹面，丘疹逐渐增大成疣状，融合形成不规则斑块。腋窝、臀沟及腹股沟等多汗、摩擦处的损害、增殖尤为显著，形成有恶臭的乳头瘤样和增殖性损害，其上有皲裂、浸渍及脓性渗出物覆盖。根据

患者的临床表现和家族史，首先考虑诊断为毛囊角化病。

17. A 原发性多汗症是由于外泌汗腺的胆碱能神经过于活跃导致汗腺分泌过多，而色汗症、臭汗症（包括腋臭）以及血汗症都与顶泌汗腺异常有关。

18. A 根据病史，中年男性＋双眼睑紫红色水肿斑＋四肢肌无力＋咳嗽及吞咽困难，考虑皮肌炎。皮肌炎是一种主要累及横纹肌，以淋巴细胞浸润为主的非化脓性炎症病变，可伴有或不伴有多种皮肤损害。临床上以对称性肢带肌、颈肌及咽肌无力为特征，上睑暗紫红色皮疹，可为一侧或两侧，常伴眶周水肿和近睑缘处毛细血管扩张。

19. D 异物肉芽肿发病经过较缓慢，病变逐渐局限，往往无全身反应，仅有局部压迫症状。

20. B 早期梅毒推荐普鲁卡因青霉素 G 80 万 U，每日 1 次，连续用 10～14 天，因此总剂量为 800 万～1200 万 U。

21. C 尖锐湿疣的组织病理中的空泡细胞胞质着色淡，核浓缩，呈深染。

22. E 盐裂皮肤直接免疫荧光检查时，获得性大疱性表皮松解症的 IgG 抗体沉积于表皮、真皮连接处的真皮侧，而大疱性类天疱疮的 IgG 抗体沉积于表皮、真皮连接处的表皮侧。

23. D 根据题干，青春期男孩＋口周皮疹伴烧灼感 2 个月＋喜食辛辣刺激性食物、常舔嘴唇，考虑口周皮炎。口周皮炎是发生在上唇、颏、鼻唇沟、鼻等处的以红斑、丘疹、鳞屑为主要表现的炎症性皮肤病，可能是由多种刺激因素引起的一种反应。

24. C 临床上简单界定银屑病严重程度的方法称为 10 分制规则，即体表受累面积（BSA）≥10%（10 只手掌的面积），

或 PASI ≥ 10，或 DLQI ≥ 10 即为重症型银屑病。

25. B 寻常型银屑病的组织病理主要表现为角化不全，角质层内可见周围脓肿，溃层会变薄或消失，基层肥厚表皮嵴是延长的。真皮的乳头部血管扭曲扩张，轻度增厚，乳头上方可见表皮层变薄。真皮上部有轻度到中度的炎细胞形成，一般是淋巴细胞为主。

二、多选题

26. ABCD 淋病由淋病奈瑟菌（Neisseria gonorrhoeae，简称淋球菌）感染引起，主要表现为泌尿生殖系统的化脓性感染，也可导致眼、咽、直肠感染和播散性淋球菌感染。分泌物培养阳性有助于淋病的确诊，取患者尿道分泌物或宫颈分泌物，作革兰染色，在多形核白细胞内找到革兰阴性双球菌。慢性淋病患者尿道分泌物涂片镜检通常不易见到细胞内双球菌，涂片对有大量脓性分泌物的单纯淋菌性前尿道炎患者，此法阳性率在 90% 左右，可以初步诊断。女性宫颈分泌物中杂菌多，敏感性和特异性较差，阳性率仅为 50% ~ 60%，且有假阳性，因此世界卫生组织推荐用培养法检查女病人。

27. DE 有时糖尿病患者使用维 A 酸药物后，血糖变得很难控制，其机制不清。维 A 酸类药不影响口服避孕药的疗效，可同时服用。抗结核药物（如利福平）和抗惊厥药物（如苯巴比妥、卡马西平、苯妥英钠等）可诱导 CYP3A4 酶的活性，使维 A 酸药的血药浓度降低。

28. ADE 下疳样脓皮病的皮损多单发，无自觉症状，很少引起发热等全身中毒症状；红斑丹毒丝菌多位于真皮深处，革兰染色和咽拭子物培养通常是阴性。

29. ABCDE 化脓性汗腺炎是一种顶泌汗腺慢性化脓性炎症，主要发生于腋下、外生殖器及肛周等处。病原菌主要为金黄色葡萄球菌，多发生于青年和中年妇女，可能与女性顶泌汗腺较发达有关。其他诱因包括雄激素过高、内分泌疾病、免疫功能不全、肥胖、吸烟等。本症与聚合性痤疮、脓肿性穿掘性毛囊炎可同时存在，称为毛囊闭锁三联症，为常染色体显性遗传。①腋窝汗腺炎表现为：初起为一个小的硬性皮下结节，以后有新疹陆续成批出现，其结节表面偶尔其顶端出现一小脓疱，自觉疼痛及压痛，全身症状轻微；②外生殖器、肛周汗腺炎：多见于男性，且常伴有聚合性痤疮。初在阴囊、股部或臀部、肛周发生硬性结节，破溃，形成潜行性溃疡，且有瘘道互相连接，可向肛门壁穿破而形成肛瘘。女性乳晕亦可受累，在腋窝、肛门或生殖器部位可见多数黑头粉刺，此具有诊断意义。

30. ABCD 皮肤结核应视为全身感染的一部分，强调早期、足量、规则、全程及联合使用 3~4 种抗结核药物，以保证疗效，延缓或防止结核分枝杆菌的耐药性。

31. ABCDE 真菌性足菌肿的治疗还存在较多困难，需要进一步寻找有效的抗真菌药物。目前使用的药物有：①伊曲康唑，最初剂量为 200~400mg/d，逐渐减量至 100~200mg/d，连续用药 1 年以上；②两性霉素 B，是顽固病例最有效的药物，但疗程长，需注意不良反应发生；③氟胞嘧啶，对暗色真菌感染有一定疗效，可与两性霉素 B 或酮康唑合用；④碘化钾，口服有一定疗效。药物应治疗至症状消失后 1~3 个月以防复发。对于损害数目少，局限有包膜的损害可采用外科切除治疗，同时配合内服药物。

32. ADE 光感物质通过外界接触，进入皮肤而引起的光感皮炎称为光毒性接触性皮炎，如沥青皮炎，某些化妆品皮炎等。皮疹在日晒后数小时发生，表现为红斑、丘疹，主感痒或灼痛。重者出现红肿、水疱或大疱。发病部位与接触外界物质及日晒部位相一致。本病经治疗后数天即能消退。如再次接触光感物质仍可再次由紫外光线激发皮炎。有极少数虽然已避开光感物质，但皮炎仍可持续数年。这可能是由于光感物质不易排出体外，长期存留于皮肤内；也可能是皮肤中的蛋白物质经日光照射产生了抗原性的缘故。常见于接触沥青、焦油的工人。机制为皮肤某种光敏物或色基被照射后，由于光动力学作用而发生能量传递，产生光化学反应所致。个体皮肤内有某种光敏物或色基，再经过适当波长和时间的光照后均出现反应。

33. ABC 光毒反应：可发生于任何个体，某些化学物质经光能作用，在氧参与下生成自由基，与靶分子反应或者其激发态与靶分子直接作用而无免疫系统参与的一种皮肤型反应。发病急、病程短，其病变类似原发刺激，首次接触可以发生，受接触者体质影响较小，多数发病几乎无潜伏期。光超敏反应：指皮肤受光刺激后所诱发的一系列皮肤病的总称，表现为暴露部位的皮肤出现红斑、丘疹、红斑、风团，或大疱性皮疹，伴灼热、痒痛感，随着病程的延长，皮疹会出现在非曝光部位，光过敏与个人体质有关，其皮肤即使没有经过曝晒，也会出现症状。

34. BE 95%以上的皮肌炎患者急性期有肌酸激酶（CK）、醛缩酶（ALD）、乳酸脱氢酶（LDH）、丙氨酸转氨酶（ALT）、天冬氨酸转氨酶（AST）升高，其中CK和ALD特异性较高。

35. ABE 老年性紫癜的发病机制为老年人由于皮肤老化以及暴露部位长期受到日光照射，皮肤下脂肪萎缩，皮肤变薄、松弛，周围小血管失去支持并且脆性增高，

轻微外力下即可导致血管破裂，红细胞外渗，形成紫癜。压脉带试验常呈阳性，利于诊断。皮损的典型表现为1~4cm暗紫色瘀斑，可伴表皮破损，皮损区无肿胀、皮温升高、疼痛等炎症反应。

36. ABC Wood灯检查呈高亮的蓝白色荧光、色素脱失斑无扩大均见于白癜风稳定期；同形反应、新发白斑、近期白斑处毛发变白均见于进展期。

37. ABCDE 遗传性掌跖角化症治疗原则为减少角质层增厚，润滑皮肤，预防皲裂，减少压力和摩擦。（1）全身治疗：主要为维生素A酸类药物，可减轻角化性损害，停药易造成疾病反复。（2）局部治疗：①角质松解药，可用水杨酸软膏、尿素软膏等治疗；②外用维生素A酸类药物，减轻角化性损害；③外用糖皮质激素，可减轻炎症反应；④外用维生素D₃衍生物钙泊三醇软膏。

38. BDE 皮脂腺痣的临床表现：①该病出生时或在出生后不久发生，好发于头皮或面部，常为单发，偶可多发；②各个年龄阶段的临床表现不同。儿童期表现为局限性、表面光滑、无毛发的斑片或斑块，稍隆起，淡黄色，有蜡样光泽。青春期皮脂腺充分发育，损害表面呈颗粒状、小结节状或疣状。中老年期皮损表面多呈疣状，棕褐色，质地坚实；③偶发于头、面部以外的部位，多呈带状分布；④10%~40%的皮肤损害可继发其他良性皮肤肿瘤或恶性皮肤肿瘤，一般在成年后发生，最常见的是毛母细胞瘤，其次为乳头状汗管囊腺瘤，其他尚有报道基底细胞癌、皮脂腺腺瘤、皮脂腺上皮瘤、透明细胞汗腺瘤、汗管瘤、大汗腺囊腺瘤、鳞状细胞癌和毛囊漏斗部肿瘤；⑤极少数患者同时具有智力迟钝、抽搐、癫痫、眼发育异常、神经发育异常、骨骼畸形等，称为神经皮肤综

合征。皮脂腺增生是成熟皮脂腺小叶数量的局限性良性增生，临床表现为中央有脐窝的黄色圆顶形丘疹，多见于老年人。

39. BCD DLE 组织病理：表皮角化过度伴角化不全，毛囊角栓，表皮萎缩，基底细胞液化变性，色素失禁等。真皮上层胶原纤维可有嗜酸性变性，皮肤附件和血管周围有灶性淋巴细胞浸润。直接免疫荧光检查80%～90%患者在真皮和表皮交界处可见颗粒性 IgG、IgM 和 C3 线性沉积。

40. ABCDE 结节病为全身性疾病，除心脏外，其他脏器尤其是肺、淋巴结、皮肤等均可受累。皮肤型结节病主要包括丘疹型、结节性红斑型、斑块型、瘢痕型、冻疮样狼疮型。

41. ABC 多数肌病以肢体近端肌肉受累为重，故临床上活检部位多首选上肢肱二头肌和下肢股四头肌外侧肌，上述肌肉活检后较少影响病人活动。对急性肌病如多发性肌炎，应选压痛明显或肌无力较重的部位；对慢性肌病应选中等损害的部位，因萎缩严重的部位肌纤维常常被脂肪组织代替，如肌营养不良患者，股四头肌受累较重，则选肱二头肌。另外肌电图改变明显的部位也可作为参考条件，但不宜在肌电图检查的部位活检，可在肌电图检查的对侧取活检，以免针电极对肌组织的损伤造成病理判断上的困难而影响结果。

42. AC 寻常痤疮是青春期常见的一种慢性毛囊皮脂腺炎症性疾病，好发于面部，常伴有皮脂溢出。可累及的皮肤附属器毛囊、皮脂腺。

43. ABDE 疱疹样天疱疮多见于中老年人，早期皮损为单发或者多发的环形或多环形红斑，表面有针头至绿豆大小水疱，或呈丘疱疹，偶可出现大疱，疱壁紧张，尼氏征阴性；自觉皮损部位瘙痒或者剧痒，病程缓慢，反复发作。发病以躯干为主，

逐渐发展至臀部、四肢甚至全身，口腔黏膜很少受累。

44. BCDE 慢性光化性皮炎好发于面部、颈项部、手背等曝光部位。以男性、室外工作者多见。急性加重时双手背、面、颈部鲜红、水肿、出现丘疹与小水疱。慢性期皮损暗红，苔藓化，浸润增厚，表面鳞屑，境界清楚，皮损常持续多年不愈，非日光暴露部位也可受累。光敏感试验显示对 UVB 或 UVA 反应异常敏感。光激发试验或光斑试验可呈阳性，组织病理为慢性湿疹和/或假性淋巴瘤改变。

45. ADE 红皮病以全身90%以上的皮肤弥漫性潮红、浸润、肿胀、脱屑为特征，常伴有发热等全身症状。急性期皮肤鲜红色、水肿渗出较为明显，皱褶部位显著。亚急性期和慢性期皮肤深暗红色，以浸润为主，脱屑较著。鳞屑可呈糠状或大片状，特别在掌跖部位，鳞屑大片脱落，如手套、袜子状。黏膜部位如口腔黏膜、眼结合膜、角膜、外阴、肛门等可出现肿胀、充血、糜烂，容易继发感染。数周后可有毛发脱落。指（趾）甲可有萎缩、增厚浑浊，甲板可有凹陷、纵嵴和反翘等，亦可引起甲脱落。

三、共用题干单选题

46. E 带状疱疹在发疹的部位以神经痛最为突出。局部皮肤初起为不规则的红斑，继则出现数片成群粟粒至绿豆大的丘疹、丘疱疹，迅即变为水疱。损害集群存在，常排列成带状，各簇水疱群间皮肤正常。根据患者单侧带状分布，红斑基础上簇集水疱，诊断考虑带状疱疹。

47. E 带状疱疹由水痘-带状疱疹病毒（VZV）感染引起。感染后水痘-带状疱疹病毒进入血液形成病毒血症，发生水痘或呈隐性感染，以一种潜伏的形式长期存在于脊髓或脑神经的感觉神经元中。

48. E 带状疱疹好发于身体一侧，好发部位依次为肋间神经（53%）、颈神经（20%）、三叉神经（15%）、腰骶神经支配区域（11%）

49. D 带状疱疹如水疱破裂或继发感染出现脓疱，可予以清创换药、抗生素软膏外擦。

50. A 股癣发生于腹股沟、股内侧和臀部，典型损害为环状红斑，边缘有鳞屑，逐渐扩展，而中心消退，留有轻度色素沉着，自觉瘙痒。有的损害表现为一到数厘米的鳞屑性斑片。真菌镜检阳性。根据患者腹股沟环状红斑、真菌镜检阳性，诊断考虑股癣。

51. E 所有皮肤癣菌都能引起股癣，以红色毛癣菌为最常见的致病菌，其他的包括絮状表皮癣菌、毛癣菌。有的患者可因接触小动物如猫、狗而被感染，致病菌常为犬小孢子菌。

52. D 股癣治疗：对于过度出汗或肥胖患者可将干粉，如硝酸咪康唑粉撒于患处。穿宽松内衣。外用咪唑类、丙酰胺类溶液、软膏、凝胶，环吡酮胺软膏等，连续2~4周。对皮损泛发的病例可采用系统治疗，如灰黄霉素、伊曲康唑、特比萘芬或氟康唑等。本病治疗遵循抗真菌原则，地奈德为糖皮质激素，有免疫抑制作用，可能加重病情，故不推荐使用。

53. B 根据上题真菌镜检阳性可考虑真菌感染，本题中患者局部皮肤浸渍糜烂伴痒，同时右下肢皮肤水肿性红斑，界限清楚，表面紧张，皮温高，触痛明显，实验室检查提示血象升高，考虑足癣合并丹毒，治疗首选青霉素抗感染，同时加强联苯苄唑溶液抗真菌治疗。

54. D 冻伤常发生在耳、鼻、面颊部、手指、足趾等暴露与末梢部位。少有全身冻伤也称冻僵。初起皮肤苍白、冰冷、疼痛、麻木。根据患者寒冷暴露史，面部手足苍白、冰冷、麻木、疼痛。查体：面部及双手暴露部位苍白、皮温低。诊断考虑冻疮。

55. C 1. 处理原则：根据冻伤的程度采取综合治疗，最大程度保留有生机的组织，减少伤残；2. 快速复温：迅速使患者脱离低温环境，并用38℃~42℃的温水浸泡冻伤部位至皮温达36℃左右；3. 局部处理：①Ⅰ度冻伤，创面保持清洁干燥，数日可自愈；②Ⅱ度冻伤，局部用1%新洁尔灭消毒后用干纱布包扎，水疱一般应保持完整，较大水疱抽疱后包扎；③Ⅲ~Ⅳ度冻伤，多用暴露疗法，保持创面清洁干燥，待坏死组织分界清楚后，可行清创术或植皮术。肢体严重坏疽者可考虑截肢。

56. E 该患儿病程短，有接触宠物史，皮损分布以四肢暴露部位为主，呈典型的纺锤形丘疹、丘疱疹，故考虑丘疹性荨麻疹。荨麻疹的皮损为风团，水痘的皮损为呈向心性分布的、绿豆大小的丘疹、水疱，结痂，可伴发热等全身症状，有传染患者接触史。多形红斑的皮损为靶形损害。玫瑰糠疹的皮损为以躯干为主、沿着皮纹方向分布的斑疹、斑丘疹，伴有鳞屑。

57. C 丘疹性荨麻疹最常见的发病因素是节肢类昆虫叮咬。

58. B Hebra 痒疹好发于四肢伸侧，也可累及面部及躯干，早期可为风团样丘疹，后为褐色结节伴剧烈瘙痒，反复搔抓可出现苔藓样变、色素沉着。

59. D 丘疹性荨麻疹有自限性，以避免诱发因素和抗炎止痒对症处理为原则，没有继发严重的全身感染，不需口服抗生素治疗。

60. E 结节性红斑表现为小腿伸侧痛性结节，中青年女性好发，不破溃。多形红斑的皮损是特征性的虹膜状水肿性红斑，红斑中央有水疱、糜烂或结痂，好发于足背、掌跖、面部，对称分布，口腔和生殖器受累多见。变应性皮肤血管炎主要表现为对称性分布于双小腿的出血性丘疹、结节，有坏死、溃疡和结痂。硬红斑为好发于关节伸侧及手背紫红色或红棕色的丘疹或结节，病程缓慢，反复发作。Sweet 综合征典型皮损是疼痛性的红色丘疹、斑块、结节，分布在头部、颈部、躯干上部和上肢，上覆假性水疱或假性脓疱为其特征。

61. E Sweet 综合征诊断的主要标准：①急性发作的典型皮损；②组织病理学表现符合 Sweet 综合征。次要标准为：发热，体温 >38℃；伴恶性肿瘤、炎症性肠病或妊娠，前驱有呼吸道或胃肠道感染；系统性糖皮质激素或碘化钾的治疗反应好；发病时下述 4 项的实验室检查结果中有 3 项异常（即：红细胞沉降率 >20mm/h，白细胞 >8.0×10⁹/L，中性粒细胞比例 >70%，C-反应蛋白升高）。具备 2 条主要标准和 2 条次要标准可确诊。

62. A Sweet 综合征治疗首选糖皮质激素，泼尼松 0.5~1mg/(kg·d)，连续 4~6 周，轻度局部皮损可以外用强效糖皮质激素。

63. E 尖锐湿疣表现为肛门外生殖器菜花样增生物；鲍恩样丘疹病皮疹为多个或单个肉色、红褐色或紫黑色的丘疹，成群排列；皮脂腺异位症病变特征为无明显隆起皮肤的粟粒大小扁平丘疹状损害，群集分布；梅毒外生殖器表现为硬下疳，即近圆形糜烂或溃疡面；珍珠状阴茎丘疹表现为沿龟头后缘近冠状沟处针尖大小、表面光滑的乳白色或淡红色小丘疹，直径 1~2mm，圆顶或毛刺状，规则排列成线性或串珠状。根据患者针尖大小淡红丘疹，线状排列，诊断考虑珍珠状阴茎丘疹。

64. C 珍珠状阴茎丘疹主要的鉴别诊断为尖锐湿疣，鉴别点为尖锐湿疣醋酸白实验阳性，而珍珠状阴茎丘疹醋酸白实验阴性。

65. B 珍珠状阴茎丘疹可能为发育异常所致，呈良性经过，一般无需特殊处理。

四、案例分析题

66. B 麻疹由副黏病毒中的麻疹病毒引起。主要经飞沫传播，通过呼吸而传染。潜伏期一般为 10~15 天。可有高热，多在发热后 3~4 天出现皮疹，皮疹为稀疏不规则的红色斑丘疹，疹间皮肤正常，出疹顺序特点：始见于耳后、颈部、沿着发际边缘，24h 内向下发展，遍及面部、躯干及上肢，第 3 天皮疹累及下肢及足部。

67. A 第 2~3 天口腔黏膜出现"麻疹黏膜斑（Koplik 斑）"，是诊断麻疹最早最可靠的证据。

68. ABCDE 麻疹治疗原则是对症和支持治疗，防治可能的并发症。一般按呼吸道传染病常规处理，隔离患者至全身症状消失、皮疹消退为止。期间卧床休息，保持皮肤、黏膜清洁，口腔应保持湿润清洁，对症治疗。高热时可用小量退热剂，可适当予中药治疗。勤洗澡易致受凉。

69. A 麻疹病毒可导呼吸道炎症，麻疹最常见的并发症为肺炎，由于 3 岁以下的小儿喉腔狭小、黏膜层血管丰富、结缔组织松弛，如继发细菌或病毒感染，可造成呼吸道阻塞。临床表现为声音嘶哑、犬吠样咳嗽、吸气性呼吸困难及三凹征，严重者可窒息死亡。

70. ABC 根据患者职业和皮损表现首先应该考虑丹毒、蜂窝织炎、类丹毒。接触性皮炎应该有明确异物接触史，皮损局限于接触部位。血管性水肿多发生于眼周、唇部，有明确异物接触史或荨麻疹病史，表现为水肿性红斑，一般无明显触痛。癣菌疹多发生于有手足癣基础上。

71. ABCDE 为鉴别丹毒、蜂窝织炎、类丹毒，需要完善 ABCDE 选项检查。斑贴试验主要用于接触性皮炎、手部湿疹等疾病的诊断。

72. C 根据患者职业的特殊性，外伤史，典型皮损表现，且血常规正常，抗"O"试验阴性可排除丹毒和蜂窝织炎，应该首先考虑类丹毒。

73. ABC 该病不能早期切开引流，弥漫型首选青霉素治疗。

74. ABC 该病急性期不能采用封闭疗法。热水烫洗和增加患处活动，可能会加重病情。

75. BCDG 本例患者主要的临床表现为发热、关节肿痛、伴有环状红斑，常见可以表现为环状红斑的疾病有离心性环状红斑、风湿热、成人 Still 病、莱姆病、匐行性回状红斑、荨麻疹样血管炎，但离心性环状红斑一般持续时间稍长，不伴有系统症状，而荨麻疹样血管炎一般与肿瘤相关，在内脏肿瘤未改善前持续存在。而风湿热、成人 Still 病、莱姆病、荨麻疹样血管炎均可表现为数天内消退的环状红斑，伴有发热、关节炎/痛等症状，以风湿热、莱姆病最为典型。

76. ABCDEF 鉴别风湿热与莱姆病，同时评估有无出现相应系统的并发症。

77. D 根据题干，青年男性 + 林业局森林调查队员 + 病史 4 月 + 发热、头晕、头部胀痛、四肢关节肿胀酸痛 + 蜱叮咬史 + 抗伯氏疏螺旋体抗体 IgG 1 : 128，可确诊为莱姆病。莱姆病是一种以蜱为媒介的螺旋体感染性疾病，是由伯氏疏螺旋体所致的自然疫源性疾病，以神经系统损害为该病最主要的临床表现。其神经系统损害以脑膜炎、脑炎、颅神经炎、运动和感觉神经炎最为常见。其中一期莱姆病仅用抗生素即可奏效，至二期、三期用抗生素

无济于事，特别是神经系统损害缺乏特效疗法。早期以皮肤慢性游走性红斑为特点，以后出现神经、心脏或关节病变，通常在夏季和早秋发病，可发生于任何年龄，男性略多于女性。发病以青壮年居多，与职业相关密切。以野外工作者、林业工人感染率较高。

78. ABCEF 无神经系统、心脏和关节累及，仅有游走性红斑病损的早期莱姆病患者，疗程 14 ~ 21 天即足够；并发脑膜炎时疗程为 14 ~ 28 天，并发关节炎时为 28 天。阿奇霉素治疗效果不如其他方案。

79. E 根据题干描述，患者有服用可疑致敏药物史，潜伏期 3 周左右，皮损为麻疹样红斑，进展快，合并肝、脾、淋巴结肿大，肝功能损害，嗜酸性粒细胞计数增高，故考虑药物超敏反应综合征。

80. AB 引起药物超敏反应综合征最常见的药物是抗癫痫药及磺胺类，较少见的是别嘌呤醇、米诺环素、钙通道阻滞剂、雷尼替丁等。

81. F 各型变态反应均可参与药疹的发生，表现为不同的临床特征。如 I 型变态反应：荨麻疹型药疹、血管神经性水肿及过敏性休克等；II 型变态反应：血小板减少型紫癜型药疹、药物性溶血性贫血及粒细胞减少等；III 型变态反应：血管炎型药疹、血清病样综合征等；IV 型变态反应：剥脱性皮炎型药疹、麻疹型及湿疹型药疹等。

82. E 嗜碱性粒细胞脱颗粒试验和淋巴细胞转化试验为体外试验，皮内试验、划破试验、药物激发试验为体内试验，均为致敏药物的检测试验。体内试验风险高，需在皮损消退半个月后进行。体外试验结果不稳定，操作繁杂，临床上难以普遍开展。故药疹的诊断主要依据明确的用药史及临床表现。

83. D 药疹的治疗首先是停用致敏药物，包括可疑致敏药物，慎用结构相似的药物，加速药物的排出，尽快消除药物反应，防止和及时治疗并发症。

84. C 根据题干，青年男性＋肛周见4~5枚肉红的花生大小的扁平状丘疹，不融合，表面湿润＋病史2周，考虑感染梅毒所致，血RPR和TPPA检测是梅毒确诊实验，是首先要进行的检查。病理活检虽可明确诊断，但一般不作为首选。

85. DE 根据题干，青年男性＋肛周见4~5枚肉红的花生大小的扁平状丘疹，不融合，表面湿润＋病史2周，考虑扁平湿疣、尖锐湿疣，因为扁平湿疣、尖锐湿疣均可表现为肛周赘生物。

86. AEF 根据题干，青年男性＋肛周见4~5枚肉红的花生大小的扁平状丘疹，不融合，表面湿润＋病史2周，可考虑扁平湿疣、尖锐湿疣，如患者查RPR（－），TPPA（＋），可能为前带现象，在不到1%的二期梅毒患者中，用其未稀释血清做RPR呈阴性或弱阳性反应，而血清高度稀释后反而为阳性，其产生与血清中反应素浓度过高，产生抑制阳性反应，因此对患者血清进行稀释几个滴度后再进行RPR检查避免假阴性，尖锐湿疣可根据醋酸白试验、HPV DNA检测确诊。口服左氧氟沙星、液氮冷冻、CO_2高能激光是治疗方法，需对疾病先确诊，才能进行治疗。

87. ABCD 根据题干，青年男性＋肛周见4~5枚肉红的花生大小的扁平状丘疹，不融合，表面湿润＋病史2周＋患者查RPR（－），TPPA（－），醋酸白试验（－），HPV DNA（－），已排除扁平湿疣、尖锐湿疣的可能性，需考虑增殖性天疱疮可能性。增殖性天疱疮皮损好发于腋窝、乳房下、腹股沟、外阴、肛门周围、鼻唇沟及四肢等部位；损害最初为薄壁的水疱，尼氏征阳性，破溃后在糜烂面上渐渐出现乳头状的肉芽增殖。皮损组织病理检查、抗Dsg3抗体和抗Dsg1抗体检测、直接免疫荧光检查、间接免疫荧光检查均可诊断天疱疮。

88. ABCEF 生殖器疱疹损害表现为簇集或散在的绿豆大小的水疱、糜烂或浅溃疡；硬下疳和二期梅毒均可表现为生殖器黏膜的糜烂或溃疡，损害单个或多个。白塞病是一种以口腔和外阴溃疡、结节性红斑、眼炎等为临床特征，并累及多个系统的慢性疾病。固定型药疹重者可以大疱出现，可发生于全身各处，以皮肤－黏膜交界处好发，每次受累部位为同一位置，多在首次用药后1~2周出现，再次用药后24小时内于同一位置复发。在梅毒的疾病早期或由于前带现象，TRUST可呈现阴性，因此一次的TRUST阴性结果不能排除梅毒。

89. ABCDEFG 根据题干，中年男性＋查体：包皮内板及冠状沟处见3个直径为0.5~1.2cm大小不等的糜烂，表面少量浆液性分泌物＋病史2周＋TRUST检查结果呈阴性＋予以罗红霉素、高锰酸钾后治疗无缓解，需考虑性传播疾病如梅毒、软下疳及固定性药疹、自身免疫性疾病如白塞病等，发病前2周内有无患病及用药史可对固定性药疹鉴别，近半年内有无不洁的性接触史、包皮糜烂处是否伴有疼痛及触痛、两侧腹股沟淋巴结有无肿大和触痛、配偶的健康情况可对性传播疾病如梅毒、软下疳进行鉴别，患者既往有无类似情况、既往有无经常性口腔溃疡可对白塞病进行鉴别。

90. F 尽管患者否认婚外性接触史，但是并不能仅根据这一方面排除梅毒。该患者诊断考虑梅毒的可能性大，因此首选的实验室检查是TRUST和TPPA。

91. G 对于青霉素过敏（皮试阳性或药物性皮炎）的梅毒患者，优先选择的替代药物是头孢曲松钠，其次是米诺环素（或多西环素）和大环内酯类药物。如果出现青霉素过敏性休克，不推荐使用头孢曲松钠。该患者对青霉素过敏（药物性皮炎），而且疾病初期口服罗红霉素无效，此外为预防吉海反应的发生，需要联合口服中小剂量糖皮质激素。

92. ABCDE 环状肉芽肿、股癣、扁平苔藓、银屑病、二期梅毒均可表现为环状损害。少数梅毒患者皮损伴有瘙痒。由于患者疾病早期驱梅治疗使用的药物是米诺环素，治疗结束后未有定期门诊随访，平时酗酒和熬夜较多，因此对于腹股沟及股内侧的红色斑片和斑块，诊断上应考虑到二期复发梅毒疹的可能，特别是鳞屑真菌镜检呈阴性结果和外用抗真菌制剂无效者。

93. A 根据题干，青年男性＋反复头皮、双肘膝伸侧，皮肤出现红色斑块及银白色鳞屑1年余＋双手指掌关节疼痛、左示指及右拇指关节红肿＋X线检查示肿胀的骨关节边缘被侵蚀、血沉：60mm/h、查RF（－），考虑关节病型银屑病。关节病型银屑病是有银屑病皮疹（红色斑块、鳞屑）并伴有关节和周围软组织疼痛、肿胀、压痛、僵硬和运动障碍，病情活动时血沉加快，C－反应蛋白增加，IgA、IgE增高，补体水平增高、类风湿因子阴性等。

94. E 根据题干，青年男性＋反复头皮、双肘膝伸侧，皮肤出现红色斑块及银白色鳞屑1年余＋双手指掌关节疼痛、左示指及右拇指关节红肿＋X线检查示肿胀的骨关节边缘被侵蚀、血沉：60mm/h、查RF（－），考虑关节病型银屑病。关节病型银屑病患者一般有银屑病病史，首先需明确是否有银屑病，皮损组织病理检查可明确诊断银屑病。

95. ABD 寻常型银屑病表现为表皮角化不全、角化过度，颗粒层减少、消失，棘层肥厚，表皮突下延，真皮乳突向上延伸，其上方表皮变薄，集成Munro微脓疡。

96. A 生理情况下基底细胞每天约有10%进行核分裂并有序地向表面移行，表皮基底细胞分裂周期为13～19天，表皮的更替时间为28天，基底细胞分裂周期加上表皮更替时间为表皮更新时间，约为47天，掌跖部的表皮更新则需要约56天。基底层细胞不断分裂和角质层细胞不断脱落构成动态平衡，如果这一平衡被打破，则表皮的新陈代谢周期发生改变。如"鱼鳞病"，其表皮更替时间＞28天；而另一些疾病如"银屑病"表皮更替时间＜28天，通常只有3～4天。

97. CE 关节病型银屑病是一种与银屑病相关的炎性关节病，有银屑病皮疹并伴有关节和周围软组织疼痛、肿胀、压痛、僵硬、运动障碍和关节畸形，关节损害主要为非对称性外周多关节炎。部分患者可有骶髂关节炎和（或）脊柱炎，病程迁延，易复发。晚期可有关节强直。约75%的患者皮疹出现在关节炎之前，同时出现者约15%，皮疹出现在关节炎后的患者约10%。该病可发生于任何年龄，高峰年龄为30～50岁，无性别差异，但脊柱受累以男性较多。病情活动时血沉加快，C－反应蛋白增加，IgA、IgE增高，补体水平增高、类风湿因子阴性等。

98. D 关节病型银屑病首选免疫抑制剂控制病情，可选用甲氨蝶呤、生物制剂等药物。

99. BEG 甲氨蝶呤适用于红皮病型、关节病型。脓疱型、泛发性银屑病及其他常规治疗效果较差者。有肝肾功能异常、妊娠或哺乳、白细胞计数减少，贫血、活动性感染性疾病、酗酒、免疫缺陷及其他严重疾病等疾病时避免使用。

100. ABCDEF 银屑病局部外用药治疗：①维生素 D_3 类似物；②糖皮质激素；③蒽林；④维 A 酸；⑤焦油类；⑥免疫抑制剂，如他克莫司、匹美莫司外用治疗，封包治疗顽固性局限性银屑病；⑦其他，角质剥脱软化剂如 0.03% 的喜树碱软膏，5% 的水杨酸软膏、黑豆馏油、煤焦油，中药等。

全真模拟试卷（五）答案解析

一、单选题

1. E 该患者诊断为表皮痣。本病组织病理学特点是表皮角化过度，棘层肥厚，表皮嵴伸长，乳头瘤样增生，并可见颗粒层增厚及柱状角化不全，基底层黑素增多。

2. B 根据题干，中年男性＋头面、四肢出现皮疹伴痒＋易反复，瘙痒剧烈＋自用激素药膏可缓解＋对称性皮疹＋手部大量渗液，可考虑急性湿疹。急性湿疹是由多种内、外因素引起的表皮及真皮浅层的炎症性皮肤病，具有多样性皮疹和渗出倾向，伴剧烈瘙痒，易反复发作，常与变态反应有一定关系。在早期或急性阶段，临床症状为成片的红斑和丘疹，或是肉眼未见的水疱，严重时出现大片渗液及糜烂。

3. E 氦氖激光作用原理为扩张血管、加快血流，改善皮肤微循环；增加细胞膜的通透性和酶的活性，促进组织代谢；镇痛；抗炎；增加细胞和体液免疫、调节机体免疫功能。

4. B 带状疱疹愈后可获得较持久的免疫，故一般不会再发。

5. A 局部红斑伴感觉迟钝，按皮炎、湿疹治疗无效，应该首先考虑麻风。

6. C 根据题干，幼儿＋外阴、臀部及大腿内侧红斑、鳞屑、水疱＋真菌镜检可见大量孢子及假菌丝，可考虑念珠菌性间擦疹。念珠菌性间擦疹多见于小儿和肥胖多汗者，皮疹好发于腹股沟、臀沟、腋窝及乳房下等皱褶部位。局部有界限清楚的、湿润的糜烂面，基底潮红，边缘附领口状鳞屑。外周常有散在红色丘疹、疱疹或脓疱。

7. D 人工皮炎主要与精神因素有关，患者通常具有不同程度的精神或心理异常，常隐瞒自伤皮肤的行为，造成诊断困难。其皮损表现多形，好发于患者自身易触及的地方。人为行为可造成皮下气肿，表现为皮肤捻发音，偶可见人工性淋巴水肿。

8. C 人工皮炎患者通常具有不同程度的精神或心理异常，多见于女性，皮肤表现形态各异，包括红斑、烧伤、大疱、紫癜或瘀斑等，好发于患者自身易触及的地方。脂膜炎和皮肤外伤性感染也可出现类似人工皮炎的皮损表现，但是多无精神异常病史。

9. B 选项 A 描述的是接触性皮炎的典型皮损，选项 C 为脓疱疮皮损的表现，选项 D 为癣菌疹的典型皮损，选项 E 为手、足、体癣的典型皮损。汗疱疹的典型皮损为深处针尖至粟粒大小圆形小水疱。

10. A 小棘苔藓的皮损为片状针尖大小毛囊性角化丘疹，每个丘疹顶端有一纤细角质丝，触之坚硬。损害可在短期内成批出现，无自觉症状或微痒，数月后自行消退。

11. D 类风湿关节炎患者由于感染、炎症等产生变性 IgG，其刺激免疫系统产生类风湿因子，两者结合，形成中等大小的免疫复合物，沉积于关节滑膜等部位，激活补体，引起慢性渐进性免疫炎症损害。

12. B 大疱性类天疱疮的皮损特点是张力性、厚壁水疱、大疱、血疱、糜烂和结痂，发生于水肿性红斑或正常皮肤基础上，尼氏征阴性，瘙痒剧烈。

13. E 疱疹样皮炎外周血中白细胞变

化：血液中嗜酸性粒细胞升高，分类计数最高可达 0.40。

14. C 根据该患者临床症状考虑诊断为寻常型天疱疮，寻常型天疱疮典型表现：典型皮损为外观正常的皮肤或者红斑基础上发生水疱或者大疱，疱液清亮，疱壁较薄，尼氏征阳性，易破溃形成糜烂面。好发于口腔、胸、背、头颈部、鼻、眼结膜、生殖器、肛门、尿道等部位的黏膜均可受累，60% 的患者初发症状为口腔黏膜水疱和糜烂，4~6 个月后才出现皮肤损坏。

15. C 据出生后发病，多处皮肤淡白色斑片，手摩擦局部淡白色斑片不发红，而周围正常皮肤发红，诊断为贫血痣。

16. C 根据题干，青春期女孩 + 出生后不久即发现鼻两侧面颊至下颏部散在分布红色毛细血管扩张性丘疹 + 腰背部可见鲨革样斑 + 柳叶样色素减退斑，可考虑结节性硬化症。结节性硬化症是一种常染色体显性遗传的神经皮肤综合征，临床特征是面部皮脂腺瘤、癫痫发作和智能减退。特征是口鼻三角区皮脂腺瘤，对称蝶形分布，呈淡红色或红褐色，为针尖至蚕豆大小的坚硬蜡样丘疹，按之稍褪色。90% 在4 岁前出现，随年龄增长而增大，很少累及上唇。85% 患者出生后就有 3 个以上1mm 长树叶形、卵圆形或不规则形色素脱失斑，在紫外灯下观察尤为明显，见于四肢及躯干。20% 可在 10 岁以后出现腰骶区的鲨鱼皮斑，略高出正常皮肤，局部皮肤增厚粗糙，呈灰褐色或微棕色斑块。13%患者可表现甲床下纤维瘤，又称 Koenen 肿瘤，自指（趾）甲沟处长出，趾甲常见，多见于青春期，可为本病唯一皮损。其中3 个以上的色素脱失斑和甲床下纤维瘤是本病最特征的皮损。

17. E 克林霉素外用对皮肤葡萄球菌和痤疮丙酸杆菌有显著的杀灭作用，但对皮脂分泌没有直接的抑制作用。

18. E 处理原则：仅有皮损时，用支持治疗，可选用抗组胺药、非甾体抗炎药、己酮可可碱、秋水仙碱和氨苯砜；仅有溃疡性皮损，可选用沙利度胺、每周低剂量甲氨蝶呤和泼尼松治疗；有系统累及时，可选用泼尼松、硫唑嘌呤、环磷酰胺、霉酚酸酯、环孢素、INF-α（如有丙肝病毒感染）、静脉注射丙种球蛋白（IVIG）、体外免疫调节法等。

19. A 根据题干，青年男性 + 左上肢多发性结节伴破溃 2 年余 + 组织病理：瘤细胞团由上皮样细胞和梭形细胞组成，细胞核异形性明显，但无核分裂象 + 免疫组织化学染色：波形蛋白（+）、CD34（+）、角蛋白（+），考虑为上皮样肉瘤。诊断上皮样肉瘤的金标准为皮肤组织病理，上皮样肉瘤组织病理：为真皮及皮下组织内呈结节状的肿瘤团块，瘤体由上皮样细胞和梭形细胞交织而成，周边细胞可呈栅状排列，肿瘤细胞体积较大，可为多边形上皮样细胞，核大深染，有异形性，胞质丰富，嗜伊红深染，另一类为梭形细胞，瘤体内可有片状坏死，间质有明显纤维结缔组织，可有不同程度的炎性细胞浸润。

20. C 根据题干，中年女性 + 1 型糖尿病且控制不佳 + 右侧胫前见 18cm × 8cm 大小的黄红色斑块、中央溃疡 + 组织病理：真皮内边界不清楚的渐进性坏死灶，间有上皮样细胞、组织细胞及多形核白细胞浸润，考虑为类脂质渐进性坏死。类脂质渐进性坏死是以胫前硬皮病样斑块、常伴发糖尿病为特征的一种皮肤病变。本病可发生于任何年龄，好发于中青年，女性多见。组织病理：真皮内境界不清楚的渐进性坏死灶，间有上皮样细胞、组织细胞及多形核白细胞浸润。

21. C 女性宫颈分泌物在油镜下平均

每视野多形核白细胞 10～15 个中性粒细胞，同时无革兰阴性双球菌时，可疑诊为非淋菌性尿道炎。

22. C 发生于腹股沟的结节型皮损常被误认为淋巴结，其实是假性横痃。引起横痃的是性病性淋巴肉芽肿。

23. E 男性滴虫病：可出现尿道痒、尿频、尿痛、血尿等尿道炎症状，可并发前列腺炎，检查可见尿道口潮红，有黄白色脓性分泌物。女性滴虫病：潜伏期 4～28 天，将近一半的患者没有临床表现，有症状者常表现为阴道分泌物增多，呈灰黄色或黄白色泡沫状或稀薄脓液，外阴、阴道有瘙痒、灼热、疼痛感，有臭味，阴道检查可见宫颈和阴道黏膜红肿，有点状出血和草莓样外观。可合并出现尿道炎、宫颈炎、盆腔炎等。

24. C 益赛普、阿达木单抗及英夫利西单抗的作用靶点为 TNF-α；乌司奴单抗的靶点为 IL-12/IL-23；苏金单抗的作用靶点为 IL-17。

25. D 根据题干，中年女性 + 双下肢红斑、结节伴压痛 3 天 + 上感史 + 双小腿伸侧可见散在分布黄豆至钱币大小的水肿性红色结节、局部皮温升高、压痛阳性，可考虑结节性红斑。结节性红斑是一种主要累及皮下脂肪组织的急性炎症性疾病，多常见于小腿伸侧，临床表现为红色或紫红色疼痛性炎性结节，发病前有感染史或服药史，皮损突然发生，为双侧对称的皮下结节，自蚕豆至核桃大不等，数目达 10 个或更多，自觉疼痛或压痛，中等硬度。早期皮色淡红，表面光滑，轻微隆起，几天后，皮色转暗红或青红，表面变平，病程有局限性，易于复发。

二、多选题

26. BCDE 生殖道沙眼衣原体检测方法包括：①微生物学诊断，多数衣原体引起的疾病可根据临床症状和体征确诊；②直接涂片镜检，沙眼急性期患者取结膜刮片，Giemsa 或碘液及荧光抗体染色镜检，查上皮细胞浆内有无包涵体；③分离培养，用感染组织的渗出液或刮取物，接种鸡胚卵黄囊或传代细胞，分离衣原体，再用免疫学方法鉴定；④血清学试验，主要用于性病淋巴肉芽肿的辅助诊断。常用补体结合试验，若双份血清抗体效价升高 4 倍或以上者，有辅助诊断价值。也可用 ELISA、凝集试验；⑤PCR 试验，设计不同的特异性引物，应用多聚酶链式反应可特异性诊断沙眼衣原体；⑥快速检测，沙眼衣原体快速检测分定性和定量快速检测。流行常用的为金标定性快速检测（胶体金法）。

27. DE 乌司奴单抗是作用于 IL-12/IL-23 的全人源化单克隆抗体，阻断 Th17 细胞产生的 IL-17 等致炎因子。乌司奴单抗可能会增加感染和再度激活潜伏性感染的风险，可能会增加恶性肿瘤的风险。如果出现速发型超敏反应或者其他严重超敏反应，应给予适当治疗并停用本品。在治疗期间及治疗后至少 15 周内，有生育能力的女性应使用有效的避孕措施。

28. ABE 麻疹的潜伏期一般为 9～11 天，风疹的潜伏期为 14～21 天。

29. ACDE 布鲁里溃疡好发于儿童，女性多见。病初为单个、质硬、无痛性皮下结节，继而溃烂，并形成潜行性溃疡。

30. CE 花斑糠疹，旧称花斑癣，俗称汗斑，是由马拉色菌感染表皮角质层引起的一种浅表真菌病。内服药治疗适用于泛发及顽固难治患者。口服灰黄霉素和特比萘芬疗效较差，可以给予伊曲康唑，酮康唑，氟康唑等唑类药物口服治疗。

31. BE 慢性光化性皮炎又称光线性类网织细胞增生症，是一种慢性、持续性在曝光和非曝光部位出现慢性皮炎改变的光过敏性疾病。长、中、短波紫外线均可致病，多见于长年累月在阳光下曝晒的中老男性，常于头面、躯干及双上肢出现弥漫性、对称性、融合性和浸润性红斑，极少数可发展为红皮病。短、中、长波紫外线均是该病的致病谱，慢性光化性皮炎与光线性类网织细胞增生症是同一种疾病，无需鉴别。

32. ABCD 对于轻度、中度尿布皮炎，外用屏障保护剂为一线治疗，对于单用屏障保护剂无效的重度尿布皮炎，建议联合外用弱效非卤代糖皮质激素，对于继发细菌、真菌感染的尿布皮炎，需加用抗细菌、抗真菌外用药。

33. ABCE 高凝状态、恶性疾病、感染性疾病等均可引起血栓性静脉炎，因此患者应行血液检查，如 D - 二聚体等，以及必要的影像学检查，如彩色超声波、磁共振成像，必要时行 CT 排除肺栓塞。

34. ACD 疱疹样天疱疮又称嗜酸性粒细胞海绵形成，临床表现为环形水肿性红斑损害并可于红斑上发生小水疱或丘疱疹，组织病理以表皮内水疱、海绵形成和嗜酸性粒细胞浸润为特征的皮肤疾病。此病好发于中老年人，男女发病率相似。发疹部位以躯干为主，可逐渐累及全身。皮肤损害好发于胸、腹、背部及四肢近端，偶见黏膜损害。皮损早期为单发或多发的环形水肿性红斑损害，边缘稍隆起，并可在红斑上出现小水疱或丘疱疹，偶有较大疱，疱壁较紧张。皮损有剧烈瘙痒，并可因搔抓继发表皮剥脱、结痂、渗出等损害。尼氏征阴性。

35. ABCD 慢性荨麻疹治疗应积极寻求发病因素，给药时间通常应根据风团发生的时间予以调整，大多数患者经抗组胺药物治疗后可获得满意的疗效，少数患者

较顽固。对顽固性难治性荨麻疹可增大剂量或联合用药，一种抗组胺药物无效时，可 2 ~ 3 种同时给药。H_1 受体阻断剂具有较强的抗组胺和抗其他炎症介质的作用，首选第二代 H_1 受体阻断剂，必要时可联合 H_1 受体阻断剂和 H_2 受体阻断剂。

36. ABDE 表皮囊肿的病理学改变：通常为单发性囊肿，位于真皮内，囊壁上皮与表皮或毛囊漏斗部的上皮相似，一般有颗粒层存在，较陈旧的囊壁可变得扁平或萎缩，囊内充满疏松的角质。如果囊壁破裂，则可引起局部异物肉芽肿反应。

37. CE SKE 呼吸系统受累表现为胸膜炎、胸腔积液，肺减缩综合征主要表现为憋气感和膈肌功能障碍；肺间质病变、肺栓塞、肺出血和肺动脉高压均可发生。

38. ACDE 氧化酶试验常用于奈瑟菌属的菌种鉴定。

39. ABCDE 艾滋病患者有发热、腹泻、体重下降、全身浅表淋巴结肿大，常合并各种条件性感染（如口腔念珠菌感染、卡氏肺囊虫肺炎、单纯疱疹、玫瑰糠疹、荨麻疹等）和肿瘤（如卡波西肉瘤、淋巴瘤等），部分中青年患者可出现痴呆。卡氏肺囊虫肺炎或中枢神经系统的感染是多数艾滋病患者死亡的直接原因。

40. BCD 表皮痣为表皮细胞发育过度引起的表皮局限性发育异常。表皮痣通常是描述一组具有共同临床及组织学特征的皮肤错构瘤。主要分为局限型、炎症型、泛发型。

41. BCDE Riehl 黑变病是以面部为主的灰褐色色素沉着病。本病多见于中年妇女。皮损分布于额、颧部、耳后、颈侧、臂部及其他曝光部位。初起面部发红瘙痒，继之色素沉着，皮损可为淡棕色、铜红色、灰褐色或紫褐色，边界不清，逐渐扩展，表面覆以薄层粉状鳞屑，也可见毛囊角化。

典型皮损为网状排列的色素沉着斑。

42. ACD 皮肤纤维瘤好发于四肢，通常表现为单个直径小于 1cm 的皮肤结节，表面呈褐色，可略微隆起。隆突性皮肤纤维肉瘤的皮损表现为肤色、暗红色或紫蓝色结节，表面隆起。

43. ABCDE 急性放射性皮炎由于短期内接受大剂量放射线引起。表现为红斑、水肿甚或溃疡，按损害轻重可分为一度、二度、三度。二度、三度可伴有全身症状。慢性放射性皮炎多系长期反复接受小剂量放射线引起，亦可由急性放射性皮炎转变而成，临床具有特征性，缓慢隐匿进展，表现为皮肤变硬、皮肤干燥、皮肤萎缩、异色症或溃疡形成，可继发基底细胞癌或鳞状细胞癌。

44. ABCDE 掌跖角化病是一组以掌跖皮肤增厚、角化过度为特征的一组慢性皮肤病，皮肤角化呈淡黄色，银屑病、湿疹、手足癣、扁平苔藓等皮肤病，内脏器官癌及应用砷剂均可出现掌跖角化病。病因根据疾病类型而异，如绝经期掌跖角化病及掌纹点状掌跖角化病等属于原因不明的掌跖角化病；砷掌跖角化病与接触砷剂有关；而银屑病、慢性湿疹、毛发红糠疹等疾病也可出现掌跖角化的表现。

45. AD 丘疹表现为高出皮肤的实质性损害，触之质实。其直径小于 1cm，较大的称为斑块，可能是代谢产物的沉积、表皮或真皮细胞成分的局限性增殖。丘疹的形状各不相同，顶部可以是尖的、圆的、扁平的，或中央有凹陷的；基地部可以是圆形、多角形或不规则形等。丘疹的颜色也可以是红色、紫色、黄色或白色等。有的表面可能还会有鳞屑。丘疹的数目可以是单个，也可以有很多，有的伴有瘙痒或疼痛等自觉症状。有的皮疹介于斑疹和丘疹之间，称为斑丘疹；在丘疹的基础上有水疱或脓疱，称为丘疱疹或脓疱丘疹。

三、共用题干单选题

46. B 传染性红斑又称第五病或拍红性面颊病，好发于 4 ～ 12 岁儿童，潜伏期为 5 ～ 15 天，发病突然，一般无全身症状或仅有微热，有时可有呕吐、咽痛、眼结膜及咽部轻度充血，首先于两侧面颊发生玫瑰红色丘疹，迅速融合形成水肿性红斑，无鳞屑，局部温度增加，类似丹毒。

47. C 1983 年 Anderson 等从 33 例传染性红斑患者的血清中检测出人类细小病毒 B19（PV － B19）的 IgM 和 IgG 抗体，后来 Plummer 等也检测出这类患者皮疹中的 PV － B19DNA，因此目前认为 PV － B19 是引起传染性红斑的病原体。

48. D 人类细小病毒 B19 是一种 DNA 病毒，是目前已知引起人类疾病的唯一的细小病毒，主要通过呼吸道传播，感染后具有终生免疫力，感染后不易再发。

49. C 脓癣系炎症性头癣，典型损害是化脓性毛囊炎，形成暗红色境界清楚的浸润性红斑，表面柔软，破溃后可有多个蜂窝状排脓小孔，常伴淋巴结肿大。该病真菌感染，抗生素治疗无效。根据患儿头部脓肿，淋巴结肿大，抗生素治疗无效，诊断考虑脓癣。

50. B 脓癣系炎症性头癣典型损害，是化脓性毛囊炎，形成暗红色境界清楚的浸润性红斑，表面柔软，破溃后可有多个蜂窝状排脓小孔。致病菌多为亲动物性或亲土性真菌，是机体对真菌抗原的迟发性超敏反应所致，临床表现有头皮损害和断发，病发的真菌学检查可见发外或发内真菌成分，Wood 灯检查可有亮绿色或暗绿色荧光。

51. B 根据上题，本例患者诊断考虑脓癣，为真菌感染，抗生素治疗无效，主要治疗为抗真菌治疗，伊曲康唑、酮康唑、灰黄霉素、酮康唑均为抗真菌药，头孢克洛为抗生素，对脓癣治疗无效。

52. B 脓癣治疗原则：内服与外用相结合。内服药首选灰黄霉素，若灰黄霉素治疗失败或过敏，可采用酮康唑、伊曲康唑或特比萘芬。脓癣：除内服抗真菌药物外，急性期可短期口服小剂量皮质类固醇，如有细菌感染必须加服抗生素，切忌切开引流。同时配合外用药治疗，皮损外用头癣软膏或其他抗真菌制剂。患者应尽可能把头发全部剪除。患者使用的物品如枕巾、帽子等应经常煮沸消毒。服药 3 周后取患处的头发进行真菌镜检，以后每 10~14 天复查 1 次，连续 3 次阴性后方可认为治愈。

53. B 根据患者病史特点分析以及患者腹股沟结节病理活检组织中找到无鞭毛体即可确诊腹股沟肉芽肿，具有典型特征。

54. D 皮肤黑热病又称皮肤利什曼病，是利什曼原虫侵犯皮肤、黏膜引起的慢性皮肤病。皮肤黑热病仅侵犯皮肤，不侵犯内脏。典型皮损为位于面部、四肢的单个丘疹、结节，逐渐扩大为具有紫红色隆起边缘的溃疡，溃疡自行愈合后遗留萎缩性瘢痕。确诊需依靠皮损处刮取组织液涂片或皮损组织病理学检查（在组织中找到利什曼小体），根据局部穿刺组织液涂片查见杜氏利什曼小体，诊断考虑皮肤黑热病。

55. E 皮肤黑热病患者的白细胞降低

56. C 根据皮损分布于躯干、四肢近端，表现为红色椭圆形鳞屑性斑疹，长轴与皮纹平行，以玫瑰糠疹的可能性大。

57. E 玫瑰糠疹的组织病理为非特异性炎症，表现为表皮局灶性角化不全及棘层轻度肥厚，有细胞内水肿及海绵形成或有小水疱出现；真皮上部水肿，毛细血管扩张并有密集的淋巴细胞浸润。真皮中下部血管周围有边界清楚、呈袖套状分布的

炎症细胞浸润为离心性环状红斑的组织学表现。

58. D 恶性黑素瘤基本特点是皮疹不对称、边缘不规则、颜色不均匀、直径常 >6mm，并持续增大，根据患者黑色斑块周边不规则、颜色不均匀，直径 1.0cm × 0.5cm，且近 2 个月逐渐增大，诊断首先考虑恶性黑素瘤。

59. C 按照其生长模式，皮肤恶性黑素瘤可分为 4 型，即浅表扩散性黑素瘤、结节性黑素瘤、恶性雀斑痣样黑素瘤和肢端雀斑痣样黑素瘤。

60. C 黑素瘤浸润深度通常采用 Clark 分级法分为 5 级。Ⅰ级：原位黑素瘤，黑素瘤细胞局限于表皮基底膜带以上；Ⅱ级：侵入真皮乳头层，单个或少数黑素瘤细胞聚集成巢；Ⅲ级：侵入真皮乳头层下血管丛，瘤细胞常呈扩大结状，但未侵入真皮网状层；Ⅳ级：瘤细胞侵入真皮网状层；Ⅴ级：瘤细胞侵入皮下脂肪层。

61. B 恶性黑素瘤发生与下列危险因素有关：基因、环境及基因/环境共同因素。比如不典型（发育不良）色素痣或黑色素瘤家族史、曝光导致色素沉着的皮肤、不容易晒黑皮肤、红色头发人种、强的间断日光暴露、日晒伤、多发黑色素细胞痣、创伤与刺激、种族与遗传等多种因素导致黑素瘤恶性转化。

62. B 系统性硬皮病最多见的初期表现是雷诺现象和肢端、面部肿胀，并有手指皮肤逐渐增厚，手指、手背发亮、紧绷，手指褶皱消失，汗毛稀疏，继而面部和颈部受累。患者上胸部和肩部有紧绷感、颈部皮肤紧绷。面部皮肤受累可表现为典型的硬皮病面容，表现为面具脸。口周出现放射性条纹，口唇变薄，鼻端变尖，张口受限。受累皮肤可有色素沉着或色素脱失。根据患者 8 个月前面部、上肢皮肤肿胀、

红斑，后出现皮肤硬化、不易捏起，鼻尖、唇薄、口周放射状沟纹，张口伸舌受限，颈部皮肤硬化，表面可见色素减退斑，双手硬化呈腊肠样改变，双手屈曲，手指末端硬化变短，首要考虑的诊断为系统性硬皮病。

63. D 硬化性黏液水肿皮损特征为泛发的对称蜡样质坚圆顶或扁平形丘疹，紧密排列，常呈线形分布，好发于面部、颈部、前臂远端、手及头皮等部位。受累皮肤伴有弥漫性硬皮病样外观，但无毛细血管扩张及钙质沉积。两眉间可形成特殊的和鼻梁同一走向的隆起。根据本例患者硬皮病样外观，两眉间有一纵形、质硬隆起及沟状纹，诊断考虑硬化性黏液水肿。

64. C 硬化性黏液水肿最显著的改变是黏液弥漫性沉积在真皮网状层的上中部，无血管内膜及管壁的改变。

65. A 约 8.8% 的硬化性黏液水肿患者有雷诺现象，但非最常见的首发症状。雷诺现象是系统性硬皮病最常见的首发症状。

四、案例分析题

66. D 扁平苔藓多见于 30～60 岁，皮损好发于四肢屈侧，腕部屈侧、踝部周围、肘部及股内侧最易受累，皮损为针头至米粒大小的多角形或三角形扁平丘疹，紫色或紫红色。有蜡样光泽，边缘清楚。表面可有灰白色小点或网状纹。丘疹可散在或密集，或融合成较大斑块。消退后留色素沉着。

67. BCDF 扁平苔藓亚型可分为肥厚性扁平苔藓、环状扁平苔藓、大疱性扁平苔藓、光化性扁平苔藓、色素性扁平苔藓、线状扁平苔藓、萎缩性扁平苔藓、毛发扁平苔藓（毛囊扁平苔藓）。

68. DF 扁平苔藓皮损好发于四肢屈侧，腕部屈侧、踝部周围、肘部及股内侧

最易受累，口腔黏膜损害很常见，损害最常见于颊黏膜后侧，生殖器部位也是扁平苔藓的好发部位，可累及男性的龟头、包皮，女性的大阴唇内侧、小阴唇等处。

69. BF 病变可侵犯甲，病甲甲板增厚或变薄，常有纵沟、嵴，可出现甲裂缝、甲翼状胬肉、甲床萎缩、甲脱落等。

70. ABCE 扁平苔藓的组织病理表现为表皮角化过度，颗粒层局灶性楔形增厚，棘层不规则增厚，基底细胞液化变性，真皮上部淋巴细胞为主带状浸润，真皮乳头层可见胶样小体及噬黑素细胞。

71. BCDE 扁平苔藓多见于中年人，好发于四肢，也可全身泛发。患者常自觉有不同程度的瘙痒。可沿搔抓处出现条状损害（同形反应）。头皮发疹时可引起永久性脱发，多呈斑块状，偶可引起弥漫性脱发，脱发处头皮可萎缩或形成瘢痕。扁平苔藓病因尚不清楚，免疫（主要为细胞免疫）、遗传、病毒感染（丙型肝炎病毒）、神经精神因素、某些药物等可能与本病的发生及加重有关。部分患者合并自身免疫性疾病（白癜风、桥本甲状腺炎、溃疡性结肠炎、结缔组织病等），黏膜损害很常见。

72. ABCDEFG 扁平苔藓应治疗慢性病灶，消除或减轻精神紧张，避免搔抓，瘙痒者可给予抗组胺剂、镇静及安定止痒剂等。对急性泛发型扁平苔藓，糖皮质激素外用，亦可采用小或中剂量泼尼松口服，症状缓解或皮疹消退后可逐渐减量停药，顽固的病例可用冲击疗法治疗。氯喹对光线性扁平苔藓和扁平苔藓甲病有效；雷公藤总苷用于治疗口腔扁平苔藓；其他如氨苯砜、苯妥英钠、抗生素、组织胺球蛋白及其他免疫抑制剂和免疫增强剂。根据不同的皮损可采用光化学疗法（PUVA）、激光、放射线、冷冻、外科手术治疗；还可

用中医药治疗。

73. A 对扁平苔藓病情严重者小或中剂量泼尼松口服，症状缓解或皮疹消退后可逐渐减量停药，顽固的病例可用冲击疗法治疗。

74. C 根据病史，儿童＋家中养猫＋头皮瘙痒并发现脱发斑、表面少许鳞屑、可见断发，考虑白癣。白癣其特点为头皮上出现单个或多个圆形不规则的大片灰白色鳞屑斑，边界清楚，病发失去光泽，常在近头皮处折断，所以头发长短参差不齐，病程缓慢，青春期可自愈、头发可再生、不遗留瘢痕。

75. E 白癣镜检为成堆发外密集镶嵌的小孢子。黄癣：可见发内菌丝和关节孢子，病发可出现气泡和/或气沟。黑点癣：真菌镜检病发内有大量小孢子呈链状排列。脓癣的病发可见发内或发外孢子以及菌丝。

76. BE 白癣大部分由犬小孢子菌、石膏样小孢子菌、铁锈色小孢子菌感染引起。

77. ACDE 白癣的特点：①多为儿童期起病，城市儿童多见，青春期后可自愈，愈后不遗留瘢痕；②初起为白色鳞屑性局限斑片，其上头发变为灰暗，稍有痒感。渐扩大后，周围可以出现卫星样小鳞屑斑片，可融合成片，但界限清楚；③病发根部有一白套样菌鞘，病发长出头皮 0.5cm 左右就容易折断，不破坏毛囊；④好发于头顶中间，但也可在额顶部或枕部。此病原菌可侵犯光滑皮肤，引起疱疹样、湿疹样或糠疹样损害。

78. AE 快速鉴别头癣类型可依靠真菌直接镜检、Woods 灯。真菌培养虽可鉴别，但培养周期较长。白癣 Woods 灯检查灯下见亮绿色荧光，真菌直接镜检为成堆发外密集镶嵌的小孢子，真菌培养有小孢子菌属、毛发癣菌属等致病菌。

79. B 白癣最常见，表现为头皮灰白色鳞屑性脱发斑片。损害可呈卫星状分布，毛发一般在距头皮 3～4mm 处折断，外围白色菌鞘。一般青春期后可自愈，因青春期后皮脂中不饱和脂肪酸增加，抑制铁锈色小孢子菌。

80. BCF 头癣治疗可口服灰黄霉素，每天洗头，外用 5% 硫磺软膏或 2% 碘酊，每 1～2 周剪发一次。此方法适用于无禁忌证的各型头癣。也可选择使用特比奈芬、伊曲康唑、氟康唑等药物。

81. C 根据题干，中年男性＋面、颈及四肢散在 2～10mm 大小的淡红色丘疹、结节，部分结节顶端有淡褐色痂，除痂后可见小的凹陷＋实验室检查：WBC $7×10^9$/L，N 65%，L 20%，EOS 3%；RBC $4.3×10^{12}$/L，ESR 20mm/h＋病史 8 年，可考虑淋巴瘤样丘疹病。淋巴瘤样丘疹病是一种慢性、复发性、自愈性、丘疹坏死或丘疹结节性皮肤病。基本损害是丘疹和小结节，临床与急性痘疮样糠疹类似，大多数慢性经过，不经治疗，新的损害不断出现，因而不同时期的皮损可同时存在，损害治愈后遗留痘疮样、色素沉着或色素减退性瘢痕，自觉症状轻微，病程 3 个月～40 年。

82. ABCDE 淋巴瘤样丘疹病：①病因未知。LyP 的非典型淋巴细胞过表达 CD30，而 CD30 转录控制中等位基因的特异性差异可能在 LyP 的发病机制中发挥一定作用。此外，CD30 及其配体 CD30L 的相互作用可能促进肿瘤 T 细胞凋亡，继而造成皮损自行消退，但其具体的机制尚不明确；②40%～100% 的 LyP 患者皮损中能检测到 T 细胞受体（T cell receptor，TCR）基因克隆性重排，LyP 患者皮损中的 CD30+ 细胞是克隆性 T 细胞，而外周血中检出的 T 细胞克隆是非肿瘤性的；③在 LyP 患者中发现的遗传学异常包括非整倍体和染色体畸变。有免疫组织化学证据表明致癌转录因子基因 Fra2 和分化抑制因子基因 Id2 在 LyP 细胞中表达增高，这提示 LyP 和间变性大细胞淋巴瘤（anaplastic large cell lymphoma，ALCL）在发病机制上存在关联；④LyP 进展为 ALCL 似乎是由丧失细胞生长调节所介导，这种丧失是由转化生长因子 – β 的细胞表面受体突变、失活所诱发。

83. ABCDEF 淋巴瘤样丘疹病：一般不需治疗。尚无证据证明治疗能防止继发性淋巴瘤的发展。但如患者有症状，可适当治疗。如强效皮质类固醇激素；光疗（PUVA 或 NB – UVB）。局部应用卡莫司汀（卡氮芥），可抑制损害而无骨髓抑制。低剂量使用甲氨蝶呤（MTX），可使 90% 的患者症状显著好转，需保护肝、肾功能。对于 CD30 阳性的淋巴瘤样丘疹病，可使用抗 CD30 单克隆抗体药物。维 A 酸类、干扰素也可缓解皮疹。

84. A 淋巴瘤样丘疹病特异性地表达 CD30 标记，出现非典型性 CD30⁺T 细胞。

85. ABCD 根据题干，中年女性 + 面部蝶形红斑 + 发热、双膝关节痛、四肢肌肉疼痛无力 + 手指尖可见暗红色丘疹与结痂 + 颈部与腋下可触及蚕豆大小淋巴结，考虑结缔组织病（SLE）可能性，因此为明确诊断可行皮肤病理组织学检查、血尿常规检查、自身抗体检查、直接免疫荧光检查。

86. B 根据题干，中年女性 + 面部蝶形红斑 + 发热、双膝关节痛、四肢肌肉疼痛无力 + 手指尖可见暗红色丘疹与结痂 + 颈部与腋下可触及蚕豆大小淋巴结 + 尿蛋白（＋＋＋＋），管型 2 个/HP（高倍视野），ANA（＋），血小板计数 80×10^9/L，白细胞计数 4×10^9/L + 病史 3 年加重 2 周，考虑 SLE 可能性，SLE：目前主要根

据美国风湿病学会（ACR）修订的 SLE 分类标准（1997 年）进行诊断。①颊部蝶形红斑；②盘状红斑；③光过敏；④口腔溃疡或鼻咽部溃疡；⑤累及 2 个或 2 个以上的非侵蚀性关节炎；⑥浆膜炎：胸膜炎或心包炎；⑦肾脏病变：蛋白尿或细胞管型；⑧精神神经病变：排除诱发药物或已知的代谢紊乱等精神疾病；⑨血液学异常：溶血性贫血，或白细胞减少（$<4 \times 10^9$/L），或淋巴细胞减少（$<1.5 \times 10^9$/L）或血小板减少（$<100 \times 10^9$/L，除外药物影响）；⑩免疫学异常：抗 dsDNA 抗体阳性，或抗 Sm 抗体阳性，或抗心磷脂抗体阳性；⑪抗核抗体阳性：排除药物诱导的狼疮综合征。上述 11 条中连续出现或同时出现 4 条或 4 条以上，排除感染、药物、肿瘤及其他自身免疫疾病即可诊断为 SLE。

87. E SLE 的诊断主要依靠临床表现、实验室检查、组织病理学和影像学检查。抗核抗体试验是诊断 SLE 的首选检查。

88. A 抗 Sm 抗体属于抗核抗体的其中一种，其在系统性红斑狼疮病人血清中可被发现。抗 Sm 抗体是诊断系统性红斑狼疮的特异性抗体，且其与红斑狼疮是否处于活动期无关，故抗 Sm 抗体检测具有辅助诊断系统性红斑狼疮的意义。

89. ACDEF 红斑狼疮病理变化为表皮角化过度，毛孔有角质栓，基底细胞液化变性，真皮乳头水肿，真皮上部有嗜色素细胞增加，胶原纤维水肿，并有纤维蛋白样变性，血管和皮肤附属器周围有成片淋巴细胞，少数浆细胞和组织细胞浸润，管壁常有血管炎性变化。中、小血管壁的结缔组织发生纤维蛋白样变性，甚至坏死，血栓形成，出血或局部缺血等病变，构成坏死性血管炎。在内脏器官可见苏木素小体，是由中性粒细胞、淋巴细胞和组织细

胞的胞核受相应的自身抗体作用后变性所形成的嗜酸性均匀团块。

90. D 在红斑狼疮病人的皮损和（或）非皮损区之间取一块皮肤，用直接免疫荧光方法，在荧光显微镜下可以看到在皮肤的表皮层和真皮层之间，有一条串珠状条带，这是免疫球蛋白、补体等在皮下的沉积，这时我们就称狼疮带试验阳性。

91. B SLE 患者的抗 dsDNA 抗体阳性提示狼疮疾病处于活动期，并与狼疮肾炎紧密相关。

92. E SLE 活动期治疗的首选方案：全身应用中等至大剂量皮质类固醇激素控制炎症，还可联合免疫抑制剂。

93. C 根据题干，中年男性 + 皮疹为红色斑块及结节，界清边缘有水疱状粗大颗粒，伴触痛 + 上感史 + 发热、全身不适、肌痛及不对称性关节痛，左膝关节较重，血尿 + WBC 15×10^9/L、中性粒细胞占 90%，可考虑 Sweet 综合征。Sweet 综合征：该病多急性起病，在发病前 1~2 周常有流感样上呼吸道感染、支气管炎、扁桃体炎等先驱症状，可表现为：①发热、肌痛及大关节游走性疼痛；②早期皮疹多为渗出性红斑或丘疹；③典型皮损是扁平隆起呈多环形、圆或卵圆形的红斑，边缘常见假性水疱状颗粒或乳头状突起，个别出现暗红色大疱；④眼结膜充血、口腔黏膜糜烂、溃疡。单纯型 Sweet 综合征患者均有周围血象白细胞及中性粒细胞增多，80% 的病例白细胞总数可达 10.0×10^9/L 以上。

94. D 一般根据 Sweet 综合征的特有临床表现，结合组织病理变化明确诊断，因此首选病变皮肤的组织病理。

95. ABCDE Sweet 综合征的组织病理改变：表皮可正常，可有表皮下水疱、真皮浅中层水肿和弥漫性细胞浸润，细胞浸润以中性粒细胞为主，可见核破碎，少量淋巴细胞，血管壁未见纤维蛋白样坏死，部分患者可检出抗中性粒细胞胞质抗体。

96. ABCDE Sweet 综合征的诊断标准：具备 2 条主要标准和 2 条次要标准可确诊。（1）主要标准：①急性发作的典型皮损；②组织病理学表现符合 Sweet 综合征。（2）次要标准：①发热 >38℃；②伴恶性肿瘤、炎症性肠病或妊娠，前驱呼吸道或胃肠道感染；③对系统性糖皮质激素或碘化钾治疗反应好；④发病时实验室检查结果异常（以下 4 条中满足 3 条）：红细胞沉降率 >20mm/h，外周血白细胞 >8.0×10^9/L，外周血中性粒细胞比例 >70%，C-反应蛋白升高。

97. ABDE Sweet 综合征的病因和发病机制：病因不明，可能与Ⅲ型变态反应有关，患者血管壁有免疫球蛋白和补体沉积，其诱发因素有：①感染，发病前 5~7 天常有上呼吸道感染、咽痛、咳嗽、气喘、口腔溃疡或流感样症状；②药物，粒细胞集落刺激因子、全反式维A酸、米诺环素、甲氧苄啶-磺胺甲噁唑、卡马西平、肼屈嗪和避孕药；③肿瘤，部分病例与白血病或其他恶性肿瘤相伴，如急性髓细胞性白血病、淋巴瘤，以及贫血或红细胞增多症。15% 左右的恶性肿瘤为实体瘤，如泌尿生殖道、乳腺、胃肠道来源的肿瘤。该皮肤病可以是恶性肿瘤的最初表现或者先前诊断恶性肿瘤数月或数年。反复发作提示潜在肿瘤的复发；④合并其他疾病，伴发贝赫切特综合征、结节性红斑、结节病、类风湿关节炎和甲状腺疾病；⑤皮肤外伤，可能机制与对细菌、病毒、药物、肿瘤抗原等的超敏反应以及局部和全身的细胞因子分泌失调有关，包括白介素-1、粒细胞集落刺激因子、粒细胞-巨噬细胞集落刺激因子和干扰素等。

98. ABD Sweet 综合征常见的临床表现：①皮肤表现，皮疹常突然出现，为多发性，可在数天到数周内向周围扩展增大，常融合成片。皮肤损害可为丘疹、结节、斑块、小脓疱、小水疱或紫癜样皮损等。典型的皮损为黄豆至掌心大，为浅红色至暗红色或棕红色环状隆起的斑块或结节，边缘清楚，呈圆形或椭圆形，局部有疼痛和触痛，可有同形反应，可自行消退。常位于手臂和面、颊部，呈两侧性分布，但不对称。一般都有局部发硬和发热，皮损表面多不光滑，中央呈红色或表现正常。较晚期可有鳞屑及色素沉着，周边有高起坚硬的绿豆大似水疱状丘疹群聚，即所谓假水疱。外观呈半透明样，大多不破溃，很少形成溃疡。个别病例可出现大疱或继发感染，常发生湿疹样改变和结痂。②关节表现，约30%的病例可发生多关节痛或多关节炎，表现为肘、腕、膝和踝等关节疼痛肿胀，一般持续2周后即自行消退，个别病例可表现有慢性间歇发作性非畸形性周围关节炎，关节炎和皮损常同时出现。滑膜活检示非特异性炎症，滑液检查显示有大量中性粒细胞和大单核细胞。

99. BE Sweet 综合征治疗：①糖皮质激素治疗本病有卓效。②氨苯砜治疗，连服2~4周，亦可取得较好疗效。③除上述治疗外，若用碘化钾，连续用药2周，也可取得良好效果。还可用吲哚美辛、氯法齐明（氯苯吩嗪）等。

100. A 治疗 Sweet 综合征时，泼尼松的起始剂量通常为 0.5~1mg/（kg·d），控制病情后可减少至 10mg/d。

全真模拟试卷（六）答案解析

一、单选题

1. D Kveim 试验是以结节病组织作抗原行皮内注射，如局部在 4~6 周出现结节性肉芽肿，即为阳性，对诊断结节病有特异性。

2. C 皮肤弹性通常与皮肤胶原蛋白、弹性蛋白和天然脂肪的含量有关，是评判健康皮肤最主要的参数。

3. C 大疱性脓疱疮皮损的发生和金黄色葡萄球菌感染有关，容易发生在面部，一般不会扩散，如果扩散，对全身都会造成影响，全身性表现比较突出。

4. A 真菌是广泛存在于自然界的一类真核细胞生物，具有真正的细胞核和细胞器，不含叶绿素，以寄生和腐生方式吸取营养，能进行有性和无性繁殖，都有细胞壁，可寄生或腐生。真菌的基本形态是单细胞个体（孢子）和多细胞丝状体（菌丝）。

5. A 根据题干，青春期男孩＋自幼湿疹史＋四肢伸侧、肩背、肘窝、腘窝等处苔藓样变，考虑特应性皮炎。特应性皮炎根据个人或家族有"特应性"病史以及下述皮损特点进行诊断：婴儿期呈急性或亚急性湿疹状，好发于面颊部及额部；儿童期及青年期则为亚急性或慢性湿疹状，好发于四肢屈侧，特别是肘、腘窝；或呈痒疹状，则好发于四肢屈侧。

6. D 世界各地均有银屑病的报道，但是发病率差异较大，这与种族、地理位置和环境因素有关，银屑病在普通人群中的总患病率在 0.1%~3.0%。有的人种容易罹患银屑病，有些人种则不易发病。不同种族的现有资料显示，银屑病在白种人中较常见，美国的患病率为 0.5%~1.5%，欧洲一般为 1%~2%，北欧较高，法罗群岛为 2.8%；包括华人在内的黄种人银屑病发病率次之，多不超过 1%，而在黑种人、阿拉伯人、印尼人、美国印第安人中则更为少见，有些地区甚至几乎无银屑病病例。

7. C 遗传性大疱性表皮松解症（epidermolysis bullosa，EB）依据发病部位不同可分为三类：①单纯性大疱性表皮松解症（simplex EB，EBS），水疱在表皮内；②交界性大疱性表皮松解症（junctional EB，JEB），水疱发生于透明层；③营养不良性大疱性表皮松解症（dystrophic EB，DEB），水疱发生在致密下层。

8. B 粟丘疹临床表现是损害呈乳白色或黄色，针头至米粒大的坚实丘疹，顶尖圆，上覆以极薄表皮，多见于面部，尤其是眼睑、颊及额部。成年人也可发生于生殖器，婴儿通常限于眼睑及颞部。汗管瘤皮损好发于眼睑（尤其是下眼睑）及额部皮肤。皮损为粟粒大小、多发性、淡褐色丘疹，稍高出皮肤表面。毛囊角化病典型部位为皮脂溢出部位，如面部、前额头皮和胸背等出现细小、坚实、正常肤色的小丘疹，逐渐有油腻性、灰棕色、黑色的痂覆盖在丘疹顶端凹面，丘疹逐渐增大成疣状融合形成不规则斑块。扁平疣皮损多发于面部、手背、手臂，表现为大小不等的扁平丘疹，轻度隆起，表面光滑，呈圆形、椭圆形或多角形，境界清楚，可密集分布或由于局部搔抓而呈线状排列。脂溢性皮炎初期表现为毛囊周围炎症性丘疹，之后随病情发展可表现为界限比较清楚、略带黄色的暗红色斑片，其上覆盖油腻的鳞屑或痂皮。

9. E 川崎病患者心脏表现中的心肌梗死（冠状动脉栓塞）和冠状动脉瘤破裂可致心源性休克甚至猝死，这是川崎病死亡的主要原因。

10. B 淋病性结膜炎可分为新生儿型和成人型两种：新生儿淋病性结膜炎主要是出生时被患有淋球菌性阴道炎的母体产道分泌物所感染，也有被污染了淋菌的纱布、棉花等传染的；成人淋病性结膜炎多为自身感染，主要是由淋病性尿道炎通过手或衣物将含淋菌的分泌物直接传染到眼部，也可通过污染的毛巾等物品为媒介间接传染。新生儿淋病性结膜炎一般在出生后 2~3 天发病，双眼同时受累，症状十分严重，且病情发展迅速。患儿发热、怕光、流泪，因疼痛而哭闹不已。眼睑高度红肿，结膜高度充血、水肿，有大量的脓性分泌物从眼中溢出，因此，又有"脓漏眼"之称。角膜多失去光泽，呈云雾状，严重时穿透角膜，导致失明。成人淋病性结膜炎潜伏期为 10 小时至 2~3 天，症状与新生儿相似，但病情相对较轻。

11. B HIV 病毒进入细胞需要通过易感细胞表面的受体。受体分为两类，第一受体即 CD4，为主要受体，第二受体即 CCR5 或 CXCR4 等，为辅助受体。HIV 是一种能攻击人体免疫系统的病毒。它把人体免疫系统中最重要的 CD4T 淋巴细胞作为主要攻击目标，大量破坏该细胞，使人体丧失免疫功能。

12. B 皮肤组织病理学改变有时可以协助临床确定诊断。由于皮肤位于体表，活检操作较为简单，皮肤组织病理学检查可作为辅助诊断的重要手段。仅 HE 染色

亦可诊断皮肤淀粉样病变。适应证：按皮肤病理诊断的价值依次为：1. 皮肤肿瘤、癌前期病变、病毒性皮肤病、角化性及萎缩性皮肤病、红斑鳞屑性皮肤病等有高度诊断价值。皮肤肿瘤的诊断需有组织病理学检查依据；2. 大疱性皮肤病、肉芽肿性皮肤病、代谢性皮肤病、结缔组织病、血管性皮肤病、色素障碍性皮肤病、遗传性皮肤病、黏膜疾病等有诊断价值。大疱病的组织病理学确诊还需要有免疫荧光的依据；3. 某些深部真菌病、皮肤黑热病、猪囊尾蚴病（囊虫病）等感染性皮肤病可找到病原体。操作方法及程序：（1）活检取材方法，①常规消毒。②局部麻醉。③用手术方法或钻孔器取材。刀切法：用手术刀可取较大较深组织，适用于各种皮肤病变，尤其是结节、肿瘤等。钻孔法：较方便，但应用受一定限制。适用于较小损害，或病变局限于表浅处，或手术切除有困难者。削除法：用刀削除病变组织，适用于表浅增生组织，如疣状物等。（2）将所取组织按常规固定、脱水、包埋、制片。必要时做组织化学、免疫组织化学及电镜等检查。注意事项：皮损选择一般选择充分发育的典型皮损，须取原发病变。水疱、脓疱宜取早期皮损。有多种病变同时存在时，应分别取材。必要时从皮损边缘取材，一半病损皮肤，一半正常皮肤，以便对比观察。如考虑肿瘤和结节性皮肤病，取材应尽量包括皮下脂肪组织。麻醉尽可能在病变周围进行，避免在拟取皮损内直接注入麻醉药。取材要根据实际情况，宽、长足够，应包括表皮、真皮及皮下组织。皮下结节须包括皮肤及皮下组织。较小皮损沿其边缘全部取下即可；较大斑块、环状皮损应取活动性边缘；溃疡性病变应取活动性边缘。色素痣切口应稍宽，切口至皮损边缘的距离根据部位不同而定，最好在 0.5cm

以上。要防止水疱、脓疱破损。活检组织应避免挤压。固定一般用4%甲醛溶液（10%福尔马林溶液）立即固定。固定液与组织体积之比为81：11。术后处理术后用无菌敷料包扎，保持创口清洁，选择适当时机拆线。禁忌证：严重瘢痕体质者（尤其是特殊部位）应慎重，需要征求患者同意。

13. E 皮痛症病因尚不明确，发病可能与皮肤感觉过敏有关，常见于神经官能症患者，也可见于中枢神经和周围神经系统的某些疾病，如神经梅毒、运动性共济失调、风湿病、消化不良、糖尿病、子宫功能障碍、习惯性流产、闭经及顿挫型带状疱疹等。皮痛常为局限性，局限于身体某一处，往往呈点状、线带形分布，疼痛程度不一，可由轻微不适至剧烈疼痛。疼痛多为阵发性，疼痛性质可有灼热感、冷冻感、刺痛、跳痛、摩擦痛、割裂感、异物刺激感或撞击感等，也可能像皮肤突然触电感，但都无皮肤客观损害。通常见于头皮、掌跖、脊柱及腕部等部位。

14. D 丹毒是由A群乙型溶血性链球菌引起的皮肤及皮下组织内淋巴管及其周围软组织的急性炎症。

15. D 浅表真菌病涉及表皮、毛发和甲的感染，由小孢子菌、发癣菌（包含红色毛癣菌）、念珠菌和马拉色菌感染引起。

16. E 全身性瘙痒症常为许多全身性疾病的伴发或首发症状，如尿毒症、胆汁性肝硬化、甲状腺功能亢进或减退、糖尿病、恶性肿瘤及神经精神性瘙痒等。全身性瘙痒症的外因与环境因素（包括湿度、季节、工作环境中的生物或化学物质刺激）、外用药物、用碱性强的肥皂以及患者皮肤的皮脂腺与汗腺分泌功能减退致皮肤干燥等有关。硬下疳是梅毒感染后最早发生的皮肤黏膜损害，是一期梅毒的典型临床表现，多为单发，少有多发，无明显自觉症状。

17. D 在大约30%的红皮病病例中，尚未鉴别出基础病因，其病因不明，故此类红皮病被归为特发性红皮病。

18. A 荨麻疹性血管炎治疗：①及早应用糖皮质激素，糖皮质激素为首选用药，以预防肾损害等全身合并症。应用糖皮质激素的剂量应根据病情决定，可以分次口服或缓慢静脉滴注，待体温恢复正常、皮损大部分消退后，逐渐减量。由于有时病程可长达数月，因此，要注意长期应用糖皮质激素的相关副作用；②非甾体抗炎药可对症治疗关节痛；③部分病例用氨苯砜、秋水仙碱、羟氯喹、霉酚酸酯治疗有效。

19. E ①原发性厚皮性骨膜病：本型多见于男性，常在青春期后不久发病。颜面、前额、头部皮肤肥厚，呈皱褶状。前额改变特别突出，额横纹增深。头部呈回状颅皮，眼睑特别是上眼睑增厚松弛，耳及口唇亦肥厚变大，手、足皮肤也肥厚，骨膜新骨形成亢进，四肢骨骼及指骨关节肥大，手指及足趾呈杵状，踝、膝关节有积液。患者感四肢疼痛，行动笨拙；②继发性厚皮性骨膜病：本型多见于中年女性，皮肤改变不显著，骨病变明显，而且病程进展快，自觉疼痛。原发病减轻后，骨骼及皮肤病变也减轻。胫前黏液水肿不是厚皮性骨膜病的临床表现。

20. A ①Mibelli血管角化瘤（肢端型）：皮损为1~5mm大小暗红色或紫红色圆形丘疹，表面呈疣状，常见于指（趾）背面和肘膝部患者，手足常发冷发绀；②Fordyce血管角化瘤（阴囊型）：皮损为2~4mm大小的多发性小血管性丘疹。早期皮损为红色柔软性丘疹，晚期呈淡蓝色、紫色角化性丘疹皮损，好发于阴囊，有时发生于女性阴部，多见于中老年人；③孤立性血管角化瘤（丘疹型）：早期皮损呈鲜红色柔软丘疹，以后变为蓝黑色，坚实性角化过度性丘疹，大小为 2～10mm。皮损为单个或数个，好发于青年人，大多见于下肢；④局限性血管角化瘤（界限型）：早期皮损为淡红色丘疹构成的单个或偶尔数个团块和充有血液的囊性结节，逐渐变为疣状，并融合成单个或数个斑块，如果出现数个斑块时，则往往呈线状排列，斑块随患者增长而增大，并可出现新的皮损，大小常仅数厘米，偶尔有相当大者，属于真性血管瘤，局限性血管角化瘤可与鲜红斑痣，海绵状血管瘤，以及 Klipper‐Trenanay 综合征等伴发，本病多发生于出生时，但少数亦有发生于儿童期者；⑤弥漫性躯体性血管角化瘤（泛发型）：多见于儿童及少年，皮损为广泛性无数点状毛细血管扩张性丘疹，大小 1～2mm，乍视之疑似紫癜，有些丘疹顶端角化过度，但不如其他血管角化瘤明显，皮损好发于躯干下部，内皮细胞，成纤维细胞，真皮血管周细胞，心脏，肾脏和自主神经系统沉积糖脂，通常在 50 岁时可因心肌病和肾机能不全而致死亡，常见踝部水肿，麻痹，手足部灼热感和少汗症，可见结膜和眼底血管异常，绝大多数患者的角膜发生明显的涡纹样浑浊，半数患者在后囊发生特征性车轮样白内障。

21. B 非淋菌性尿道炎（Non‐gonococcal Urethritis）是指由淋菌以外的其他病原体，主要是沙眼衣原体和支原体等引起的一种性传播疾病。在临床上有尿道炎的表现，有相当数量的患者症状轻微或无任何临床症状，但在分泌物中查不到淋球菌，细菌培养也无淋球菌生长，本病尿道症状比淋病轻。女性患者常合并子宫颈炎等生殖道炎症。本病目前在欧美国家已超过淋病而跃居性传播疾病的首位，在我国

日益增多，成为最常见的性传播疾病之一，患者有非婚性接触史或配偶感染史。非淋菌性尿道炎是一种多病因的综合征，病原体多为衣原体、支原体、滴虫、疱疹病毒、念珠菌等。30%～50%的非淋菌性尿道炎与沙眼衣原体有关，20%～30%为解脲支原体感染，10%由阴道毛滴虫、白色念珠菌、单纯疱疹病毒、生殖支原体、腺病毒和杆菌等微生物引起。

22. D 咪喹莫特是一种小分子免疫调节剂，刺激局部产生干扰素及其他细胞因子。足叶草毒素酊、足叶草酯酊为抗病毒有丝分裂的药物。三氯醋酸是一种强酸，可用来烧灼疣体。氟尿嘧啶是一种嘧啶类似物，属于抗代谢药。

23. A 艾滋病窗口期为 2～6 周，一般为 5 周左右。

24. E 生长激素及甲状腺激素可促使毛发生长，雄激素可促进毛发的生长，夏季毛发生长最快，皮质激素可缩短生长期并延长衰老期；贫血、蛋白质不足及慢性消耗性疾病等可妨碍毛发的生长，尤其是内分泌对毛发的生长有显著影响，与机体的健康状况平行。毛囊粗细不影响毛发生长。

25. B 皮肤猪囊虫病组织病理检查显示皮下组织内有纤维组织所包裹的囊肿，囊肿内可见猪囊虫的有钩头节，是确诊的金标准。CT、B 超、MRI、血常规有利于诊断，但是不能确诊。

26. B 地方性斑疹伤寒的临床表现类似于流行性斑疹伤寒，起病缓慢，皮疹较少，症状较轻。典型表现为发热、头痛、肌痛，伴有散在红色充血性斑疹。血清学检查变形杆菌 OX_{19} 抗原的外斐反应呈阳性。

二、多选题

27. ABCDE 扁平苔藓皮损好发于四

肢屈侧，腕部屈侧、踝部周围及股内侧最易受累，躯干部损害位于腰部居多。常累及口腔及生殖器黏膜。皮损为针头至高粱米大多角形或三角形扁平丘疹，紫色或紫红色。有蜡样光泽，边缘清楚。表面可有灰白色小点或网状纹。丘疹可散在或密集，或融合成较大斑块，呈苔藓样变。可沿搔抓处出现条状损害（同形反应）。消退后出现色素沉着。头皮发疹时可引起永久性脱发，多呈斑块状，偶可引起弥漫性脱发，脱发处头皮可萎缩或瘢痕形成。口腔黏膜损害很常见。损害最常见于颊黏膜后侧，特点为树枝状或网状银白色细纹及小丘疹，对称分布，口唇部损害可有糜烂及渗液，有明显的黏着性鳞屑。少数口腔扁平苔藓可癌变。生殖器部位也是扁平苔藓的好发部位，可累及男性于龟头、包皮，女性的大阴唇内侧、小阴唇等处，损害与口腔黏膜病变相似。病变可侵犯甲，病甲甲板增厚或变薄，常有纵沟、嵴，可出现甲裂缝、甲翼状胬肉、甲床萎缩、甲脱落等。自觉有不同程度的瘙痒，黏膜损害可有烧灼或疼痛感。

28. ABCDE 皮疹初起时皮肤呈潮红肿胀或暗红色斑，继之浸渍糜烂、渗液。皮损范围与皱褶皮肤相一致，边界清楚。继发感染时有脓性分泌物，炎症明显者可伴发淋巴结炎。重者可有水疱和浅溃疡。自觉瘙痒灼痛。皮损好发于皱褶处，如乳房下、腹股沟、臀沟、腋窝、肘窝、脐窝、颈部、会阴等。常见于肥胖的婴儿和妇女。多发生于夏日湿热季节。该病主要是皮肤皱褶处由于皮肤面密切接触，局部湿热散发不畅，汗液潴留，导致浸渍，加之活动时皮肤面不断摩擦刺激而引起急性炎症。常继发细菌或白念珠菌感染。疾病预防：①生活和工作的地方应保持凉爽和干燥，

使用电风扇或空调是有益的；②衣服需要轻质、宽大，并有吸湿性，避免穿毛料、尼龙及合成纤维；③洗澡、淋浴以保持皮肤皱褶部位清洁干燥，扑痱子粉或滑石粉，2次/天；④避免使用封包性油膏、刺激性软膏或化妆品；⑤在尿便失禁病例，可用有保护作用的软膏、洗剂、粉剂或霜剂。需长期卧床的重症患者用0.002%碘伏液擦浴可预防皮肤褶烂。

29. AB 丹毒发病前常有畏寒、全身不适等先驱症状，继之发生高热。皮损好发于小腿、颜面部。皮损为略高出皮面的鲜红色水肿性斑，表面紧张发亮，边界较清楚，严重者可发生水疱。压痛明显，局部皮温高。局部淋巴结肿大。复发性丹毒易引起慢性淋巴水肿，下肢反复发作可导致象皮肿。接触性皮炎一般有明确的致敏物，在接触部位出现境界清楚的水肿性红斑、丘疹、水疱等。所以A选项丹毒无明确致敏原，B选项丹毒可出现发热，C选项为接触性皮炎特点，D选项两者都有，E选项丹毒有压痛。

30. ADE 该病的典型皮损表现：老年人在红斑或正常皮肤上发生厚壁紧张性水疱，尼氏征阴性，不易破；黏膜损害少；天疱疮类型有几种变异类型，如红皮病型天疱疮、妊娠类天疱疮、类天疱疮、扁平苔藓等，其中妊娠类天疱疮早期可出现荨麻疹样皮损，如风团。

31. CE 鹦鹉热又称鸟疫，是鹦鹉热衣原体所引起，这些衣原体主要在多种鸟类之间传播和感染，偶然由带菌动物传染给人。混于尘埃中的衣原体或感染性气溶胶可经由呼吸道引起吸入性感染；而接触带菌鸟及其污染的分泌、排泄物等，则可经有破损皮肤或黏膜以及消化道等多种途径获得感染。患者痰中可长期带衣原体，

亦可造成他人被感染。本病在鸟类之间，也时有传播，以通过携带衣原体鸟粪所污染的食料与空气为主。通常表现为高热、恶寒、头痛、肌痛、咳嗽和肺部浸润性病变等特征，部分病例有鼻出血或斑疹。查末梢血白细胞计数正常或稍有增减，淋巴细胞始终正常，嗜酸性细胞减少，多数患者呈核左移或出现中毒颗粒，血沉加快。

32. ABDE 色素性化妆品皮炎又称女子颜面黑变病。是化妆品成分引起的女性面部色素沉着反应，黄种人多见。临床特点表现为女性的颧部、颞部、颊部、前额的弥漫性或块状淡褐色、灰褐色到紫褐色的色素沉着，重者扩展到整个面部，伴有瘙痒。化妆品中的香精、防腐剂和乳化剂是引起化妆品皮肤过敏的主要变应原，引起面部炎症反应后导致色素沉着。这种炎症反应，可以是直接刺激引起的接触性或光毒性反应，或是经常使用、长期接触后经皮肤吸收而使患者致敏，表现为Ⅳ型变态反应。对可以致敏化妆品进行斑贴试验和光斑贴试验有助于寻找病因和诊断。治疗上首先要避免或停用致敏化妆品。部分病例可以自行消退。如果长期不退，可以使用祛斑剂，如氢醌乳膏、熊果苷乳膏等。同时避免加重色素性化妆品皮炎的诱发因素，减少日光照射等。

33. ABCD 纤维素样变性也称纤维蛋白样变性，此种变性是指结缔组织内或血管壁出现似纤维蛋白的物质，主要由 α、γ - 球蛋白组成，该物质用 HE 染色呈折光均匀的颗粒或团块，变性的胶原纤维变粗变直，严重者发生断裂，与变性的基质融合在一起，PAS 染色阳性，Van Gieson 染色呈黄色。严重时组织坏死，称纤维素样坏死。纤维素样变性常见于红斑狼疮、变应性血管炎、过敏性紫癜、变应性小动脉

炎等，也见于类风湿结节。

34. ABC 日光性角化病临床表现：①多见于老年人，尤其是皮肤白皙者；②好发于日光暴露部位，以面颈部、耳轮、手背、前臂、头部秃发处多见。皮损常单发，也可多发。无自觉症状或轻痒；③皮损为淡红到淡褐色或灰白色角化性扁平丘疹、斑块或小结节，米粒至蚕豆大小，表面附干燥黏着性鳞屑，厚薄不等，不易剥离，若强行除去，可见轻度出血。皮损周围有红晕或毛细血管扩张，偶见皮损角化明显、增厚呈疣状；④皮损发生部位多有明显日光损伤，表现为干燥、皱缩、萎缩和毛细血管扩张；⑤0.01% ~ 16% 的患者可发展为鳞状细胞癌，但通常不发生转移。若皮损炎症反应明显、表面糜烂、溃疡，则应警惕癌变可能。

35. BCDE 获得性甲病：全身性疾病、局部因素都可以引起本病，先天性和家族性者罕见。临床上表现为甲板菲薄、纵裂、分离。

36. ACD 尖锐湿疣亚临床感染指HPV 感染后在临床上肉眼不能辨认，但以醋酸白试验（用 5% 醋酸溶液涂抹或湿敷后发现局部发白）、组织病理或核酸检测技术能够发现 HPV 感染的证据。亚临床感染可以单独存在，也可以和典型皮损同时存在，但肉眼不可分辨，也具有传染性。

37. ABCD 鸡眼皮损为圆形或椭圆形的局限性角质增生，针头至蚕豆大小，呈淡黄或深黄色，表面光滑与皮面平或稍隆起，境界清楚，中心有倒圆锥状角质栓嵌入真皮。因角质栓尖端刺激真皮乳头部的神经末梢，站立或行走时引起疼痛。鸡眼好发于足跖前中部第 3 跖骨头处、踇趾胫侧缘，也见于小趾及第 2 趾趾背或趾间等突出及易受摩擦部位。跖疣不限于足底受

压部位，表面呈乳头状角质增生，皮纹中断常有黑色出血点，挤压痛明显。鸡眼数量较少，跖疣常多发，两者可同时存在。

38. ABCDE 玫瑰糠疹特殊类型：①反向型玫瑰糠疹：皮损主要集中在面部和四肢远端等外周部位，躯干部受累极少，严重的患者可伴有发热；②巨大型玫瑰糠疹：母斑形状巨大，可达掌心或更大，继发皮疹数量少，常在母斑周围出现，一般局限于躯干，可为环状或融合成大斑片；③丘疹型玫瑰糠疹：也称毛囊型，躯干为主，大量红色毛囊性微小丘疹，1～2mm，质硬，分布广泛，仔细观察丘疹间仍有小的椭圆形红斑，中央有细小鳞屑，有利于诊断；④水疱型玫瑰糠疹：常发生于儿童及青年人，一般在新发的疱疹区域内同时存在或稍后出现典型皮疹，可有渗出及结痂，掌跖可受累，其表现类似汗疱疹或脱皮，可有严重的瘙痒；⑤荨麻疹型玫瑰糠疹：表现为轻度荨麻疹样，小的风团主要局限在躯干并倾向于融合，也可表现为丘疹型荨麻样，皮损的长轴与皮纹相平行，仅个别皮损中央有细小鳞屑；⑥紫癜型玫瑰糠疹：皮肤上出现微小的紫癜，可有小丘疹或红斑，不一定伴有鳞屑形成；⑦银屑病样玫瑰糠疹：皮损除少数椭圆形小红斑，中央有少许鳞屑外，大部分皮损为浸润性红斑，鳞屑较厚，很像银屑病，因此常被误诊为副银屑病；⑧黏膜型玫瑰糠疹：本病口腔黏膜受累较少见，发生率＜16%，已报告的有口腔黏膜点状出血、溃疡、红斑、水疱、大疱等，常不对称，其病程与皮肤受累相似；⑨复发型玫瑰糠疹：一般不复发，复发者非常少见，有报告约为2.8%的病例治愈后可复发，复发型糠疹皮损较广泛，病程也较长，该类型可能与药物引起有关；⑩其他型：顿挫型母斑为本

病的仅有表现，之后并无继发斑发生；局限型皮损局限于下腹、乳房、颈部、腋窝、头皮、腹股沟或掌跖等部位；不对称型皮损仅限于身体的一侧，本型罕见。本病尚可出现脓疱型、多形红斑样型、色素型、扁平苔藓样型等。

39. ABCDE 双相真菌是指在室温或25℃培养时呈菌丝形态，而在组织中或37℃培养时则呈酵母形态的一类真菌，包括马尔尼菲青霉、巴西副球孢子菌、申克孢子丝菌、组织胞浆菌、皮炎芽生菌和粗球孢子菌等。而黑色素是自然界生物中广泛存在的高分子聚合物，主要存在于真菌细胞壁，所有的双相性真菌都能合成黑色素，其中马尔尼菲青霉菌丝相还能分泌可溶性的红色素。

40. ABDE 治疗原则强调早诊断，早治疗，疗程规则，剂量足够。疗后定期进行临床和实验室随访。性伴侣要同查同治。考虑晚期梅毒有系统累及时，才做脑脊液检查。

41. ABDE 性病性淋巴肉芽肿又名第四性病，是经典的性病之一，其病原体是沙眼衣原体，主要通过性接触传播。其早期症状是初疮多发生在男性阴茎体、龟头、冠状沟及包皮、女性阴道前庭、小阴唇、阴道口、尿道口周围的5～6mm的小水疱、丘疱疹、糜烂、溃疡，常为单个，有时数个，无明显症状，数日不愈，愈后不留瘢痕。潜伏期：有不洁性交史，潜伏期为5～21天。

42. BCE 掌跖脓疱病：中年女性多见，好发于两掌跖中央，皮损为局限性皮肤角质层增厚，呈暗红色，有糠状鳞屑。表面常出现数量不等、针尖或针头大小的水疱或脓疱，个别患者伴有甲的损害。呈周期性发作。伴有瘙痒。连续性肢端皮炎：

有外伤史，好发于中年人。常自一指（趾）端发病，渐渐累及其他指（趾）。早期表现为化脓性甲沟炎，以后逐渐扩大，出现群集小脓疱。皮损可破溃，出现糜烂、渗液、结痂，可此起彼伏反复出现。甲板失去光泽，呈灰白色，污秽色，有纵横沟。严重时可伴有甲的脱落。极少累及全身。连续性肢端皮炎可以累及伴有手、足及指、趾的畸形，有外伤史。两者均为无菌性脓疱，其治疗均可口服阿维A。

43. ABCD 血吸虫发育阶段中的尾蚴、童虫、成虫、虫卵都能引起病变。尾蚴侵入皮肤后，引起皮肤的炎症反应，表现为局部瘙痒的小丘疹，数天后自然消失；童虫可引起血管炎和血管周围炎，以肺组织受损最明显，但病变轻微而短暂；成虫对机体的损害作用较轻；虫卵主要沉着于乙状结肠壁、直肠壁和肝、肺、脑等处，在各处可形成特征性虫卵结节，可引起肠腔狭窄、肠梗阻、血吸虫性肝硬化、肺血吸虫病、脑炎、癫痫等严重疾病，儿童长期反复重度感染血吸虫病，可继发脑垂体功能抑制，发展成血吸虫病侏儒症。

44. ABCD Kobner现象（同形反应）是指正常皮肤受到各种创伤、多种治疗手段，如抓伤、创伤、手术切口、注射或针刺等引起与已存在的某一皮肤病相同皮肤损害的现象常出现的疾病包括白塞病、银屑病、扁平苔藓、扁平疣、白癜风、毛囊角化病、毛发红糠疹等。

45. ABCE X线关节片可见软组织肿胀、骨质疏松及病情进展后的关节面囊性变、侵袭性骨破坏、关节面模糊、关节间隙狭窄、关节融合及脱位。X线分期：①Ⅰ期正常或骨质疏松；②Ⅱ期骨质疏松，有轻度关节面下骨质侵袭或破坏，关节间隙轻度狭窄；③Ⅲ期关节面下明显的骨质侵袭和破坏，关节间隙明显狭窄，关节半脱位畸形；④Ⅳ期上述改变合并有关节纤维性或骨性强直。胸部X线可见肺间质病变、胸腔积液等。

46. ACDE 处理原则：蜈蚣咬伤一般只需要对症治疗，但仍需注意观察全身症状，若出现全身中毒症状时应及时抢救，及早予以抗组胺药物和糖皮质激素。治疗继发性感染可使用抗生素。治疗方法：蜈蚣咬伤后立即用肥皂水冲洗患处，洗去毒液。局部涂擦5%～10%氨水或小苏打溶液中和毒液酸性，可止痛及减轻中毒症状。伤口不宜湿敷，避免出现水疱、糜烂或组织坏死。咬伤处红肿、疼痛剧烈，可使用冰敷或热水浸泡，能有效缓解疼痛，也可在出血点或伤口近心处皮下注射0.5%～1%普鲁卡因或2%利多卡因等麻醉药，不仅能够止痛，也能防止毒液扩散。其次，蒲公英捣烂后敷于患处也可治疗蜈蚣蜇伤。

三、共用题干单选题

47. B 红斑性肢痛症是以肢体远端阵发性血管扩张、皮温升高、肤色潮红和剧烈烧灼样疼痛为主要特征的一种植物神经系统疾病。

48. D 红斑性肢痛症的药物治疗包括：①局部可以应用中草药外敷，如黄柏、黄芩、大黄各30g，青黛15g，蜂蜜调匀敷于患处；②阿司匹林，对继发于血小板增多症等血液系统的红斑性肢痛症患者可口服小剂量阿司匹林50～100mg；③5-羟色胺再摄取抑制剂，如文拉法辛（venlafaxine）18.75～75mg，每日2次，或舍曲林25～200mg，每日1次。部分患者对此类药物极为敏感，应用时从小剂量开始；④前列腺素，可以通过松弛毛细血管前括约肌、改善营养通路内的血液循环缓解症状，可以口服米索前列醇（misoprostol）

400ug，每日 2 次，或 PGE1、PGI2 静脉滴注，从小剂量开始，逐渐增大剂量。⑤三环类抗抑郁药（阿米替林、丙咪嗪）、钙通道阻滞剂（尼莫地平、地尔硫草）、β 受体阻断剂（普萘洛尔、氧烯洛尔）、加巴喷丁、氯硝西泮等也对红斑性肢痛症患者有治疗作用。

49. E 红斑性肢痛症治疗一般治疗：急性期应卧床休息，避免久站、受热，抬高患肢。局部冷敷或将肢体置于冷水中，以减轻疼痛。急性期后，坚持加强肢体活动锻炼，避免任何引起局部血管扩张的刺激。药物治疗：① 局部可以应用中草药外敷，如黄柏、黄芩、大黄各 30g，青黛 15g，蜂蜜调匀敷于患处；②阿司匹林，对继发于血小板增多症等血液系统的红斑性肢痛症患者可口服小剂量阿司匹林 50 ~ 100mg；③5 - 羟色胺再摄取抑制剂，如文拉法辛（venlafaxine）18.75 ~ 75mg，每日 2 次，或舍曲林 25 ~ 200mg，每日 1 次。部分患者对此类药物极为敏感，应用时从小剂量开始；④前列腺素，可以通过松弛毛细血管前括约肌、改善营养通路内的血液循环缓解症状，可以口服米索前列醇（misoprostol）400ug，每日 2 次，或 PGE1、PGI2 静滴，从小剂量开始，逐渐增大剂量；⑤三环类抗抑郁药（阿米替林、丙咪嗪）、钙通道阻滞剂（尼莫地平、地尔硫草）、β 受体阻断剂（普萘洛尔、氧烯洛尔）、加巴喷丁、氯硝西泮等也对红斑性肢痛症患者有治疗作用。

50. B 皮损的组织病理：高度明显的角化过度，间有角化不全，有时仅见良性表皮增生。

51. E 根据皮角皮疹特点：好发于中、老年人，多见于面部等曝光处，呈圆锥形或圆柱形角质增生性损害，可高达数毫米至数厘米，呈弯曲状，表面多粗糙不光滑，呈淡黄、褐色或褐黑色，质硬。此患者诊断为皮角皮疹。

52. B 指、肘、膝关节侧面对称性散在扁平的紫红色、糠状鳞屑性丘疹称 Gottron 征。

53. D 患者眼睑出现特殊浮肿性红色斑片，四肢疼痛，行走无力，下蹲困难。符合皮肌炎的典型皮损和对称性四肢近端肌群及颈部肌无力的特征，因此考虑诊断为皮肌炎。

54. B 寻常型天疱疮诊断依据：①皮肤发生不易愈合的松弛性水疱、大疱，尼氏征阳性。可伴有口腔黏膜损害；②组织病理显示表皮内水疱位于基底层上方。

55. B 寻常型天疱疮糖皮质激素治疗：泼尼松（强的松）的起始量为 120 ~ 180mg/d；或 60 ~ 100mg/d，起始用量至无新的损害出现 1 ~ 2 周即可递减，每次递减 5mg，1 ~ 2 周减 1 次，低于 30mg/d 后减量应慎重，直到每大 10 ~ 15mg 为维持量。对于严重天疱疮患者，可以选用冲击疗法和间歇给药法。即大剂量给肾上腺皮质激素至病情稳定（约需 10 周），逐渐减量至泼尼松 30mg/d 后，采用隔天给药或给 3 天药、休息 4 天的治疗。

56. D 念珠菌性阴道炎也称霉菌性阴道炎，是由念珠菌感染引起。其发病率仅次于细菌性阴道病。念珠菌感染最常见的症状是白带多，外阴及阴道灼热瘙痒，外阴地图样红斑。典型的白带呈凝乳状或为豆渣状，阴道黏膜高度红肿，可见白色鹅口疮样斑块附着，易剥离，其下为受损黏膜的糜烂基底，或形成浅溃疡，严重者可遗留瘀斑。根据本题患者有外阴瘙痒、白带增多及典型豆腐渣样改变，考虑为念珠菌性阴道炎。

57. E 念珠菌性阴道炎为真菌感染，主要治疗方法为抗真菌治疗：①制霉菌素阴道栓，塞入阴道深部，早、晚各1次或每晚1次，共2周。亦可应用克霉唑栓或咪康唑栓；②口服伊曲康唑或氟康唑等；③复方制霉菌素冷霜或咪康唑乳膏等局部涂擦，每日2次。

58. C 根据男性，5岁；口周在红斑基础上出现薄壁水疱，迅速转变为脓疱，周围红晕，结黄痂。考虑诊断为寻常型脓疱疮。

59. C 接触传染性脓疱（impetigo contagiosa）又称寻常型脓疱疮（impetigo vulgaris），皮损初起为红色斑点或小丘疹，迅速转变成脓疱，壁薄、易破溃，周围有明显红晕，糜烂、干燥结痂后形成蜜黄色厚痂，常因搔抓使相邻脓疱向周围扩散或融合。陈旧的痂一般于6～10天后脱落，不留痕迹。病情严重者可有全身中毒症状伴淋巴结炎，甚至引起败血症或急性肾小球肾炎。

60. D 脓疱疮（impetigo）又称"黄水疮"，是由金黄色葡萄球菌和（或）β溶血性链球菌引起的一种急性、化脓性皮肤病。

61. E 皮肌炎通常隐袭起病，在数月、数年内缓慢进展。少数患者急性起病，在数日内出现严重肌无力，甚或横纹肌溶解、肌球蛋白尿和肾功能衰竭。患者可有晨僵、乏力、食欲不振、体重减轻、发热（中低度热，甚至高热）、关节疼痛，少数患者有雷诺现象。该患者鼻背部及左下眼睑暗红色浸润性斑块，无压痛，无发热、关节肿痛和脱发。与皮肌炎最不相符。

62. A 皮肤淋巴细胞浸润症组织病理主要为表皮通常不受累，无毛囊角栓，真皮可见致密淋巴细胞浸润。单克隆抗体证实淋巴细胞浸润主要为T淋巴细胞。该病理真皮浅、深层弥漫性片状淋巴样细胞浸润，符合皮肤淋巴细胞浸润症。该患者抗核抗体谱正常，可排除红斑狼疮；该患者浸润细胞呈弥漫性而结节病呈结节状浸润，可排除；环状肉芽肿呈栅栏状或放射状排列的组织细胞、淋巴细胞、成纤维细胞等浸润，可排除；皮肌炎病理主要表现为纤维素增生，可排除。

63. E 皮肤淋巴细胞浸润症无特异治疗方案，临床上一般采用化疗。

64. B 皮肤淋巴细胞浸润症患者皮疹无自觉症状，也无全身症状。

65. E 皮肤假性淋巴瘤包括一组疾病，主要有光线性类网织细胞增生症、皮肤淋巴细胞浸润症、药物性假性淋巴瘤、皮肤淋巴细胞瘤、皮肤炎性假瘤、持续性结节性节肢动物叮咬反应等。

四、案例分析题

66. F 雀斑样痣为颜色一致的褐色或深褐色斑点，边界清楚，散发、单发或多发，但不融合。本病自婴幼儿至成年人各时期均可发生，皮疹持续存在，不会自行消退。无任何不适。患者符合疾病描述，可能诊断为雀斑样痣。

67. ACEG 患者症状于多发性雀斑样痣综合征、Peutz-Jegher综合征（黑斑息肉综合征）、面中部雀斑样痣病和LAMB综合征（蓝痣）中均可见。

68. DE 本病一般不需治疗。需要时可行激光、冷冻、切除或试用脱色剂如氢醌霜等。按照患者要求，波长694nm的红宝石激光和Q开关的翠绿宝石激光可以满足条件。

69. B 荨麻疹又称"冷饭疙瘩"，是一种常见的过敏性皮肤病。引起荨麻疹的病因很多，但大多数是某些物质引起的过敏反应或血管神经功能障碍所造成的。常见的诱发因素有以下几方面：食物、吸入物、药物、各种感染、内分泌障碍、物理化学因素、动物及植物刺激、遗传因素等。多突然发病，先出现剧烈瘙痒，随即发生大小不等，形态不一的红色、肤色或苍白色风团，皮疹迅起迅消，消退后不留痕迹。可于一天内反复多次出疹。皮疹可泛发全身，也可累及黏膜。若消化道受累，可发生上腹疼痛、恶心、呕吐等。呼吸系统受累可出现呼吸困难、胸闷。少数患者伴有发热。该患者全身反复出现风团瘙痒 6 个月，因此最有可能的诊断为慢性荨麻疹。

70. AF 荨麻疹患者的常规化验检查并无特殊的表现。对于那些有全身症状而出现继发性荨麻疹的患者，在实验室检查上具有其原发病的阳性发现，如冷球蛋白测定、自身抗体检查等；对于慢性荨麻疹患者，过敏原检测有助于查找致敏原。

71. ABCEF 短期发作即消失者，为急性荨麻疹，若反复发作超过 6 周者，为慢性荨麻疹。内服药物：常用维生素 C。皮损泛发者，可静脉注射 10% 葡萄糖酸钙，出现喉头水肿，呼吸困难或严重者，应立即给予皮下注射 0.1% 肾上腺素 0.5 ~ 1.0ml。外用药物：常用 1% 酚炉甘石洗剂或 1% 薄荷酊外涂，每日 3 ~ 4 次。

72. D 患儿初发皮疹躯干部红斑、脱屑，境界清楚，上覆银白色鳞屑，脱屑后局部红色，皮损薄膜现象，结合组织病理可以诊断银屑病。

73. B 轻轻刮除鳞屑，可见一层淡红色半透明薄膜，刮去后有发亮薄膜（薄膜现象），刮除薄膜后出现点状出血（Auspitz 征）。蜡滴现象、薄膜现象和点状出血是银屑病的临床特征。

74. ABCD 目前认为银屑病是遗传因

素和环境因素等多种因素相互作用的多基因遗传性疾病，确切机制尚不清楚。部分患者有家族史，并有遗传倾向。其他可能因素包括细菌或病毒感染、免疫、内分泌、神经精神因素以及物理因素等。

75. F 聚合型痤疮：皮损主要发生于面部，也可发生在胸背上部及肩部，偶尔也发生于其他部位，眶周皮肤从不累及。开始时患者差不多都有黑头粉刺及油性皮脂溢出，还常有丘疹、结节、脓疱、脓肿、窦道或瘢痕。各种损害的大小深浅不等，往往以其中一二种损害为主。病程长，多无自觉症状，如炎症明显时，则可引起疼痛和触痛，症状时轻时重。青春期后大多数病人均能自然痊愈或症状减轻。

76. ABCD 聚合型痤疮主要病因：①内分泌因素：患者青春期发病、青春期后减轻或自愈，雄性激素在痤疮的发病中起重要作用；②毛囊皮脂腺导管角化异常：毛囊皮脂腺导管角化过度，导管口径变小、狭窄或阻塞，则影响毛囊壁脱落的上皮细胞和皮脂的正常排出，形成粉刺；③感染因素：早期的痤疮并无感染，皮脂主要在痤疮丙酸杆菌（PA）脂酶的作用下，经过一系列的反应，介导炎症反应，损伤毛囊壁并使其破裂。后期可因细菌感染引起炎症，出现丘疹、脓疱、结节和脓肿；④免疫学因素：部分患者的血清中 IgG 水平增高，此外痤疮丙酸杆菌在体内产生循环抗体至局部参与早期的炎症反应；⑤其他因素：除上述因素外，遗传因素可影响临床类型、皮损分布和病程长短。饮食因素如脂肪、糖类、可可等可改变表面脂类成分或增加皮脂的产生。刺激性食品如辣椒、烈性酒、油炸食品等可使皮损加重。过度劳累、情绪紧张等精神因素可使病情加重。

77. BCDE 抗生素可以控制炎症，以感染为主的应首选抗生素，以四环素类最好。性激素虽不能作常规应用，但能降低皮肤表面游离脂肪酸含量和减少皮肤表面细菌数，从而阻止或（和）减轻毛囊及其周围不同程度的炎性反应而达到治疗作用。对严重的囊肿性痤疮和聚合型痤疮，小剂量糖皮质激素可减轻炎性反应，但只是暂时有效，维A酸类药物抑制滞留的角化过度，防止新的阻塞和炎症形成，减少皮脂分泌和粉刺形成，对结节和囊肿性皮损效果好。外用治疗的目的是消炎、杀菌、去脂、清除皮面过多的油腻，去除毛孔堵塞物使皮脂外流通畅。保持皮肤清洁、控制感染。可每日用热水、肥皂洗脸1～3次，用含有硫磺的药皂洗更好。维A酸类药物有角质剥脱作用。

78. E 年轻女性，出现发热、关节痛、肾脏损害、浆膜炎，以及以抗dsDNA抗体（+）为特征的实验室检查异常，首先考虑红斑狼疮的可能，结合系统累及、血沉加快等表现，患者为系统性红斑狼疮的可能性大。

79. C 本病一旦确立诊断，首选治疗为糖皮质激素系统应用。

80. A 使用糖皮质激素可能出现很多不良反应，早期可出现消化道溃疡、电解质紊乱、精神症状，长期使用可能导致感染、骨质疏松、皮质功能亢进或减退等，需及时发现并加以积极处理。消化道出血不是停用糖皮质激素的指征，但需要加以止血、保护胃黏膜等处理。

81. C 扁平苔藓皮损好发于四肢屈侧，躯干部损害位于腰部居多。常累及口腔及生殖器黏膜，皮损为针头至高粱米大多角形或三角形扁平丘疹，紫色或紫红色。有蜡样光泽，边缘清楚。表面可有灰白色小点或网状纹。头皮发疹时可引起永久性脱发，多呈斑块状；口腔黏膜损害很常见。损害最常见于颊黏膜后侧，特点为树枝状或网状银白色细纹及小丘疹，对称分布，口唇部损害可有糜烂及渗液，有明显的黏着性鳞屑。生殖器部位也是扁平苔藓的好发部位，可累及男性龟头、包皮，女性的大阴唇内侧、小阴唇等处，损害与口腔黏膜病变相似。病变可侵犯指（趾）甲，病甲甲板增厚或变薄，常有纵沟、嵴，可出现甲裂缝、甲翼状胬肉、甲床萎缩、甲脱落等。

82. B 扁平苔藓病理表现为表皮角化过度，颗粒层局灶性楔形增厚形成Wickham纹，棘层不规则增厚，基底细胞液化变性，真皮上部淋巴细胞为主带状浸润，真皮乳头层可见胶样小体及噬黑素细胞。

83. ABCF 扁平苔藓亚型可分为肥厚性扁平苔藓、环状扁平苔藓、大疱性扁平苔藓、光化性扁平苔藓、色素性扁平苔藓、线状扁平苔藓、萎缩性扁平苔藓、毛发扁平苔藓（毛囊扁平苔藓）。

84. ABCDEF 病因尚不清楚，免疫（主要为细胞免疫）、遗传、病毒感染（丙型肝炎病毒）、神经精神因素、某些药物等可能与本病的发生及加重有关。其次，吸烟也会诱发扁平苔藓。部分患者合并自身免疫性疾病（白癜风、桥本甲状腺炎、溃疡性结肠炎、结缔组织病等）。

85. ABCDEF 扁平苔藓应治疗慢性病灶，有感染者应予抗感染治疗，消除或减轻精神紧张，避免搔抓，瘙痒者可给予抗组胺药物、镇静及安定止痒剂等。对急性泛发型扁平苔藓，糖皮质激素外用，亦可采用小或中剂量泼尼松口服，症状缓解或皮疹消退后可逐渐减量停药，顽固的病例可用冲击疗法治疗。阿维A酯、阿维A或异维A酸，30～40mg/d，连服3周，无效应停用。氯喹对光线性扁平苔藓和扁平苔藓甲病有效；雷公藤总苷用于治疗口腔扁平苔藓；其他如氨苯砜、苯妥英钠、抗生素、组织胺球蛋白及其他免疫抑制剂和免疫增强剂。根据不同的皮损可采用光化学疗法（PUVA）、激光、放射线、冷冻、外科手术治疗；还可用中医药治疗。

86. ABCDE 光敏剂如 8 - 甲氧补骨脂素（8 - methoxypsoralen，8 - MOP）内服或外涂后照射 UVA，以诱发光毒性反应来治疗皮肤病，这一方法称补骨脂素 - 长波紫外线疗法（即 PUVA），患者年龄与其治疗效果无关。

87. ABEFGHI 根据患者阴道痛、白带多且呈黄色脓样并带臭味，同时有宫颈糜烂、右侧腹股沟淋巴结伴有发热等。考虑可能是阴道炎症性疾病，再根据患者是未婚女性，有不洁性交史，病变在生殖器，考虑可能是一种生殖器炎症性性病。而 USR 是查梅毒的，HIV 抗体是查艾滋病的，此患者有不洁性交史，为了排除这两种性病，是有必要做此两项检查，但病人不洁性交在 1 周前，马上进行此两项检查是无意义的。因为即使传染了这两种病，血清学检查阳性也需一定的时间，如 USR 一般要感染后 4～6 周，在此时检查肯定阴性。肝、肾功能检查是无关大局的，更不需要马上去作检查，因此也是错的。

88. CDE 此问是测量考生能否结合临床和化验结果去分析问题。要作出正确的诊断，可以先从哪项是不正确的入手。"淋菌性尿道炎"，因患者既无尿道症状（尿频、尿急、尿痛），又无尿道分泌物，而且尿常规正常，所以排除。而梅毒、软下疳、生殖器疱疹无典型的临床表现，即使不能完全排除，也不可能是"诊断正确"，故排除。另外对于女性生殖器炎症

性性病而言，化验结果报告前，CDE 选项待排除是必要的。此问最关键的是 A 选项，从临床表现看，淋菌性阴道（宫颈）炎是有可能的，问题在于能否证实这一诊断是正确的？"宫颈分泌物涂片革兰染色发现细胞内有革兰阴性双球菌"，这一化验结果对女性患者来说，不能说明一定有淋球菌存在，临床实践和文献报告，假阳性、假阴性都较多，约 50%，因此下这一诊断还为时过早。

89. ABCD 此时患者有症状，阴道疼痛、白带多是黄色，带臭味、发热等需要做处理。根据临床表现和化验结果，结合当前我国性病的流行情况，考虑淋菌感染可能性最大。因此能治愈淋病的有效抗生素均可应用。再在可用的抗生素中考虑所给的剂量、用法是否合理，若乱用也是不对的，丁胺卡那霉素（阿米卡星）虽然能治淋病，但如此用法不合理，若能治愈，不需如此大量和长期应用，若疗效不好，更不应连续用 10 天，这样副作用大，后果不好，应视为错的。GH 选项属于对症处理，不算错，但不作此两种处理也是可以的，因为经过抗菌治疗后，发热和疼痛会随之消失，此两项为无效答案，达克宁是治疗霉菌的，而患者霉菌检查（－），不应使用。

90. ACF 根据提示，病情已明显好转，化验结果已回，且宫颈和脓肿内分泌物均有淋菌生长，显然确诊了淋菌性阴道（宫颈）炎和巴氏腺脓肿。因其他化验结果未回，故还不能排除非淋菌性炎症的存在。因为梅毒发病有一定的潜伏期，即使一期梅毒硬下疳，也不一定在 10 天内发疹，而血清学反应仍为时尚早，故此时还不能排除梅毒。提示中，病情的好转是经用青霉素和丙磺舒治疗后。其主要作用来

自青霉素。丙磺舒应用的目的是通过减慢青霉素从肾脏的排泄，使青霉素在血内保持较高的浓度，加强了杀灭淋菌作用，从而达到更好的治疗效果。在脓肿明显消退，体温已正常的情况下，再作切开排脓毫无必要。

91. CDEFH 根据患者治疗前后情况和提示，由易到难先排除不可能的原因。神经过敏症很少出现白带多，更不会有分泌物存在。患者有淋病在治疗中，不能把原因首先归于功能性疾病。HIV 感染，病历和提示中无任何依据，虽我国内 HIV 感染已明显增多，但是即使可能有感染，10 多天不会出现症状。5 天前滴虫检查为阴性，用抗生素后不易导致滴虫感染。抗生素应用不会直接并发滴虫感染，而可以并发霉菌感染。非淋菌性阴道（宫颈）炎（NGU）从症状、体征中看有 NGU 的表现，支原体和衣原体培养结果未回，又不能排除，故 D 项也可能是临床症状未完全消失的原因之一。PPNG 菌株和青霉素耐药淋菌菌株，因为 PPNG 菌株直接破坏青霉素结构中的 β－内酰胺环，使之失效，而患者青霉素治疗是有效的，故 PPNG 菌株是不存在的。相反青霉素耐药菌株就有可能存在。因为 C 项是对的，就存在着用药剂量不足的可能。治疗期间，仍有不洁性交会重新感染或延缓病程。G 项对该患者来说，青霉素治疗效果显著，但症状未完全消失，可以是时间问题，也可能是剂量不足等原因，并非一定与没有用联合抗生素疗法有关，但目前病人还有症状，可能还有对青霉素不敏感的其他感染菌存在，故也可能与没有用联合抗生素疗法有关。

92. C 此问关键抓住"最好"两字，而不是可以选择哪种方法。A 项等待结果报告后，再做处理，这样会延误病情，即

使可以"等待"也并非"最好选择"。而 D 项加大青霉素剂量，继续用药 1 周是不对的。因为若该药对淋菌有效，已连续按足量用了 3 天，亦已达目的，若无效再用下去，也是疗效不显。E 项有霉菌可能，即为防治而应用酮康唑治疗，显然不合理，也是不对的。GHI 项冲洗后坐盆、激光、冷冻等治疗，无论是淋病、非淋菌性阴道炎，只是辅助治疗，并非最好选择。BF 项是在治疗性病中医师告诫患者的常规方法，对治疗性病是有好处的，但本题意在最好选择，所以可作无效答案处理。根据该患者目前情况，因为导致症状未完全消失的原因中，可能性最大或主要的是 NGU 存在和淋病尚未彻底治愈，因此用对淋菌和非淋菌性阴道炎都有效的抗生素是最好的。

93. ABD 原有淋菌性阴道炎，加上沙眼衣原体阳性。美满霉素（米诺环素）治疗后开始生效。梅毒发病有一定的潜伏期，即使一期梅毒硬下疳，也不一定在 10 天内发疹，而血清学反应仍为时尚早，故此时还不能确诊梅毒。

94. BF 在 STD 治疗过程中，出现了全身反应和新皮疹。判断这些新出现的临床症状是原有 STD 反复或是新的 STD 所引起，或是药物的副作用。第一，首先看原来的 STD（即淋菌和沙眼衣原体引的生殖器炎症）情况。一方面"阴道、宫颈症状消失""查阴道宫颈未见异常"；另外，患者经青霉素和美满素治疗后，淋菌阴转。即使沙眼衣原体未完全杀灭（培养结果未回）也不至于引起上述的全身反应，不会发生红斑、大疱性皮疹，显然可以排除原来 STD 反复或加重所致。第二，是否有新的 STD 出现，新 STD 之一为生殖器疱疹。从红斑、水疱及灼热、灼痛等可考虑生殖器疱疹。但红斑直径 1.0～2.0cm，其上为

大疱，而非簇集之小水疱、疼痛不明显，且于不洁性交 24 天后才发病，不支持生殖器疱疹的诊断。相反根据皮疹特点，加上是在用美满霉素（米诺环素）后出现，应诊断为固定性药疹。二期梅毒疹，梅毒是一个极好的"模拟者"，二期梅毒疹多种多样，它可以扮演各种皮肤病的皮疹，因此，出现提示中的皮疹是可以的。同时可有倦怠无力，食欲不振，因此应该进行排除，从患者情况看无硬下疳史，性接触后只有 24 天（一般应在硬下疳出现后 8 周左右发疹），无头痛、关节酸痛等全身反应症状，皮疹灼痛（梅毒疹无痛无痒），况且梅毒有关血清学检查均未做过。第三，既然原有 STD，新出现 STD 都不成立，就要考虑药物的副作用了。患者在治疗中共用了三种药物，美满霉素和青霉素，从临床表现的头晕、恶心、乏力及药疹为固定性等均是美满霉素常见的副作用，而且是停用青霉素后，应用美满霉素过程中出现。接触性皮炎、念珠菌病和性病恐惧症等无明显诊断根据。

95. CDEI 首先对 NGU 治疗后进行复查是必要的，因为临床症状消失，服用美满霉素已 2 周，在复查沙眼衣原体时可以暂停治疗，待结果出来后再作处理。复查同时再服美满霉素 1 周显然是错的，因为其副作用也足以说明不能再用了。J 项考虑美满霉素之副作用，又想到沙眼衣原体可能未杀灭，为彻底治疗起见，改服悉复欢也未尝不可，但并非绝对要应用抗生素继续进行治疗，因此为无效答案。最后固定性药疹出现时的表现为急性皮炎，是药物过敏所致，可用钙剂和抗组胺等药物。而泼尼松是否应用，临床实践中，各个医师经验习惯不一样，根据目前病情可用可不用。至于维生素 C、B_2 更是如此。根据外用药物的原则，急性皮炎不能用酊剂，可用溶液。

96. CDEG 药疹和所患 STD 均已痊愈。从患者固定性药疹看，致敏药物就是美满霉素，因为青霉素引起固定性药疹少见，且在停用 10 天后发病不大可能，因此忌用美满霉素是对的。B 项中一方面不能采用连续服用抗生素之法去防止再感染，另一方面美满霉素副作用明显，又出现药疹，更不能用，显然是错的。为了防止原患 STD 复发，改服悉复欢也是不对的，病愈后抽血作肝、肾功能和 USR 检查以及追诊性伴侣都是应该的。对于乙肝、丙肝等项有关检查，有条件做固然是好，但不做也不算错。

97. D 根据题干，18 个月幼儿 + 皮疹 6 个月 + 加重伴发热 6 天头部、面部、颈部、躯干部可见暗红色丘疹，压之不褪色，伴有抓痕 + 皮肤活组织病理检查示：表皮及真皮见大量单一核细胞浸润，核多为肾形 + 组织免疫组化检查示：CD1a 阳性、HLA - DR 阳性、S100 阳性及 CD207 阳性，考虑勒 - 雪病。勒 - 雪病发病年龄多在 1 岁以内，而且起病急，病情重，病变广泛可侵犯全身多个系统和器官，它的发热，热型是不规则的，高热和中毒症状不一致，皮疹出现较少，多分布于躯体、头、发、发际的部位，四肢较少为红色或者棕黄色的斑丘疹，进而呈现出血性，也可以呈现湿疹、脂溢性皮疹以后结痂。结痂后留有白斑或色素沉着，各期皮疹可同时存在，常成批出现，肝、脾和淋巴结会出现肿大，脾大较为明显，常有肝功异常和黄疸，都有淋巴结肿大。呼吸道症状常有咳嗽、气促，但是肺部体征不明显，可合并有肺大泡或者是自发性气胸，可有憋喘症状甚至导致呼吸衰竭而死亡，其他临床表现可能会有贫血、中耳炎、腹泻或者是营养不良等。

98. ABDE 研究表明，与朗格汉斯细胞组织细胞增生症（LCH）发病相关的因素有 LCH 中的朗格汉斯细胞存在单克隆增生、细胞周期调控异常及端粒缩短的现象；LCH 细胞的克隆性增生可能是由免疫反应刺激引起的；某些细胞因子水平的异常可能与其发病机制相关，如 TNF-α、γ-干扰素、GM-CSF、IL-1、IL-2、IL-4、IL-10、IL-17 和 IL-17A 等；50% 的 LCH 患者存在原癌基因 BRAF 的体细胞突变。

99. BCDF 朗格汉斯细胞组织细胞增生症的治疗原则：疾病仅累及皮肤的一线治疗方案是外用糖皮质激素，除此之外还可用咪喹莫特、抗生素和氮芥软膏；单一皮损可手术切除，以及 PUVA 或窄谱 UVB 治疗；皮损广泛或多系统受累的一线治疗方案是长春新碱联合糖皮质激素，还可应用沙利度胺、异维 A 酸、环孢素、甲氨蝶呤、α-干扰素、硫唑嘌呤、阿糖胞苷、克拉屈滨，甚至骨髓、造血干细胞、肝脏或肺移植。

100. ABCDEF 朗格汉斯细胞组织细胞增生症主要与 P53、U2AF1、PICK1、PIK3R2、PIK3CA、融合基因 PLEKHA6-NTRK3、RAS、ARAF、BRAF 等基因有关。